심천생리학 인간생명 존중의 정신으로 사혈요법으로 본인 스스로가, 의료소외 없는 공평한 치유, 질병의 예방을 위해 심천생리학을 실천하여 사람의 건강을 회복시키고 삶의 질을 높이고자 심천생리학의 학술적 이론과 임상적 실적을 체계화하고 신 의술의 확립을 위함이 제도권 진입 목적이 성공하는데 있다.

세계명인 심천 박남희(心天 朴楠羲)선생님

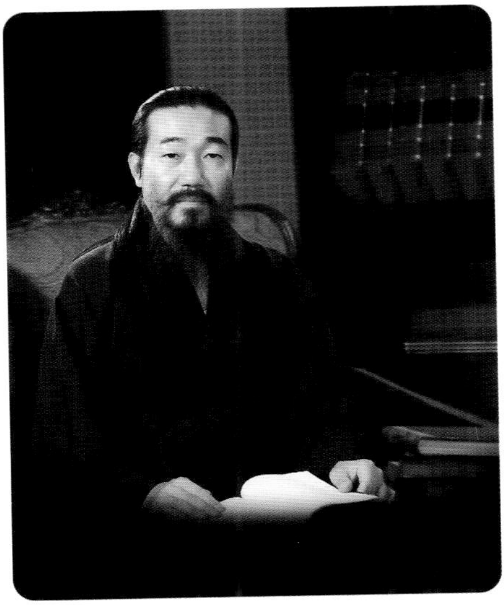

제가 심천사혈요법을 보급하는 목적은 각 가정에서 한 사람 정도는 배워서 가벼운 증세는 가정에서 직접 치유를 하고, 질병 예방 차원에서 2-3-6-8번 혈만 사혈해 주어도 이 땅의 질병으로 고통받는 환자 80% 이상은 질병의 고통과 두려움에서 벗어날 수 있다고 확신을 하기 때문입니다.

저의 소망을 이루기 위해서는 전국 동호회 및 전세계의 각 동호회는 꼭 필요합니다. 여러분이 가까운 곳에서 심천사혈요법을 바르게 배우기 위해서는 모든 동호회를 여러분이 가꾸어 나가야 합니다. 여러분이 동호회에 가셔서 치유를 부탁하면 제가 하는 일이 무면허의사만 양산하는 것이 됩니다.

치유가 아닌 교육을 위주로 하시고, 배움의 장소, 정보 교환의 장소, 건강한 사회로 만드는 모임의 장소로 동호회를 가꾸어 주시길 부탁드립니다.

心天 **박남희**

Simcheon Sahyeol

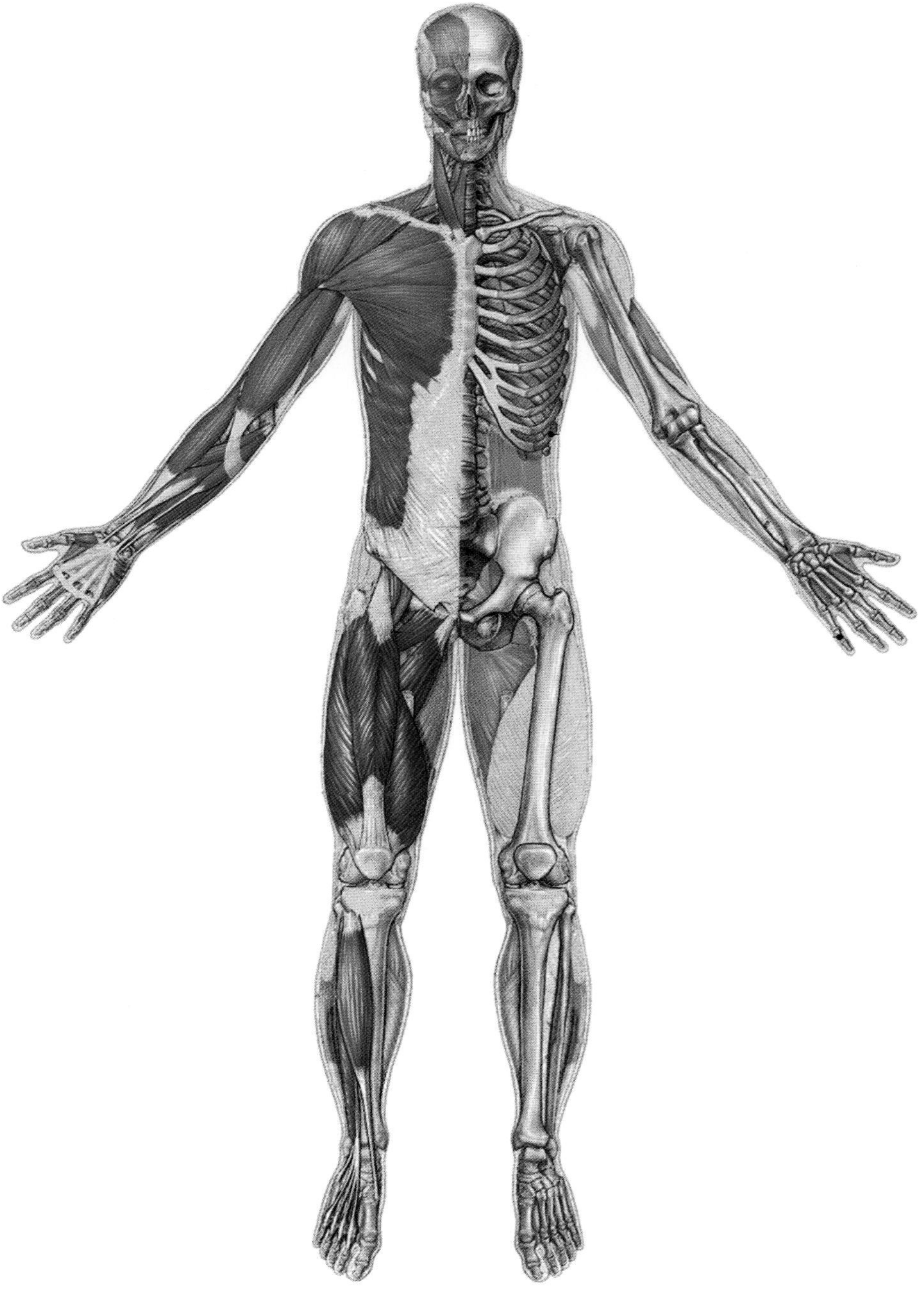

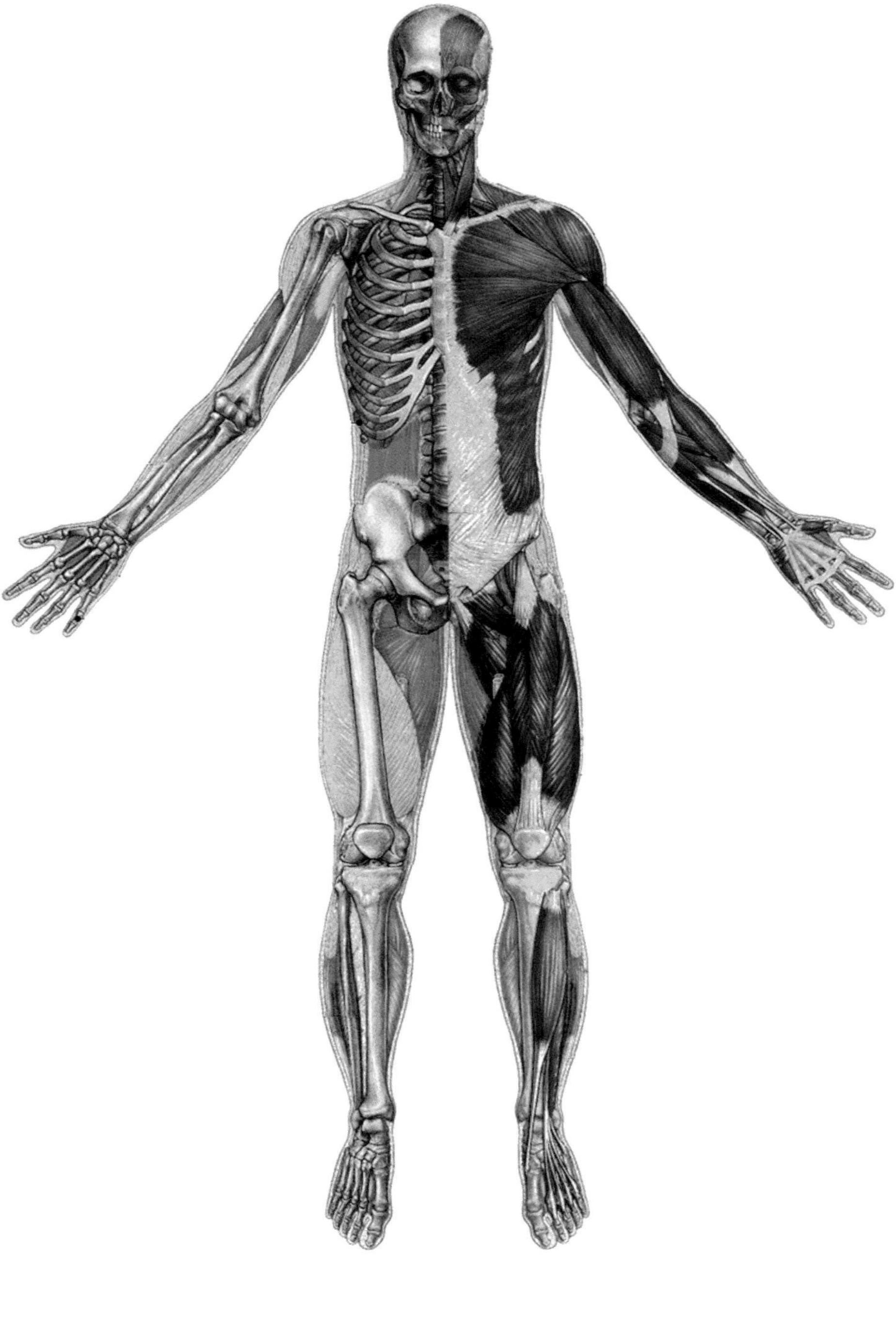

심천사혈요법

— 심천 박남희 지음 —

※ 어혈(瘀血): 모세혈관 속에 쌓여서 움직이지 않는 피

※ 사혈(瀉血): 사혈기를 이용해서 어혈(죽은 피)을 빼내는 것

책을 내면서

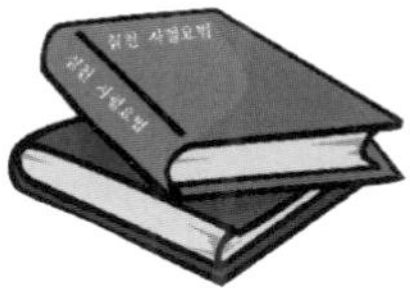

나는 이 글을 쓰기에 앞서 많은 생각을 해 보았다. 고정관념에 사로잡힌 기존의 의술과는 거리가 먼 나의 의술의 논리가 현 시점에서 얼마나 많은 사람들에게 받아들여 질 수 있을지를 생각하면 회의가 앞서지만, 언젠가 누군가 꼭 이치에 맞는 바른 의술을 보급시켜야 하고, 게다가 질병으로 고통 받는 사람들을 보면 망설일 일이 아니다 싶어 컴맹인 내가 컴퓨터와 씨름하기로 마음먹었다.

요즈음 매스컴을 보면 의술은 나날이 발전(?)하고 의학 장비도 감탄할 정도로 발전을 거듭하고 있다. 그러나 최근의 신문보도에 의하면 우리나라가 국민 1인당 양약 소비가 세계 1위란다. 지금 당신 주변을 보라. 가족 중 제대로 건강한 사람이 몇이나 되는가? 국민 전체를 본다면 아주 심각한 상태다. 이러한 현실은 우리에게 무엇을 시사하고 있는가? 의술이 진정 질병의 치유를 목적으로 하고 약 또한 그것을 위해 만들어졌다면 우리는 의학이 발전한 만큼 건강해져 있어야 하고 양약도 많이 사용한 만큼 건강해져 있어야 하는데 현실은 불행하게도 그와 정반대의 결과를 낳아, 정말 이대로 가다간 전 국민이 환자가 될 날도 멀지 않으리라. 그렇다고 해서 현실적으로 질병을 치유하기 위한 노력을 하지 않는 것은 결코 아니다. 전 세계적으로 많은 고급 두뇌들이 끊임없이 질병의 문제를 해결하기 위해 많은 노력을 기울이고 있다.

그렇다면 이러한 엄청난 모순의 근본 원인은 어디에 있는가?

그 많은 사람들이 질병의 문제를 풀기 위해 노력을 해도, 실제적으로 의술의 발전이 느린 것은, 바로 기존의 의술은 논리와 이치에 맞지 않는 부분이 많다는 것을 역으로 증명해주고 있는 것이 아닌가? 즉 질병을 원의 이치로 연결해서 몸 전체를 하나의 유기적 구조로 파악하여 해결하려 하지 않고 부분으로 끊어서 단편적으로 해결해 나가려 하기 때문이다. 이러면 당연히 노력에 비해 발전은 느릴 수 밖에 없다.

나에게 현대의술을 평하라면 한마디로 답을 제 손 안에 쥐고도 모르는 격이라고 일축하겠다. 왜냐하면 현대의학은 고도로 발전하여 이미 인체 각 부분들을 생리학적, 성분학적, 해부학적으로 모두 잘 밝혀 놓았지만, 실제 치유에 있어서는 전혀 만족할 만한 성과를 얻어 내지 못하고 있기 때문이다.

현대의술과 나의 이치를 비교해 보라면, 난 수술의 방법을 하지 않으니 이 부분은 접어두고, 순환기 장애로 온 질환에 대해선 자신 있게 말할 수 있는 부분이 많다. 두통, 시력감퇴, 탈모, 위장병, 위경련, 설사, 변비, 팔과 다리, 허리 등이 당기고 아픈 증세, 수족냉증, 소화불량, 무좀, 뒷꿈치가 갈라지는 현상, 기미, 생리통, 요실금, 냉 등에 심하게 나는 뾰루지, 지루성 피부염, 건선피부, 고혈압, 저혈압, 협심증, 가슴이 답답하고 불안한 증세, 사십견, 거식증, 감기, 관절염 정도의 증세를 해결하라면, 나는 이 증세들은 물을 것도 없이 당연히 낫는 것 정도로 생각하고 있을 따름이다. 실제로 의과대학을 졸업하고 인턴생활을 끝내고 10년 정도 공부한 의사와 나한테 6개월 배운 일반인을 같이 두고 앞서 나열한 질병을 치유해보라고 한다면 나한테 배운 일반인이 훨씬 잘 할 것이다. 이것은 사실상 무엇인가 대단히 잘못되어 가고 있다는 증거다. 의술이 올바르게 발전을 하였다면 공부를 많이 하면 많이 한 만큼 질병을 잘 고쳐야 하는 것은 상식인데 현실은 그렇지가 못하다.

서양의술이 이 땅에 들어온 지도 벌써 100년 정도 되었을 것이다. 그러나 내가 가볍게 해결하는 만성두통, 위장병마저도 아직 속 시원히 치유를 못하고, 신경성이니 만성 위장병이니 하는 이름을 붙이고 이제는 잘못된 치유 방법으로 치유를 하여서 치유가 안 되는 사실은 모른 체 유전적 질병으로 몰아가고 있는 실정이다. 의술이 이런 쪽으로 흐르게 된 이유는 여러 가지를 들 수 있겠지만, 그 중 가장 큰 이유는 치유의 이치와 논리가 합리적 내지 총체적이지 못하고, 또한 어떤 분야에서는 이치는 없이 문제와 답만이 정해져 왔음을 당연한 것으로 받아들였기 때문이다. 비유를 하자면 어떠한 수학문제도 기본적인 논리를 총체적으로 적용하면 다 풀리는데, 이러한 기본적 논리를 총체적으로 이해하지 않고 문제와 답만을 나열해 놓거나, 기본적 논리를 부분적으로 적용한다면 문제는 더욱 복잡 다양해지고 만다. 반면에 기본적 이치를 총체적으로 터득하면, 어떠한 문제도 그것과 연관되어 아주 간단하게 해결할 수 있다. 이와 같이 우리의 인체에도 생명의 논리가 있다. 그래서 이러한 생명의 논리를 총체적으로 이해하면 어떠한 질병도 쉽게 풀어낼 수 있다. 나의 뜻은 다름이 아니라 여러분들에게 이러한 수학의 구구법 같은 근본적인 생명의 논리를 알기 쉽게 설명해 주고 싶은 것이다. 이 논리는 기존에 사용되는 논리가 아니어서 쉽게 받아들여지기는 어렵겠지만 한 번쯤 응용, 실험해 보고, 기존 의술의 고정관념에서 탈피할 수 있기를 바라는 심정이다. 앞서 나열한 질병들과 증세는 나의 방법으로 쉽게 해결이 잘 되는 것 몇 가지만을 언급한 것이고, 그 밖의 질환도 이러한 방법으로 하고 있는데, 성공률은 겸손히 말하라면 80% 이상이라 하겠다.

우리는 의술에 대해 다시 한 번 심사숙고할 필요가 있다. 먼저 의술은 왜 존재하는가에 대한 물음이다. 당연히 의술은 질병을 고치기 위해 존재하는 것이지, 결코 권위나 이권을 보장받기 위해서 있는 것은 아니다. 초등학교만 졸업하고서도 고칠 수 있는 병을 가지고 의과대학을 졸업한 사람이라야 치유할 수 있다는 규정은 앞뒤가 맞지 않는 것이고, 이는 바로 시간낭비, 인력낭비, 재원낭비일 뿐이라는 것을 이젠 느낄 때도 되지 않았을까? 기존의 의술로 치유를 하고 있는 사람들의 대부분은 순환기성 질환의 치유에 매우 큰 어려움을 느낀다고들 하는데, 의학박사 학위를 가진 사람을 기준으로 간단한 두통이나 위장병만이라도 부작용과 재발 없이 자신있게 고칠 수 있다고 장담할 수 있는 사람이 몇이나 될까? 기존의 의술은 내용면에서 매우 방대하고 세부적이지만, 막상 치유에 들어가면 그 효과는 미비하다. 바로 이러한 모순의 핵심은 그것들이 이치의 총체적 적용이 결여된 의술이라는 점에 있다. 의술이라는 것은 결코 어려운 것이 아니다. 왜냐하면 우리 인체 역시 자연계의 뭇 생명체들처럼 적응적진화 과정에서 저살 방편의 깨우침은 모든 장기세포들이 이미 다 가지고 있고 치유는 인간이 하는 것이 아니고 여건만 갖추어 주면 인체 스스로 알아서 복원하는 기능은 다 가지고 있기 때문이다. 의술과 의료법이 이대로 간다면 피해자는 온 국민이 된다는 것을 명백히 깨달아야 한다. 통계니 뭐니 할 것도 없이 당신의 주변을 보라. 가족 중 건강한 사람이 몇이나 되나를 생각해보라. 이대로 가다간 전 국민이 환자가 될 날도 그리 멀지 않았다. 진정한 의술이라면 지각과 생각을 가진 사람이면 누구나가 이해할 수 있는 것이라야 한다. 이해하기도 힘든 전문용어로 겹겹이 포장해서 매우 심오한 전문적 지식인 양 권위를 부리면서도 각 증세마다 그 질병이 왜 발생하게 되었느냐를 물으면 증세의 발병 원인은 모르지만 이것이 과학적이고 입증된 의술이다 하고 고정관념에 빠져있는 의술은 결코 옳을 수 없다.

내가 책을 집필한다고 하니 여러 의견들이 많았지만, 나는 누구나 한 번만 읽으면 이해할 수 있고, 직접 자신에게 간단하게 시술할 수 있는 내용을 글로 옮기기로 하였다. 만약 그래도 나의 이치에 대한 설명이 이해되지 않으면, 사혈점과 증세에 관한 부분만 보고 시술해보아도 변화를 느낄 수 있을 것이다.

내가 앞으로 할 말들에 힘을 싣기 위해 미리 말해 둘 것이 있다. 내가 주장하는 말이 틀리다고 주장하려면 이보다 빨리 치유할 수 있는 방법을 제시하고 말하는 것이, 옳고 그름을 따지는 당연한 순서요 태도일 것이다. 그래도 반론을 하고 싶다면 환자를 놓고 직접 시술하여 그 결과를 놓고 비교할 수밖에 없으리라. 공개된 장소에서 그 옳고 그름을 논쟁하자면 나는 시술로써 언제든 보여줄 용의가 있다.

己卯年 入夏 梅花谷 草堂에서 심천 박남희

차례

사혈의 실제

1 사혈을 위한 준비

2. 시술

덧붙이는 말

부록

심천사혈요법

1. 질병에 대한 나의 시각

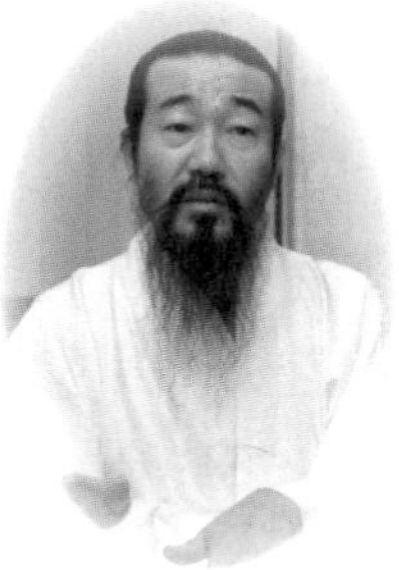

가. 인체의 조성과 생명 현상

인체는 혈액 순환만 잘 이루어진다면 아플 이유도 죽을 이유도 없는 구조로 되어 있다. 그런데, 왜 우리는 각종 질병에 시달리고 나이가 들면 늙어 죽게 되는가? 세상 모든 것에 원인이 없는 결과는 없다. 아프면 아픈 이유가 반드시 있을 것이고, 노화가 오면 노화가 오는 이유가 반드시 있을 것이다. 나의 의술에 대한 이해는 다름 아닌 이러한 자연계의 단순한 인과의 원리로부터 접근해 들어갔다.

우리 인체에 질병이 왜 생기고, 노화가 왜 오는지를 알려면, 인체의 구조 그리고 우리의 생명이 어떻게 유지되어 가는가에 대한 확실한 이해가 있어야 한다. 우리는 흔히 '모든 우주만물의 이치는 같다.', '인간의 몸은 소우주다.' 라고 말한다. 내가 생각하기에도 이는 틀림없이 맞는 말이다. 그러나 많은 사람들이 입으로는 이렇게 말하면서 막상 병 앞에서는 이 이치를 망각해버리니 대단히 안타까운 사항이다. 질병을 치유함에 있어서 이러한 대자연의 이치는 대단히 중요하다. 왜냐, 인간 역시 자연의 일부이고, 인체 역시 자연의 섭리 법인 먹이사슬 연결고리의 생명이치로 구성되어 있기에 논리에 맞지 않는 치유법은 결과적으로 얻는 것보다 잃는 것이 많기 마련이기 때문이다.

질병을 치유함에 있어 인체 생명의 논리는 현재 보는 시각에 따라 매우 다양하다. 그러나 나는 나의 의술의 내용들을 보편적인 이치로 설명하고자 한다. 질병을 치유함에 있어 인체를 움직이는 전체적인 이치를 파악한다는 것은 마치 수학의 구구법을 이해하는 것과 같아서 가장 기본적이며 결코 빠뜨릴 수 없는 중요한 바탕이 되는 것이다. 어떠한 질병도 인체의 생명의 논리와 연결해 풀어 들어가면 그 질병이 오는 원인과 치유법은 상식적 이해하기 쉬운 선에서 얻어진다. 그만큼 인체를 보는 시각은 매우 중요하다. 내가 이 책에서 설명하고 있는 모든 내용들이 이편에서 밝히는 생명의 논리를 기초로 하고 있음을 미리 말해둔다.

우주만물, 생명을 가진 동물과 식물, 생명이 없는 흙과 돌, 그리고 항상 변화하는 기후, 인간의 마음 이러한 모든 것들은 일정한 주기로 모였다 흩어지기를 반복하며 순환한다. 나는 이것을 '원의 이치'라 이름 지었다. 이 원의 이치란, 식물이 씨앗에서 싹이 트고 자라서 다시 씨앗을 남겨놓고 흩어져서 흙으로 돌아가 주기적으로 반복·순환되는 이치, 혹은 인간이 태어나고 자라서 성인이 되어 2세를 남기고 흙으로 돌아가기까지의 과정을 한 주기로 모였다 흩어지며 반복·순환하는 이치를 의미한다. 모든 생명체들은 생성되어 자라서 죽기까지, 한 과정 한 과정이 순서대로 개체 내에 적립된다. 모든 우주만물의 이치가 같다는 것은 동물이나 사람이나 식물이나 곤충이나 태어나서 죽음에 이르는 과정이 이치로 보면 같다는 말이다. 그리고 인간을 소우주라 함은, 우리 인체가 생명을 이어가는 과정이 이치로 보면 모든 우주의 순환의 이치와 같다는 말이다.

필자가 인체 생명의 구조를 보는 시각은 남들과 사뭇 다르다. 그러나 이것은 필자 개인적 사고로부터 창출되어 나온 것이 아니라 자연의 이치로부터 발견되어 나온 것이기에 감히 여러분들과 공유할 수 있다고 믿는다.

우리 인체는 육안으로 보기에 한 덩어리로 형성되어 있으니 단지 하나의 생명체라고 생각하지만, 사실 인체라는 것은 따로 떼어내서 분류를 하여보면 모두 독자적 생명을 따로 가진 세포 집합체이다. 한 몸을 구성하기 위해 세포들이 집단적으로 조합되어 하나의 장에서 서로 역할을 분담하며 살지만, 세포 하나 하나를 따로 떼어놓고 보면 엄연한 독립된 생명체들이다. 이렇게 본다면 '세포마다 따로 생명을 유지하니 당연히 따로 먹어야 살고, 또 먹어야만 맡은 일을 할 수 있다.' 이것이 내가 인체를 보는 기본적인 관점이다.

작은 생명체들이 공동운명을 지닌 공동체로 서로 역할분담을 하며 사는 과정을 총체적으로 보면, 우리가 살고 있는 이 세계와 별로 다를 것이 없다. 국민 한 사람 한 사람이 잘 살 수 있는 조건과 인체의 세포 하나 하나가 잘 살고자 하는데 필요한 조건이 이치로 보면 같은데, 이 조건을 이해하면 질병이 왜 생기고, 치유를 하면 왜 낫는지를 바로 이해할 수 있다.

생명 순환의 이치를 깨우친 사람이라면 방금 앞에서 한 말만으로도 질병이 생기는 원인과 그에 상응하는 치유법을 도출할 수 있어야 한다. 하지만 아쉽게도 현대의술은 근본적인 이치로부터 나온 총체적 관점의 의술이 아니고 편중적 관점으로 전체를 단편적으로 끊어 증상만을 보는 쪽으로 흘러, 그것이 고정관념으로 굳어져 버린 의술이라고 하겠다. 아마도 이러한 의술에 기초를 둔 사람이 나의 말을 듣는다면 뜬구름 잡는 소리로 들리리라. 나는 내 의술의 논리가 신비하거나 새로운 것이라고 말하지 않는다. 이 논리는 단지 누구나 조금만 생각하면 다 알 수 있는 상식일 뿐이고 생활주변에서 늘 일어나는 일들이다. 그래서 나더러 현대의술을 평해 보라면 손에 쥐고도 그것이 무엇인지를 모르는 격이라 일축하고 싶다.

자, 한번 생각해보자. 각 세포마다 제각기의 생명을 가졌다면 먹는 것 또한 세포마다 다 따로 먹어야 산다. 그렇다면, 세포마다 영양을 공급해주는 통로는 혈관인데, 모든 혈관이 막히지 않고 열려 있기만 하면, 모든 세포마다 산소와 영양이 골고루 공급됨은 당연한 이치일 것이다. 게다가, 우리가 각자 하는 일은 달라도 동일한 음식을 섭취하듯이, 인체의 세포도 각자 하는 일은 달라도 공통적으로 혈액을 통하여 영양분을 공급받는다. 이러한 단순한 논리를 인체에 적용해 질병의 문제를 풀어 보면, 질병의 해결은 아주 간단해지고, '피만 잘 돌도록 해주면 어떠한 질병도 자연스럽게 복원이 된다.' 는 논리가 성립된다.

이를 바탕으로 인체의 질병을 관찰해보면 아픈 부위가 다른 것은 단지 혈관이 막힌 위치가 다를 뿐이고, 사혈 방법이 다른 것은 단지 막힌 혈관을 뚫는 위치가 다를 뿐이다.

이치가 이러하면 사실, 다른 설명이 필요가 없는데, 좀 더 이해를 돕기 위해 부연 설명을 하자면 다음과 같다.

세상 모든 이치는 같다 했으니 인체가 생명을 이어가는 이치를 우리가 사는 사회와 비교해 가며 설명하고자 한다. 이 비유를 이해하면 모든 질병을 치유할 수 있는 이치, 곧 공식을 알 수 있게 된다. 지금부터 하는 말은 생명이 이어지는 원의 이치이니, 수학으로 치면 구구단에 해당하는 것이다.

우리나라의 경우 4,500만 인구가 모여 한 나라를 이루듯, 우리 인체는 아주 작은 세포 약 8조 마리가 모여 하나의 인체를 이루고 있다. 만약 작은 세포 하나 하나를 국민 개개인이라고 가정한다면 국민 개개인이 행복하게 살아갈 수 있는 조건과 세포 하나 하나가 건강하게 살아갈 수 있는 조건은 같다. 또한 우리 국가가 병드는 이치나 우리 인체가 병드는 이치가 같게 된다.

그러면 우리가 사는 사회와 인체의 각 부분들이 역할분담을 하며 공동운명체로 사는 구조를 구체적으로 비교해보자. 각 세포 하나 하나는 국민 한 사람 한 사람에 해당하고, 세포가 모여 형성된 기관 중 '간' 은 법무부, '위장' 은 농림부, '신장' 은 환경부, '혈관' 은 교통부, '신경' 은 정보통신부, '뇌' 는 컨트롤박스, 즉 기획원에 해당하며 '영혼' 이나 '마음' 은 뇌를 통솔하는 대통령에 해당된다.

이와 같이 비유하면 국가기관인 농림부가 잘못되면 일어날 수 있는 현상과 세포가 모여 이루어진 기관 중 체내의 위장에 문제가 생겨 일어날 수 있는 현상이 그 이치로 보면 같은 것이다. 바로 이러하기 때문에 인체를 소우주라 하는 것이고 이것이 곧 생명의 이치다.

이번에는 이러한 이치를 다른 각도에서 비유해보자. 늙으면 우리 몸의 피부에는 흔히 말하는 저승꽃이 핀다. 이 저승꽃을 수술이 아닌 다른 방법으로 치유를 해서 없앤다면 기존의 의술개념으로는 이해가 안 될 것이다. 흔히 생각하기에 저승꽃은 노화로 인해 오는 것인데 이것이 수술이 아닌 방법에 의해 없어진다는 것은 우리 인체가 다시 회춘한다는 말과 같으니 황당하다고 생각할 것이다. 하지만 나의 논리로 질병의 문제를 이해하고 푼다면 이것이 없어지는 것은 당연한 것이지 전혀 신비할 것이 없다. 왜 그런가? 저승꽃은 쉽게 말해서 '수면세포'의 결합체이다. '수면세포'라는 것은 '잠자는 세포'를 말함인데, 이를 우리의 삶에 한 번 비유해보자.

앞서 언급하기를 우리나라 인구는 4,500만이고 국민 한 사람 한 사람으로 구성되어져 있으며 각자 하는 일이 모두 다르지만 한 국가 즉 한 몸을 이루고 산다고 하였다. 그런데 우리나라의 나이는 단군 이래 반만년의 연령에 상당하지만, 그 긴 기간 동안 그 어느 기간에서도 국민 한 사람 한 사람은 평균 40~80여년의 수명을 누리고 2세를 남기고 죽을 뿐이다. 국가의 나이가 아무리 많아도 국민 한 사람의 나이는 일반적으로 최고 80세 밖에 안 되듯이, 인체에 있는 각 세포의 나이도 정상적으로 건강하게 활동한다면 최고 45일이라고 본다. 이것을 기준으로 보면 건강한 사람의 경우 나이가 10살이든 70살이든 관계없이 각 세포 나이는 45일 이내여야 한다. 우리가 80세 이상의 사람을 노인이라 하듯 인체의 세포도 일정 주기인 45일 이상 사는 세포를 수면세포,

노후세포 또한 그것을 기미, 저승꽃, 굳은살이라 일컫는데, 이는 우리 사회의 노인과 비교하면 된다. 그러면 왜 저승꽃이 생기는가? 사람도 매 끼니 음식을 먹어야 2세를 남기고 죽듯 세포도 자양분을 공급받아야 2세를 남기고 죽어 떨어져 나가는데, 자양분의 공급이 제대로 안 되어 2세를 만들지 못한 세포가 '노후세포'가 되어 자리만 잡고 있는 것이 바로 저승꽃이라는 것이다. 따라서 자양분을 공급해주어 2세를 만들고, 그 세포가 떨어져 나갈 수 있는 조건을 마련해 준다면 저승꽃은 당연히 사라지기 마련인 것이다.

이와 같은 이치로 기미, 주근깨, 굳은살 등도 없어지며 검은 피부도 하얗게 될 수 있다.

피부가 검은 사람한테 피부가 검은 것도 피의 유속(流速)이 느려서 그렇다고 말하면 대부분 어릴 적부터 그렇고 유전인 것 같다고 말하는 경우가 많다. 이럴 때 나는 "설명을 하자면 길어 지니 3개월 후에도 그 말이 나오나 봅시다." 하고 입을 다물어 버리곤 한다. 밤색, 검은 피부, 누런 피부, 모두 사실상 건강이 안 좋다는 증거다. 피부가 검다함은 45일을 주기로 바뀌어 주어야 할 세포들이 영양 공급을 받지 못해 일어나는 수면세포의 누적현상으로, 100일, 200일 그 이상으로 느리게 바뀌면 누런 빛, 검은 빛, 기미, 주근깨, 저승꽃, 굳은살 등이 되는 것이다. 검은 세포가 떨어져 나가고 새로 탄생한 세포로 교체되면 그것들은 젊은 세포들이므로 피부가 희게 되는 것은 당연한 이치다. 이러한 근본적 이치는 접어두고 사람들은 막무가내로 검은 피부를 어떻게 치유해서 하얀 피부로 만들 수 있느냐고 말한다.

이밖에 세균성 질환을 이해하려면, 인체의 세포 하나 하나를 떼어서 병원성 미생물과 비교하면 이해가 쉽다.

병원성 세균은 한 마리씩 각각 독자적 생명을 가지고 인체라는 하나의 공간 속에 다수가 모여 살면서 질병을 일으킨다. 이들은 각자 떼어 놓으면 병원성 세균이지만 인체의 백혈구와 생명의 원리는 같다. 이들의 생명의 구조를 이해한다는 것은 질병 치유에 있어 대단히 중요한 것이다. 병원성 세균이 체내의 백혈구와 그 생명의 원리가 같다면, 침입한 병원성 세균을 죽이기 위해 약을 투여했을 때 어떻게 될 것인가에 대한 답이 자연이 나온다. 결국 약을 투여하면 인체의 미생물과 침입한 병원성 세균이 동시에 죽는다. 이러한 이유로 해서 신약 개발이 어려운 것이다. 비유하건대 사람 둘을 놓고 같은 약을 먹여 한 사람은 죽고 다른 한 사람에게는 전혀 피해를 주지 않는 약을 개발한다는 것, 이것은 이치적으로 봐도 어려운 얘기다.

그러면 현대의 항생제는 어떠한 약인가? 그것은 바로 침입한 세균과 항체인 인체의 미생물 즉 '백혈구'를 동시에 죽이는 약이라는 것이다. 인체의 생명체는 크게 동과 정, 음과 양의 성질을 가진 두 종류로 구분되는데, 음은 이동하지 않고 한 곳에서 일생을 마치는 생명체를 가리키며 양은 몸속에서 이동하며 사는 생명체를 말한다. 항생제는 양의 성질을 가진 생명체를 모조리 죽게 만드는 약으로, 같은 양의 성질을 가진 침입 균과 백혈구는 동시에 죽는다는 이야기다. 그런데 이러한 약을 복용하고서도 사람이 살아남을 수 있는 것은 몸에 침입한 병원균은 한정돼 있고 인체의 백혈구는 죽어도 곧 세포 분열을 통해 다시 보충되기 때문이다.

모든 약은 장점과 단점을 모두 가지고 있다. 그렇지만 여기서 지적하고 싶은 것은 항생제 투여로 죽은 미생물이 소변을 통해 전부 나오는 것이 아니라 일부는 남아 '혈관을 막는 주범인 어혈(瘀血)이 된다.' 는 것이다. 그리고 이 어혈이 누적되어 혈관을 막으면 이로 인한 제3의 병이 생긴다는 것이다. 수술이나 응급조치를 요하는 증세 외에 장기적인 항생제 투여는 합병증을 유발시킬 뿐이다. 어떠한 약이든 그 약이 인체에 들어가 일으키는 약성의 이치가 생명의 이치와 들어맞아야 부작용이 없다는 것은 상식이다.

내가 의술을 공부하고 제일 안타깝게 생각하는 것이 요즘 사람들은 왜 간단히 치유할 수 있는 방법을 두고 질병의 문제를 어렵게 풀면서 어렵다고들만 하는가 하는 것이다. 현대 불신의 세계를 사는 우리들에게 실험적 통계수치의 근거는 필요하다. 하지만 단편적으로 행해지는 실험을 통한 통계수치의 근거가 전부가 되어서는 안 된다. 왜냐하면 의술은 병을 고치라고 있는 것이지 의사라는 권위의식이나 이권을 보장해 주기 위해 있는 것이 아니기 때문이다. 의술이라는 것은 질병을 보는 시각에 따라 어렵게도 혹은 쉽게도 이해할 수 있다. 고도의 기술을 필요로 하는 의술은 대학에서 전문적인 의술을 배운 사람이 행해야 되는 것이지만, 초등학교만 나오면 아무나 할 수 있는 의술을, 고급 두뇌가 10년을 공부해서 행한다면 이것은 자원낭비, 인력낭비일 뿐이다. 내가 주장하는 인체생명의 이치를 통한 이 사혈요법은 누구나 집에서 할 수 있다.

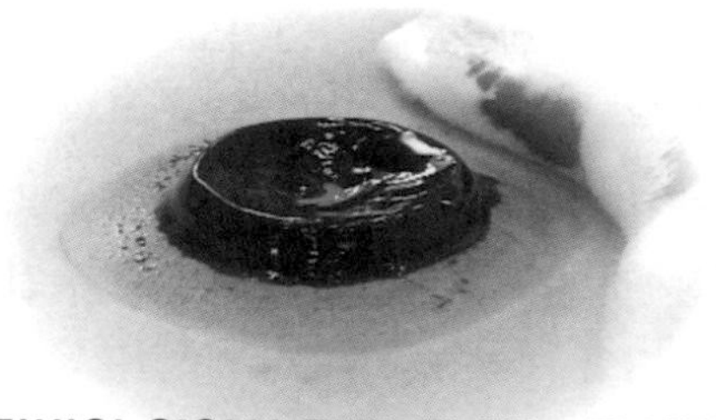

만병의 원인이 피가 못 도는 것이라면,
피가 못 도는 이유는 어혈이 혈관을 막고 있기 때문이고,
이 어혈 자체가 질병의 주범이기에
이것만 제거해주면 질병의 80% 정도는
이 요법으로써 치유가 가능하게 된다.

인간의 수명을 이해하려면 자연의 섭리에서부터 접근을 해야 이해가 빠를 것이다. 만물의 이치는 같아서, 나무가 자라고 죽는 이치나, 인간이 나고 죽는 이치나, 이 세상 만물이 자라고 죽는 이치는 같다. 그런데, 나무는 왜 천년도 넘게 살고, 인간은 기껏해야 80년 정도 밖에는 못 사는 것일까?

기록에 의하면 인간도 길게는 800년, 혹은 350년 정도를 살았다고 한다. 이 이야기가 사실이라면 혹시 지금도 여건만 갖추어 진다면 가능한 것은 아닐까하는 생각도 든다. 도대체 우리 인체가 어떻게 생명을 유지하기에 80년과 350년이라는 수명의 차이가 날 수 있을까? 이 의문을 푼다면 질병을 치유하는 방법도 장수할 수 있는 방법도 알 수 있지 않을까 생각해 본다. 나는 기계나 의학적 장비가 없으니 모든 것을 자연의 섭리로 미루어 풀 수밖에 없다. 믿거나 말거나는 독자 개인의 문제이고 나는 이러한 논리 하나 가지고 모든 질병을 다스린다. 13년 명상하면서 환

이치로 정리해보면, 지금 우리가 사는 이치와 너무나 똑같음을 알 수 있다는 점이다. 우리 한 사람 한 사람을 태초의 작은 미생물 하나 하나라 가정하고 한 국가가 한 몸, 각 나라마다 한 몸 한 몸이 되어 서로 먹고 살겠다고 다투는 모습을 연상해보라. 똑같다. 생명을 이어가기 위한 본능이니 말이다. 나는 명상을 하면서 태초의 생명체들이 한 몸으로 사는 방법을 터득해 나가는 과정과 지금 우리가 한 국가로 살며 이기심 때문에 시행착오를 거듭해 나가는 모습을 보며 쓴웃음을 짓는다. 한 국가가 한 몸이라면 그 국가의 구성원인 개개인이 나 하나만 잘되면 하는 생각을 가지는 것은 결국 자신의 몸을 죽이는 생각인 줄을 모르니 말이다.

이것을 의술 쪽으로 적용해보면 태초나 지금이나 변할 수도 없고 변하지도 않은 것이 있다. 태초의 미생물 하나 하나의 독자적인 생명이 모여 한 몸을 만들어 외관상 덩치는 커졌지만, 우리 인체를 각 세포마다 낱마리로 보면 태초의 미생물의 독자적인 생명이 모인 것과 같다는 이야기다. 즉, 우리 인체는 붙어 있다고 해서 단지 하나의 생명체가 아니라, 모든 세포 생명체마다 독자적인 생명을 따로 가지고 있고, 수명도, 생각까지도 따로 가지고 있다는 것이다. 그러기에 우리가 한 사람 한 사람 다 따로 먹어야 살 듯, 세포도 세포마다 먹이가 모두 따로 따로 공급이 되어야 한다. 다시 말하자면, 각 세포가 하는 일은 달라도 모두 혈액을 통해 필요한 영양소를 공급받으므로, 각 세포마다 이 혈액을 따로 따로 공급받아야 각 세포가 살 수 있게 되어 있다는 것이다. 이러한 세포들의 삶의 이치를 이해해야 우리의 건강과 질병 그리고 수명에 대해 이치에 합당한 논리가 성립된다. 이러한 이치와 논리를 질병과 연계해 풀면, 어떠한 산술적 문제도 구구단의 논리에 의해 쉽게 풀리듯, 인체의 질병의 논리도 쉽게 풀린다.

우리 인체의 생명의 논리를 쉽게 이해하려면, 세포 한 마리를 사람 한 사람으로 보았을 때 개개인이 잘 살기 위한 조건과 각 세포의 삶에 필요한 조건이 동일하다고 보면 된다. 한 인간이 가지고 있는 수명, 마음, 먹는 것, 배설하는 것 등의 성질과 활동은 각 세포들의 경우에도 모두 각 세포 나름대로 적용된다. 한국이란 나라에는 4,500만 인구가 모여 한 국가를 형성하며 사는데 개개인이 하는 일과 그 역할은 다를지라도 먹이는 공통적으로 밥이듯, 우리 인체의 각 세포가 하는 역할은 달라도 혈액을 먹고 산다는 삶의 이치는 같다는 것을 이해하면 질병에 대한 이해도 쉬워지고 그에 대한 치유 역시 쉬워진다.

이러한 논리와 질병이 오는 이유를 한 번 연결해보자. 사람은 아무리 좋은 기술과 직업을 가지고 있더라도 먹지 않고는 그 일은 못 한다. 인체의 세포들도 마찬가지로 혈액 공급이 안 되면 맡은 일을 제대로 할 수 없게 되어 있다. 어떠한 성분도 그 성분을 만들어 내는 것은 세포이며, 그 세포가 그러한 성분을 만들어 내기 위해서는 먹지 않고는 안 된다는 것이다. 이러한 논리를 인체에 적용하면, 인체의 어떠한 성분이 부족해도 피만 잘 돌게 해주면 스스로 만들어 낼 수 있다는 것이 되니 치유는 단순해질 수밖에 없다. 바로 피를 잘 돌게 해주는 것이 치유의 핵심인 것이다. 이 논리를 확대 해석하면, 만병의 원인은 피가 못 돈 것이 되고, 피를 잘 돌게 해주는 것이 치유의 방법이 된다.

이러한 논리에 수명을 연관시켜 생각해보자. 앞에 인체의 세포마다 다 따로 수명이 있다 하였는데, 나의 계산으로 보건대, 세포 하나의 정상적인 수명은 45일이다. 이것을 우리나라라는 국가의 경우에 적용해보면, 한 몸에 해당되는 국가의 나이는 반만 년이지만, 그 긴 기간 동안 국가라는 한 몸뚱이를 구성해 온 시대마다의 국민 개개인의 나이는 정상이라면 80년 정도에 지나지 않는 것이다. 인체 세포의 수명도 정상이라면 몸의 나이와는 별도여서 45일 밖에 되지 않는 것이다. 즉, 나이가 10살이든 70살이든 정상이라면 그 사람의 세포의 수명은 45일이라는 말이다.

그러면, 늙는다고 하는 것은 무엇인가? 정상적이라면 세포는 45일만 살고 2세를 남기고 떨어져 나가야 하는데, 100일도 200일도 사는 세포의 수가 인체에 많아지는 것이 곧 늙는 것이라고 보면 된다. 그러면 늙음의 주원인은 45일을 살고 떨어져 나가야 할 세포가 그 이상 자리를 지키고 있기 때문이다. 이렇게 된 원인을 살펴보면 이것 역시 혈액 공급이 제대로 안 된 것이 주원인이다. 사람도 먹어야 2세를 만들 수 있듯, 세포도 2세를 만들려면, 먹어야 한다는 이야기다. 먹이 공급이 안 되어 2세를 만들지 못하고 자리만 지키고 있는 세포를 나는 '수면세포' 라 이름 지었는데, 사람이 늙는다는 것은, 이 수면세포의 숫자가 나이가 들수록 많아진다는 것이다. 이렇게 본다면 나이가 들어도 젊게 살 수 있는 비결은 수면세포의 숫자를 줄이는 데 있다. 문제는 한 번 수면세포가 되면 영원히 그 상태로 있는가 하는 것이다. 결론적으로 말하여 그렇지는 않다. 수면세포가 된 이유가 양분과 산소 공급이 이루어지지 않아서이며, 혈액 공급만 이루어지면 수면세포는 언제든 다시 활동을 시작해 2세를 남기고 저는 떨어져 나간다. 그래서, 잠자는 세포라는 뜻으로 수면세포라 이름을 지었다.

여기에 합당한 예가 있는데, 토종벌을 보면 보통 정상적이라면 45일에서 50일 정도를 산다. 따라서 벌통 안에는 여왕벌을 제외하고 깐 지 50일 이내의 벌만 산다고 보면 된다. 다시 말해 죽는 만큼 새로운 벌이 태어나 임무교대를 한다고 보면 되는데, 예외일 때가 있다. 바로 겨울철이 되어 동면에 들어가면 45일 정도 살 수 있는 벌이 120일 정도를 사는 것이다. 여기에서 동면에 들어간 벌이 수면세포라 가정하면 이해가 쉬울 것이다.

동면에 들어갔던 벌도 봄이 되어 꿀이 들어오면 2세를 길러 놓고 저는 나가 죽듯, 혈관이 막혀 먹이 공급이 안 되어 수면세포가 된 세포 역시 먹이 즉, 혈액 공급만 이루어지면 다시 활동을 시작해 2세를 남기고 떨어져 나간다는 이야기다.

내가 주장하는 수면세포는 활동을 정지하고 잠자는 세포를 말하는 것이며, 나이가 들어 노화된다고 하는 것은 수면세포가 늘어나면서 신체 각 부위의 기능이 점차 떨어지는 것이다. 눈으로 식별이 가능한 수면세포로는 나이가 들면 나타나는 저승꽃이나 굳은살 등을 들 수 있다. 위에서 설명하기를 영양 공급만 이루어지면 언제든지 수면세포도 정상 세포로 바뀐다고 하였는데, 이들 저승꽃이나 굳은살도 혈액 순환만 잘 되게 해주면 없어진다. 이것은 내가 실험적으로 치유해 보일 수 있으며, 노화로 생긴 저승꽃을 수술이라는 방법이 아닌 한약과 침술을 겸비한 사혈요법만으로 흔적도 없이 없앨 수 있다.

한편, 장수의 비결은 무엇일까? 이것은 인체의 각 세포마다 피의 흐름을 원활히 해주어 세포가 45일을 주기로 끊임없이 바뀌게 해주는 것이라고 결론은 지을 수 있다. 이 조건을 갖추려면 첫째, 혈액이 맑아야 하고, 둘째, 모든 혈관이 다 열려 있어야 한다. 다시 말해 막힌 혈관이 없어야 한다는 것이다. 노화의 주원인은 나이가 들면서 막히는 혈관이 많아진 것이요, 혈관이 막히는 원인은 어혈이 혈관을 막기 때문이니, 결국 어혈이 왜 생겼는가를 알아야 노화의 원리를 알 수 있다. 그러면, 어혈은 어떤 이유에서 생기는가? 어혈이 생기는 이유는 많다.

⋆ 신장의 기능이 떨어져도
⋆ 간 기능이 떨어져도
⋆ 중금속이 누적되어도
⋆ 화학물질이 누적되어도
⋆ 각종 독극물에 의해 백혈구의 시체가 쌓여도
⋆ 타박상을 입어도
⋆ 스트레스를 받아도

모두 어혈이 생기는데, 불행하게도 인체는 이렇게 생겨난 어혈을 스스로 완전히 제거할 능력이 없다는 것이다. 그래서 나이가 들수록 많아진 어혈이 혈관을 막으면 영양 공급을 못 받은 세포가 수면세포가 되고, 그러한 세포가 많아질수록 기능은 더욱 더 저하되어, 최후에는 죽음에 이르게 된다. 만약, 찌꺼기 피인 어혈을 인체 스스로 완전히 처리할 능력만 가지고 있다면, 우리는 아플 이유도 죽을 이유도 없다. 내가 주장하는 '심천사혈요법'은 인체 스스로 해결하지 못하는 바로 이러한 어혈을 인위적으로 빼내 주는 것이다.

나름대로는 쉽게 설명한다고 했는데, 이 논리를 이해하여 응용한다면, 쉽게 질병이 오는 이유를 납득하고 그에 대한 치유법을 발견할 수 있을 것이다. 여태까지 말한 나의 모든 논리를 한 마디로 함축하면, '모든 질병은 어혈만 뽑아주면 낫는다.'는 바로 그 말이다.

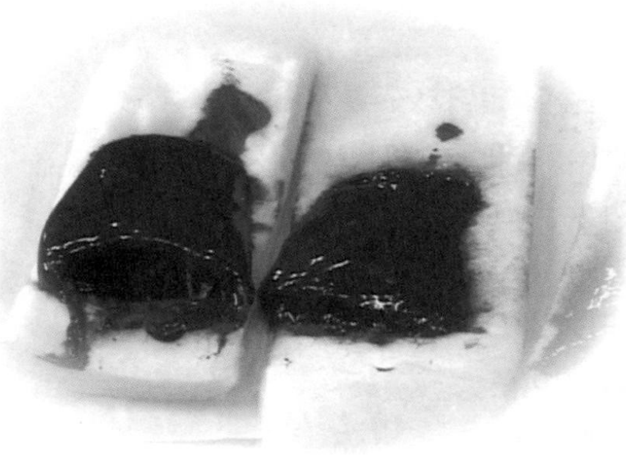

나. 질병의 원인과 치유의 접근

모든 질병은 질병을 보는 시각에 따라 치유에 들어가면 그 방법이 달라진다. 그런데 현대의술과 나의 치유법은 보는 시각에서부터 차이가 난다. 현대의학은 각 증세마다 외관상 나타난 증세를 질병의 원인이라 진단하고 질병마다 단편적 끊어서 각 증세마다 약 따로 치유법 따로이지만, 심천생리학은 인체의 생리이치를 먹이사슬 연결고리로 보기에 한 장기가 고장이 나면 연쇄적으로 일어나는 합병증으로 진단하기에 치유 방법은 단순해진다. 이 말은 모든 증세의 관상 발병 원인이 다르게 보여도 원인에 들어가 보면 각 장기의 기능저하로 피가 혼탁해지고, 어혈이 혈관을 막아 피가 못 도는 데서 질병이 시작된다 보기 때문이다.

그래서 나의 치유법은 단순하지만 많은 다양한 질병을 쉽게 치유할 수 있다. 비결은 간단하다. 그것은,

모든 질병의 시작은 피가 못 도는 데서 비롯되고
치유는 피를 잘 돌게 해주면 끝난다.

아주 간단한 논리이다. 그렇다면 이 간단한 논리로 왜 질병이 치유되는지 알아보자.

우리 인체에 생기는 질병은 그 원인에 따라 순환기장애성 질환, 세균감염성 질환, 기능저하성 질환 등으로 나뉜다. 그러나 사실상 이 모두가 어혈성 질환이다. 이해를 돕기 위해 자세히 살펴보자.

(1) 순환기 장애성 질환

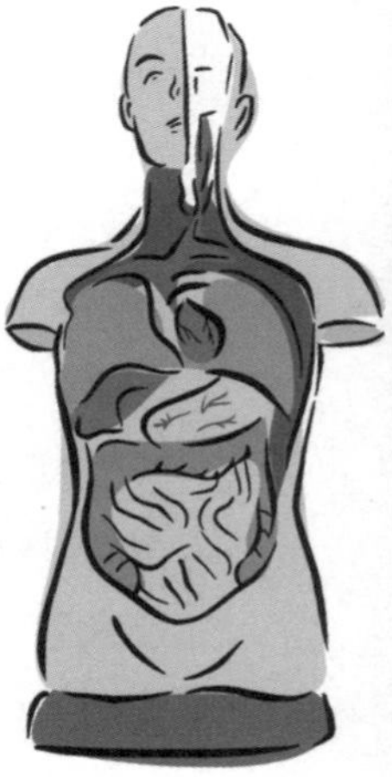

근육이 경직된 첫째 이유는 피가 못 돌아
세포들이 산소 부족으로 질식해서
그들이 수축과 이완을 할 수 없게 된 것이고,
피가 못 돈 이유는 혈관이 막혔기 때문이며,
혈관이 막힌 이유는 어혈 때문이다.

두통이나 팔, 다리, 허리, 어깨 40-50견, 무릎이 당기거나 아픈 증세는 우리 주변에서 가장 흔한 증상이고 사실 쉽게 치유될 수 있는 증세 들이다. 이러한 질환을 치유하려면 먼저 우리가 이런 통증을 어떻게 느끼게 되는가를 정확하게 이해해야 한다. 우리 인체에 있어 관절이 있는 모든 부위는 근육과 피부가 많이 늘어나는 곳으로, 이러한 부위에서 일어나는 통증 대부분은 어혈이 모세혈관을 막아 피가 못 돌아 경직된 근육을 강제로 당기니 근육 세포가 파괴되는 이치로 통증이 일어나는 경우가 대부분이다. 그렇다면 근육이 왜 경직되었느냐가 일차적인 병의 원인이 된다.

어혈이 생긴 이유에 들어가면, 간 기능저하, 신장 기능저하, 중금속 오염, 타박상, 스트레스 등 여러 가지의 원인이 있지만, 근육통의 직접 원인은 어혈이 혈관을 막고 있는 데서 비롯된 것이므로, 일단 모세혈관을 막고 있는 어혈만 뽑아내 버리면 피가 돌고, 피가 돌면 근육의 수축 이완이 잘 되기에 어혈이 나오는 즉시 통증은 멈춘다. 단, 재발을 막으려면, 어혈이 생긴 원인 제거부터 해 들어가야 한다. 그렇다면, 어혈을 뽑아주면 통증은 왜 멈추게 되는가?

어혈이 제거되면 혈관이 열리고, 혈관이 열리면 피가 돌고, 피가 돌면 경직된 근육이 풀어져 당기던 근육이 자연스럽게 수축, 이완 할 수 있기 때문이다.

허리, 다리, 목, 어깨 등, 인체 어느 부위의 근육통 모두 마찬가지다. 어혈이 어느 곳의 모세혈관을 막고 있느냐 하는 차이가 통증의 위치를 다르게 할 뿐이다. 이러니 해결은 사혈의 위치만 다를 뿐 모두 어혈을 제거하는 사혈의 방법으로 해결한다.

(2) 세균감염성 질환

침입 균의 종류를 찾아 그 재원에 대한 여러 정보를 찾아내어 그 병균을 죽이는 방법으로 치유를 한다면 영원히 끝나지 않는 싸움이 된다. 침입 균의 종류를 찾기 보다는 침입 균을 왜 물리치지 못했는가 하는 데서 방법을 찾는 것이 지름길이다.

우리 인체는 어떠한 질병도 스스로 치유할 수 있는 기능을 가지고 있다. 인체에는 우리 몸을 지키는 군대인 백혈구가 있다. 이 백혈구가 힘을 쓸 수 있는 조건만 갖추어 주면 어떠한 침입 균도 스스로 물리칠 수가 있다. 비유하면, 우리나라 군대가 강하면 어느 나라의 적이 침범해 온다 할지라도 물리칠 수 있다는 이야기다. 여기에다, 백혈구는 혈액 속에 살며, 혈관을 따라 이동하며 적을 물리친다는 상식적인 생각만 한다면 어떠한 질병에도 쉽게 적용하여 해결할 수 있다.

종기를 하나의 예로 들자. 종기는 세균감염성 질환이다. 세균이 처음 들어왔을 때 백혈구가 세균을 잡아먹었다면 종기는 안 생겨야 한다. 일단 종기가 생겼다면 백혈구가 적을 못 물리쳤다는 증거인데, 복원을 하려면 그 원인부터 알아야 한다. 백혈구는 혈액 속에 살며 혈관을 따라 이동하며 적을 물리친다고 했다. 종기가 자리를 잡았다 함은 이미 이 부분의 혈관이 막혀 백혈구가 접근을 할 수가 없었다는 말이 된다. 따라서, 막힌 혈관만 뚫어 주면 백혈구가 접근해 세균을 잡아먹으니 약을 바르지 않아도 스스로 치유가 된다. 혈관이 막힌 직접적 원인은 어혈 때문이라 했다. 부항기를 이용해 종기가 난 곳을 사혈해보라. 어혈만 빼 주면 약을 바르는 것보다 배 이상 빨리 치유가 될 것이다.

(3) 기능저하성 질환

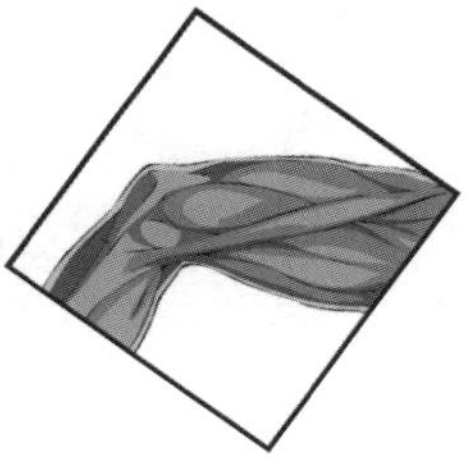

기억력 감퇴, 기력 저하, 시력 감퇴, 퇴행성 관절, 탈모, 만성피로, 의욕상실 등, 이 모든 질환의 원인으로 들어가면, 어혈이 혈관을 막아 피가 못 돈 것이 직접 원인이 되니, 이러한 질환들 역시 심천사혈요법으로는 당연히 치유가 된다. 나는 모든 질병을 치유하면서 같은 원리로 보고 치유하는 방법을 찾는데, 이 중에서 퇴행성 관절염 하나를 예로 들어보자.

퇴행성 관절이란 관절이 닳아서 줄어들어가는 것으로, 관절이 왜 닳았을까를 한 번 생각해보자. 관절을 자동차로 비유하면 베이든 자연적 생명의 이치로 본다면 모두 마찬가지다. 나의 이러한 이론이 맞는지 틀리는지는 우리의 현실이 답해 주고 있다.

지금 현재 제도교육 하에서 의학을 공부하는 사람이 얼마나 많은가? 세계적으로 보면 엄청난 수의 고급 인력이 연구와 치유 활동을 하고 있다. 하지만 결론을 보라. 서양의학이 이 땅에 들어 온지 백 년이 다 되도록 여태껏 위장병이나 두통 하나 속 시원히 치유를 못하고 신경성이니 스트레스성이니 유전성 만성질환이니 하면서 이름만 즐비하게 붙이는 실정이다. 산 속에서 독학으로 공부한 나도 위장병이나 두통 정도는 치유를 하면 당연히 낫는 것 정도 밖에는 비중을 두지 않는데, 세계적 석학이 그렇게 많이 연구를 하고도 아직 속 시원히 치유를 못하는 사실 자체가 현대의술의 방향이 무엇인가 크게 잘못되었다는 증거이지 않는가? 만약 현대의술의 의도 자체가 질병이 빨리 낫고 재발을 안 하면 수익성이 없기 때문에 알면서도 어쩔 수 없어 그런다면 그에 대해서는 할 말이 없다.

라. 혈액 성분검사의 문제점

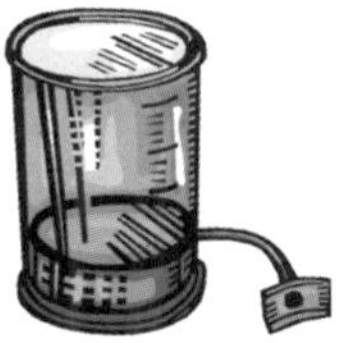

현재 서양의학에서는 성분학이 대단히 중요하며, 병원에서는 건강한 사람의 혈액을 채취해서 성분검사를 한 후 이것을 여러 항목으로 수치화시켜 놓고 이를 근거로 부족한 특정 성분을 만들어 넣어 주는 치유법을 적용하고 있다. 우리 인체를 단편적으로만 본다면 맞는 말이다. 그러나 조금만 깊이 생각해보면 이러한 방법이 최선이 아니라는 것을 금방 알 수 있다.

우리 인체의 기관들이 어떠한 기능적 역할을 하든, 그 기관을 구성하고 있는 것은 세포이다. 따라서 인체의 근원적 기능은 세포가 담당하고 있다고 볼 수 있다. 이 세포가 충분한 양분과 산소를 공급받아야만 그 역할을 수행할 수 있는데 그것은 모두 '혈액' 을 통해서이다. 그렇다면, 세포가 어떤 성분을 만들어 내는 역할의 기능이 떨어졌을 때, 세포가 만들어 내는 성분을 인위적으로 만든 인공성분을 넣어 주기보다는 세포 스스로 그 성분을 만들어 낼 수 있게 기능을 회복시켜 주는 것이 현명한 방법이고 부작용이나 재발의 가능성도 줄일 수 있음은 당연한 이치일 것이다. 인체를 조절하는 특정 성분이 부족한 것은 그 성분을 만들어 내는 세포가 제기능을 못하기 때문인데, 어떠한 성분이든, 인체 스스로 만들어 내는 것과 인위적으로 만들어 넣어주는 것은 과연 어떤 것이 더 효과적일까? 인체에 부족한 어떠한 성분이 부족하게 된 근본적인 원인은 그 성분을 만들어 내는 기관의 세포들의 혈액 순환이 장애를 받아서이고, 혈액 순환의 장애 이유는 어혈이 혈관을 막고 있는데 있다. 왜냐, 인체 구조를 먹이사슬 연결고리로 본다면 인체 내 혈액 성분 모두는 결국 체세포들이 먹고 난 배설물이기 때문이다.

한 마디 덧붙이고 싶은 것은, 혈액을 채취해서 성분을 분석하는 것에도 생각해 볼 점이 있다는 것이다. 내가 '어혈' 이라 주장하고 빼 내어 제거해야 한다고 하는 것은 혈관을 따라 돌며 혈액으로서의 가치가 있는 피를 말하는 것이 아니다. 어혈은 모세혈관에 쌓여 오랫동안 절어 붙어 움직이지 않는 피, 쓰레기 찌꺼기가 된 피를 말한다. 혈액검사를 하기 위해 뽑아내는 피는 동맥 정맥에 흐르는 맑은 혈액이며, 내가 말하는 「어혈」은 모세혈관에 쌓여 움직이지 않는 죽은 피로 혈관을 따라 돌며 영양 공급과 산소 공급을 하는 맑은 피와는 엄연히 구별되어지는 피다. 그러므로 동맥 정맥에서 빼낸 생혈을 가지고 성분검사를 한다고 하더라도 모세혈관에 쌓여 움직이지 않는 어혈에 대한 문제점을 과연 알 수 있을까? 우리의 인체구조상, 만병의 원인은 어혈이 혈관을 막아 피가 못 도는 것에 있는데, 질병의 근본 원인인 이 어혈은 그대로 놓아두고 생혈만 채취하여 성분검사를 하고 그 수치를 근거로 하여 치유를 한다는 것 또한 이치에 맞지 않는 것이다. 다시 말해, 우리 인체는 어떠한 성분이 부족해도 어혈을 빼주어 피만 잘 돌게 해주면, 각 조직기관 세포는 피가 돌아 영양 공급과 산소 공급이 되어 먹으면 배설을 하게 되는 것은 상식이니, 사혈만으로도 특정 성분의 부족으로 인해 일어나는 질환도 치유를 할 수 있다는 것이다.

인체의 질병을 치유하는데 결코 기적이라는 것은 없다. 논리적으로 이치에 맞지 않는 치유법은 부작용만 남길 뿐이다. 치유가 되는 과정도 설명을 들으면 의술을 모르는 사람도 쉽게 이해가 가는 것, 바로 이것이 근본을 다스리는 올바른 치유법이다. 참다운 이치와 상식은 누구나 이해할 수 있는 것이다. 「참 논리」라는 것은 곧 자연의 섭리, 자연의 법에서 추론될 수 있는 것이므로 자연의 일부인 인간의 신체에 적용되는 논리도 예외일 수는 없다. 따라서 자연의 논리와 상식에 맞지 않는 치유법은 부작용을 낳을 수 밖에 없다는 것이다.

마. 심천사혈요법의 장점과 서양의학의 약점

심천사혈요법은 출발부터 서양의술과는 다르다. 본 요법은 인체의 생명원리를 이해하고, 질병이 오는 근본 원인을 찾아 제거해 줌으로써 인체의 본래 기능을 복원, 재생시킨다는 의미에서 출발했다.

그러므로 시술방법은 쉽고 간단하지만 다양한 질병들을 쉽게 고칠 수 있다. 그리고 목적 자체가 인체의 원래 장기 기능 자체를 회복, 복원시키는데 목적이 있기에 복원이 되면 재발하지 않는 장점이 있다. 그렇지만 서양의술은 출발부터 그 의미가 다르다고 본다.

그 이유는 서양의술은 출발부터 과학적 성분 분석학으로 접근을 하였기에, 인체의 장기 원 기능 자체를 회복시키는 쪽보다는, 특정 장기의 기능저하로 특정 성분이 부족해서 질병이 나타나면 그 부족한 성분을 인위적으로 만들어 넣어 주는 방법이 치유라 착각하고 출발, 발달했기에 장기의 기능 자체를 회복, 복원시키는 치유와는 거리가 먼 것이다.

쉽게 표현을 하면, 서양의술의 치유약은 처음 만들 때부터 각 장기의 기능이 떨어짐으로서 2차적으로 나타난 결과치유에 효능을 나타내는 약이라서 약을 만들 때부터 치유의 기능은 없고 임시 응급 처방제라 말할 수 있다. 이렇게 볼 때 치유와 응급 처방은 분명 다르다. 치유란 기능이 떨어진 장기 자체를 원상회복시키는 것이고, 응급 처방은 장기의 기능이 떨어지므로 2차적으로 부족해진 특정 성분 때문에 질병이 나타나면, 그 부족한 성분을 인위적으로

쑥 뜸

화기의 자극으로 몸에 흩어진 백혈구를 모이게 하고,
화독에 의해 병원균을 살충하며 어혈을 묽게 하여
피를 잘 돌게 한다.

침 술

체온을 상승시켜 피를 잘 돌게 한다.

물리치료

근육을 이완시켜 피를 잘 돌게 한다.

온열치료

체온을 상승케 하여 혈관을 팽창시켜,
어혈을 묽게 하여 피를 잘 돌게 한다.

운동요법

근육을 이완시켜 피를 잘 돌게 한다.

한약처방

부족한 영양분을 보충해주고, 침입 균을
무력하게 하며, 어혈을 녹여 피를 잘 돌게 한다.

이 아홉 가지 치유 효능의 원리의 공통점은 무엇인가?

그것은 '피를 잘 돌게 한다.' 는 것으로 요약된다. 바꿔 말해서 피를 잘 돌게 해주는 방법은 모든 치유에 있어서 필수적이라는 것이다. 그렇다면 여기서 중요한 것은 피가 못 도는 근본 원인이 어디에 있느냐는 것이다. 그것은 '어혈' 이 혈관을 막고 있기 때문인데, 앞에 나열한 방법만 가지고 과연 이러한 어혈을 얼마나 녹여서 빼줄 수 있는가를 한번 따져 보자. 나의 논리를 기준으로 질병의 원인을 제거할 수 있는 효능을 수치화시켜보면, 한약–20%, 침술–15%, 수지침–7%, 물리치료–10%, 한증치료–7%, 온열치료-7%, 쑥뜸-20%, 기 치료-7%, 운동요법-10%이다. 그러나 이러한 방법들은 어혈을 제거하는 방법은 결코 아니다. 이러한 방법은 피가 돌므로써 치유 효과가 나타나지만, 혈액 순환을 방해하는 근본 원인인 어혈을 그대로 몸 안에 놓아 둔 이상 항시 재발의 위험이 따른다는 말이다. 다시 말해 그러한 방법으로 치유를 했을 경우 일시적으로 피가 돌다가 여러 가지 조건에 의해서 다시 막히면 언제든지 재발한다는 것이다. 물론 혈관이 다시 막히게 되기까지는 질환의 정도와 각 개인의 모세혈관을 막고 있는 어혈의 양이 많고 적음의 상태에 따라 긴 시간이 지난 다음 재발하기도 하고 혹은 짧은 시간 내에 재발하기도 하며 다른 부위로 병증이 이동하는 등의 차이는 있을지라도 그것이 결코 완치된 것이 아니라는 것이다. 그러나 심천사혈요법은 80% 정도로 질병의 원인을 제거할 수 있는 효능을 가지고 있다. 그것은 바로 만병의 원인인 어혈을 근본적으로 몸 밖으로 뽑아내 버려서 다시 혈관을 막아 정상적인 피의 흐름을 방해할 소지를 없앨 수 있는 완전한 해결 방법으로, 재발하지 않는 효능을 기준으로 하였다.

쉬운 예로 2번 위장혈에 어혈이 쌓여 위의 기능이 떨어져 소화불량이나 위염이 생겼다고 하자. 물리치료를 계속하면 근육이 이완되어 여기에 있던 어혈이 풀어져 다른 곳으로 이동할 수 있게 되는데, 이 정도만 되어도 소화불량이나 위염 증세는 상당히 호전된다. 하지만 2번 위장혈에 있던 어혈은 어디로 갔을까를 생각해 보라. 허리로 이동을 했으면 허리가 아플 것이고, 머리로 갔으면 두통이 생길 것이며, 몸 안을 한바퀴 돌아서 제자리로 왔다면 재발의 증세로 나타난다. 지금 하고 있는 치유법에다 이러한 논리를 적용해보면, 현재 하고 있는 치유법으로 어느 정도까지 질병을 치유할 수 있을지는 실행해 보지 않고도 짐작할 수 있다.

인간의 몸을 소우주라 표현한 것은 자연의 섭리, 즉 우주의 모든 이치가 몸 안에 있다는 말이다. 곧 인체에서 일어나는 모든 현상은 자연의 섭리이며, 자연의 섭리라는 것은 본질적임과 동시에 보편적인 것이며 상식적인 것이다. 상식이란 누가 들어도 이해가 되는 것으로, 어떠한 치유법이든 당신이 판단해 상식적으로 이해가 가지 않는다면 그것은 올바른 치유법이 아니다.

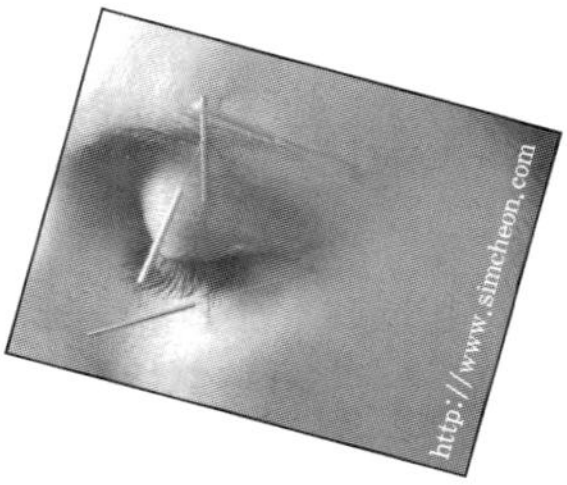

가. 침술에 대한 견해

침술은 오래 전부터 전해 내려오는 훌륭한 의술이다. 나는 어떠한 의술이든 우리 인체의 질병을 다스리기 위해 전해 내려오는 것이라면 부정하지 않는다. 어떠한 방법이든 그것이 질병을 치유함에 있어 효력이 없다면 중간에 없어졌지 맥을 이어올 수는 없었을 것이라고 생각하기 때문이다. 내가 중시하는 것은 침술이 효과는 분명히 가지고 있는데 우리 인체의 질병을 어디까지 다스릴 수 있고, 침술의 어떤 기능이 우리 인체의 질병을 치유시키는가 하는 것이다. 이것을 알기 위해서는 먼저 우리 인체의 원리를 이해하고, 침을 꽂으면 인체에 어떠한 반응을 일으키는지를 알아야 한다. 그러한 반응이 왜 일어나는지를 알면 침술의 효과와 침술의 한계를 정확히 알 수 있다.

사람의 몸에는 누구나 '기(氣)' 라는 것이 흐른다. 사람마다 강약의 차이가 있는데 이러한 차이는 왜 생기는 것일까? 먼저 '기' 라는 것이 무엇인가부터 설명해 들어가 보자. '기' 란 인체에 흐르는 전류로서 이 전류는 몸을 움직이는 데 사용된다. 우리 몸의 모든 근육세포들은 체세포 약 6마리를 한 가족으로 하여 뇌세포 하나와 신경선 한 가닥으로 전화선처럼 뇌와 연결이 되어 있으며, 마음이 움직이고자 하는 것을 뇌에 지시하면 뇌는 움직이고자 하는 신경선에 전류의 강약을 정하여 보내고 전류의 강약에 따라 근육세포가 수축과 이완작용을 일으켜 몸을 움직이게 된다. 이러한 전류의 힘이 강하면 강한 힘을, 약하면 약한 힘을 전달 받아 쓰게 된다.

다시 말해 전류가 강한 사람이 강한 힘을 쓸 수 있다. 그런데 이러한 전류의 강약은 어떻게 생긴 것일까? 그것은 전류가 어떻게 형성되는지를 보면 알 수 있다. 모든 물질은 서로 교행을 하면 전류가 발생한다. 인체의 구조를 보면 피의 흐름에 있어 동맥과 정맥이 교행하게 되어 있다. 즉 내려가는 피와 올라오는 피가 교행하게 되어 있는 구조로서, 이때 전류가 발생하고 전류의 강약은 곧 피의 흐름의 속도에 의해 정해진다. 이것을 힘과 연관시켜 설명하면, 피의 순환이 잘 되는 사람은 강한 힘을 쓸 수 있고 피의 순환이 느린 사람은 강한 힘을 쓸 수 없다는 것이 된다.

침술을 이해하려면 전류를 전달해 주는 신경선을 잘 이해해야 한다. 신경선은 전화선을 연상하면 되는데 각 신경선은 전화선의 피복처럼 전류를 차단하는 피복으로 덮여져 있다. 이 신경선에는 항상 미세한 전류가 흐르고 있는데, 침을 꽂으면 두 신경선에 흐르는 전류가 합선이 되는 이치로 열이 발생하고 온도가 올라가게 된다. 열이 혈관을 확장시키고 혈관이 확장되면 피의 흐름에 도움을 주게 되고 피가 잘 돌면 경직된 근육이 이완되어 부드러워져 통증이 사라진다.

한편, 침술과 염증과의 관계를 살펴보면 침이 염증 균을 직접 죽이는 것이 아니다. 우리 몸에 종기나 염증 균이 자리를 잡았다고 하는 것은 이미 그 부위에 혈관이 막혀 백혈구가 접근할 수 없는 상황이 되었다고 보면 된다. 침입 균을 잡아먹는 것은 우리 몸을 지키는 백혈구로서, 이는 혈액 속에 살면서 혈관을 따라 이동하며 침입 세균을 잡아먹는데, 혈관이 막히면 이 백혈구가 염증이 있는 곳에 접근할 수 없게 되고, 그 부위에 염증이 생기게 된다. 이런 상황에서 침을 꽂으면 앞에 설명한 이치로 혈관이 열려 피가 돌게 되고 백혈구가 열린 혈관을 따라 들어가 침입 균을 잡아먹으면 염증이 치유된다.

다른 이치로는, 몸의 입장에서 보면 침은 일종의 침입자로서 침의 강한 자극은 침을 물리치기 위해 몸에 흩어져 있는 백혈구를 침 주위로 몰리게 할 뿐만 아니라 신경선에 흐르는 전류를 역류시키는 기능을 한다. 양쪽 22번 팔기미혈에 침을 놓으면 2번 위장혈에 전류가 마주쳐 열이 발생하며, 양쪽 44번 앞쥐통혈에 침을 놓으면 3번 뿌리혈에 열이 나게 된다.

여기에다 침술을 한층 더 잘 응용하고자 하면 누전의 원리를 이용할 수 있다. 예를 들어 물고기를 잡는 배터리의 두 선을 1미터 띄어 물에 담그면 전류가 퍼지는 사정권은 그것을 중심으로 사방 1미터가 되며, 두 선을 2미터 띄어 물에 담그면 그것을 중심으로 사방 2미터까지 전류가 미치는데 이때 전류는 미치지만 전류의 힘은 그만큼 약해진다는 누전의 원리를 그대로 침술에 적용해 볼 수 있다. 그래서 나는 침을 놓을 때 항상 대칭으로 놓는다.

위에서 설명한 침술의 효과를 간단히 정리해 보면 다음과 같다.

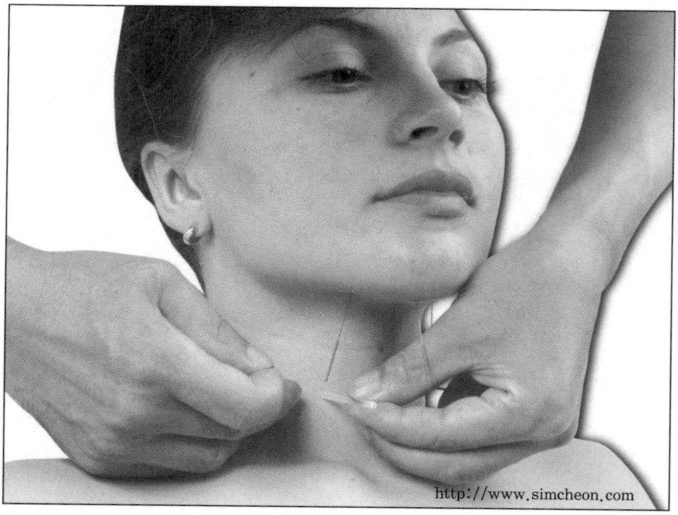

첫째, 침 주위의 온도를 상승시키는 효과
둘째, 침 주위로 백혈구를 모이게 하는 효과
셋째, 신경 선에 흐르는 전류를 역류시키는 효과

침을 우리 몸에 꽂으면 이러한 세 가지 변화가 일어나며, 침술의 핵심은 피를 잘 돌게 하는 데 있다. 그런데 여기서 꼭 짚고 넘어가야 할 것이 있다. 침술로 잠시 응급 기능으로 일시적 피를 돌게 할 수는 있어도, 침술만으로 어혈을 근본적 제거시킬 수는 없다는 것이다. 모세혈관을 막고 있는 어혈의 양이 적을 경우에 한해서 잠시 피를 돌게 하고 피가 잘 돌아 줌으로써 일시적 효능을 낼 수는 있어도 모세혈관을 막아 피를 못 돌게 하는 주범인 어혈을 근본적으로 녹여 소멸시키는 기능은 없다는 것이다.

피가 못 도는 직접 원인은 어혈이 모세혈관을 막아서인데, 이 어혈을 침술로 완전히 제거시킬 수 없다는 사실을 인정해야 한다.

어혈을 제거시킬 수는 없어도 침을 놓으면 통증은 완화된다. 앞서도 말했거니와 침을 놓으면 누전의 원리로 체온이 올라가면서 혈관이 확장되고 어혈과 혈액의 농도가 일시적으로 묽어지는 효능이 있어 피가 돌아 줌으로써 일시적 치유의 호전 반응은 보이지만, 침을 빼고 체온이 내려가면 어혈의 농도는 다시 뻑뻑해지게 된다.

다시 말하면, 침을 놓아도 어혈 자체가 완전히 분해되는 것은 아니라는 것이다. 마치 어혈을 양초에 비유하면 온도가 올라가서 초가 녹지만 온도가 내려가면 다시 굳어지는 것과 흡사하다.

다행히 막힌 어혈의 양이 적어 다시 막히지 않으면 침술만으로 치유가 될 수 있지만, 치유되었다 해도 침술의 효능은 아픈 부위의 어혈을 잠시 다른 곳으로 이동시킨 정도로 생각하면 된다. 그리고 이렇게 이동된 어혈은 언제든 몸을 한바퀴 돌면 다시 제자리로 올 수 있다는 것을 명심해야 한다. 이것이 침술의 한계임을 인정하고, 침술만으로 모든 질병을 다스린다는 생각은 버려야 한다. 내가 침술을 이용하는 것은 한약을 복용하여 어혈을 녹일 때 어혈을 빨리 녹이기 위한 것이며, 어혈을 빨리 빼내기 위한 보조수단이다.

결국 우리 인체의 구조로 볼 때, 어혈을 적당히 녹여 몸 밖으로 빼내버리는 것만이 재발을 막는 제일 완벽한 해결방법인 것이고, 그것이 곧 심천(心天)생리학, 심천사혈요법인 것이다.

나. 물리치료에 대한 견해

어떠한 치유법이든 중요한 것은, 그 방법으로 시술을 하면 어떠한 이치로 질병이 치유되는가이다. 이 치유의 이치가 질병이 생긴 이유와 합리적으로 맞아떨어져야만 올바른 치유법이고 재발도 없게 된다.

물리치료를 하면 어떠한 이치로 통증이 완화될까를 한번 생각해보자. 각종 근육을 이완시키는 기계를 가지고 하든 맨손으로 하든 간에 운동을 하면 근육 이완으로 피의 흐름이 원활해지는 효과가 있다. 어떠한 치유법이든지 근육을 이완시켜 피가 조금이라도 잘 돌면, 피가 잘 돈 만큼 증상은 틀림없이 호전된다. 왜냐, 만병의 근원이 피가 못 도는 것에서부터 출발하고 피를 잘 돌게 해주는 방법이 해결법이 되기 때문이다.

통증이 오는 직접 원인은 피가 못 돎으로써 경직된 근육을 강

*** 신맛, 떫은맛(음) : 해독기능, 어혈분해 기능(간 기능저하, GOT, GPT, 크로아틴 해독기능)**

*** 짠맛(음) : 해열작용과 침입한 미생물을 무기력하게 하는 기능, 어혈을 분해하는 기능**

천궁, 작약 등과 같이 강한 향을 지닌 식물은 흥분기능을 가지고 있으며, 피로회복에 도움을 준다.

한약의 약성 가운데 중요한 하나가 침입 균을 무기력하게 만들어 백혈구가 침입 균을 쉽게 물리치게 하는 기능으로, 이 기능의 약성은 '염성' 이다.

염성의 기능은 죽염편에 설명하였으니 생략하고 여기에서는 약초를 설명하고 있으니 약초에 있는 것을 말하면, 그 대표적인 식물이 포공령, 즉 민들레다. 흙 속에도 다량의 염성이 있는데 이 염성을 제일 강하게 흡수하는 식물이 민들레다. 맛을 보아 짠맛이 나는 것은 다 염성이 강한 식물로 보면 되는데, 이들의 기질은 음에 속해서 양이 승할 때 이것을 써주면 중화가 된다. 이것이 곧 해열의 원리이다.

약초의 종류가 아무리 많아도 위에 나열한 몇 가지를 벗어나지 못하며 다만 이들이 복합적으로 섞여서 여러 가지 맛을 내고 있을 뿐이다. 각 맛의 강약으로 약초의 양을 정하고, 여기에 약초의 새순을 잘라서 나오는 진액의 상태를 살펴서 적용하면 처방에 좀 더 도움이 된다. 진액의 상태에 따른 약의 기능은 다음과 같다.

*** 쌀뜨물처럼 나오는 식물 : 뼈와 간, 췌장의 조직세포 형성에**

도움을 준다.

* **무색의 끈적한 어묵처럼 나오는 식물 : 백혈구의 식량이 되고 골수를 형성하며 지방을 분해한다.**
* **물처럼 묽게 나오고 짠맛과 비린맛을 지닌 식물 : 요산해독에 아주 탁월한 기능이 있다.**

이와 같이 약재를 분류하다 보면 약재가 아닌 식물은 없다. 다만 맛의 강도에 따라 양을 적게 혹은 많게 조정하는 차이가 있을 뿐이다. 한편, 약재가 우리 몸속에 들어와서 인체의 기능을 변화시키는 것은 다음 몇 가지로 함축되어진다.

* **부족한 영양분을 보충시키는 기능**
* **어혈을 분해하는 기능**
* **침입 균이 힘을 못 쓰게 하는 기능**
* **통증을 완화시키는 기능**
* **신장 기능저하 요산을 해독하는 기능**
* **간 기능저하 독성분 해독기능**

모든 약초의 기능을 이 다섯 가지로 구분하고 그 양을 조절하는데 가능하다면 같은 기능을 하는 약초라도 여러 가지를 조금씩 혼용해 쓰는 것이 이독제독(以毒除毒)의 작용을 일으킬 수 있어 약으로 인한 부작용을 줄일 수 있다. 나는 일반적으로 쉰 종류의 약제를 구해 놓고 제조할 때는 보통 서른 가지 정도를 혼용하는데, 제조 시 가장 중요하게 여기는 것은 어혈을 녹이는 기능의 강약이며, 이것의 양을 각 개인의 체력에 맞게 얼마나 정확히 넣었느냐가 바로 제조의 핵심이다. 사람마다 체질이 다르고 그에 따른 증상이 수없이 많아 이것을 모두 설명하기엔 양이 너무 많아 여기에 소개하지 못한다.

그러나 다행인 것은 경험부족으로 인해 어혈이 분해되는 성분의 약재를 많이 넣었다고 할지라도 사혈요법을 동시에 응용하면 별 무리 없이 질병을 치유할 수 있다. 왜냐하면, 약성이 어혈을 분해하는 데 있었다면 그것이 빨리 분해가 되었을 경우 조금 더 사혈을 해주면 되기 때문이다. 다시 말해 어혈이 녹은 양에 따라 사혈하는 것을 원칙으로 하는데, 어혈을 급격히 녹여 놓으면 신장 기능에 무리가 와서 어혈이 녹아 생혈과 섞이게 되고 그로 말미암아 기존의 피가 혼탁해져서 이뇨작용에 장애를 주게 된다. 따라서 신장의 이뇨 능력에 맞추어 어혈을 녹이는 강도를 조절하는 것이 처방의 비법이라고 하겠다. 쉽게 말해 신장의 이뇨작용으로 배출할 수 있는 만큼만 어혈을 녹여 놓는 것이 매우 중요한 대목이라는 것이다.

내가 여기서 강조한 것은 제조의 원리로, 이 원리대로 제조한다면, 제조방법은 아주 단순해지며 식물의 약성을 이해하는 이치 자체가 곧 처방전이 될 수 있다. 나는 모든 일, 그 안에 내재되어 있는 논리적 이치를 중요시한다. 나는 질병을 해결할 수 있는 이치를 '원의 이치'라 이름 지었는데, 이는 시작도 끝도 없는 이치로서 앞으로 돌려도 뒤로 돌려도 논리적으로 맞아 떨어지는 자연의 이치이다. 내가 앞에 설명한 약초의 약성 논리와 질병이 오는 이치, 그리고 그것이 복원되는 이치는 같은 것이어서 하나의 원이 끝없이 돌 듯 같은 이치로 연결되어 맞아 떨어진다.

현대 서양의술을 하는 많은 사람들은 원인을 찾아 근본적으로 치유를 한다고 생각하지만, 실제적으로는 부분적으로 잘라서 생각하고 치유하는 것이 대부분이다. 요즈음 행하고 있는 한방 치유 역시 이러한 면은 동일하다고 생각된다.

예를 하나 들어보자. 어떤 의사가 질병을 설명하면서 "그 병은 습에서 온 것이다. 열이 몰려서 그렇다." 혹은 태양, 태음, 소양, 소음 등의 체질을 들먹이며, 그러니 당신은 이러저러한 처방을 해야 한다, 혹은 음식으로는 무엇 무엇이 당신에게 맞다라고 하는 말을 우리는 종종 듣게 된다. 이 말들은 겉으로 보기에 아주 적절하게 들린다. 하지만 조금만 주의를 기울여 보면 그들이 전체를 보지 못하고 부분만을 말하고 있음을 금방 알 수 있다. 모든 것을 원의 이치로 연결하면 그 이해가 쉬워진다. 상식적 논리로 보건대 원인이 없는 결과는 있을 수 없다. 만약 습에서 온 병이라 주장을 하려면 마땅히 왜 습한 체질이 되었는지를 밝혀야 한다. 다시 말하면 습한 체질, 그것 자체에서 질환이 온 것이니 습한 체질의 원인과 결과인 병증 그리고 치유 방법과 효과가 논리적으로 연결이 되어야만이 올바른 이론, 올바른 치유법이라는 것이다. 약초마다 그 원리를 다 따로 설명하는 것은 끝도 없으며 무의미하다. 맛은 누구나 구분이 가능하다. 그러한 맛으로 약초의 기능을 간단히 분류해 놓았으니 누구라도 다양하게 응용할 수 있으리라 생각한다.

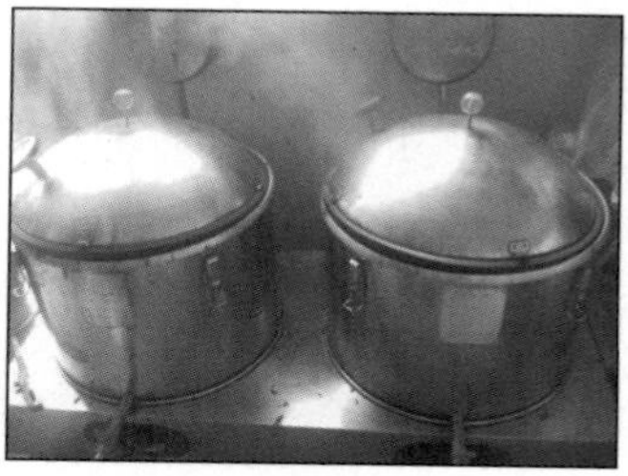

라. 약초활용법

만약, 우리의 인체구조와 생리현

상을 이해하고, 질병이 오는 원인과 원리 그리고 약이 인체에 들어가서 작용을 하는 원리를 정확히 이해한다면 누구도 약만 가지고 질병을 고친다는 말을 함부로 하지 못할 것이며 치유제란 이름을 붙일 수도 없을 것이다. 현대의 거의 모든 약의 약성을 정확히 표현하라면, 내 기준으로는, 응급처치 약 정도 이상은 점수를 줄 수가 없다. 왜냐하면, 적어도 '치유제' 라고 할 때는, 약이 인체에 들어갔을 때 그 효능과 치유 이치가 인체의 원래 장기 기능 자체를 회복시키는 작용을 해야만 치유제라고 볼 수 있기 때문이다.

이 말은 각 장기의 기능 저하로 이차적으로 나타날 결과 치유에만 효능을 발휘하는 약의 약리기능은 치유가 아니고 응급 기능의 약이다 하는 말이다.

이러한 관점에서 인체의 생명 원리와 약성의 이치를 종합하면, 약만으로 질병을 치유한다는 생각 자체가 모순이 많다는 이야기다.

현재의 모든 약은 질병이 오는 원인을 제거하는 효능, 즉 질병의 근본 원인인 어혈을 분해하는 효능, 기능이 떨어져 있는 장기 자체의 회복은 너무도 미비하다. 다시 말하면, 어떠한 약이든 '치유제' 란 단어를 쓸 수 있으려면 인체에 원래 기능이 떨어져 있는 장기의 기능 자체를 재생 복원시키는 것이라야 한다.

나의 기준으로 보면, 약만으로 질병의 근본 원인인 어혈을 다스리는 힘은 질병 원인의 20% 이상은 어렵다고 보고 있다. 하지만 약초를 어혈을 빼내기 위한 보조 수단으로 이용하면, 질병의 근본 원인을 80%까지는 제거할 수 있다고 본다. 그래서 나의 의술은 현대의학이 불치병으로 여기는 협심증, 고혈압, 천식, 관절염, 간질병, 저혈압, 각종 피부병, 신경통까지도 어렵지 않게 고칠 수 있는 것이다.

현대의학에서 그 많은 고급 두뇌가 질병을 연구하면서도 여태껏 질병 치유의 실마리를 뚜렷이 잡지 못하고 헤매는 이유는 약을 치유제로 착각하기 때문이라고 본다.

거듭 말하지만, 약은 건강보조식품 또는 응급처방이지 치유제란 생각을 버려야 한다. 왜냐하면, 여러 번 말했듯이 인체의 장기 기능 저하로 특정 성분이 부족해서 질병이 온 것을 그 부족한 성분을 인위적으로 만들어 넣어 주는 것은 응급처방이지 인체의 원래 기능을 회복시키는 것과는 거리가 멀기 때문이다.

그래서 이 심천생리학에서 약초들을 쓰는 목적은 어혈을 빼내기 위한 것과 혈액 속의 각종 독성분을 해독하여 어혈을 적게 만들기 위한 것, 이 두 가지로 분류하고 있다.

만약, 기존의 의술이 혈관을 막고 있는 주범인 '어혈' 을 연구해서 어혈을 직접 빼내 피를 잘 돌게 하여 원래 기능을 회복시키는 쪽으로 연구를 했다면, 의사가 되기 위해 10년 이상을 공부하고도 고혈압, 저혈압, 협심증, 관절염 등을 치유하지 못해서 만성병이니 죽을 때까지 약을 먹어야 되느니 하는 소리는 하지 않았을 것이다. 그 증거로 이 책을 읽은 독자가 사혈요법과 사혈의 순서만 이해하고, 현대의학이 만성병이니 불치병이니 하는 질환들을 집에서 가족끼리 사혈만으로 고치고 있지 않은가.

나는 사실 이러한 약초배합 자체를 공개하는 것이 무척 조심스럽다. 왜냐하면, 배합의 논리만을 공개하면 그 논리를 이용해

아주 다양한 약초배합이 나올 수 있는데, 이렇게 만들어 놓으면 그 흉내만 내는데 머물지 않을까 해서이다. 이 원리에 따르면 약초를 보는 시각에서 언급한 것처럼 다양한 배합을 스스로 만들 수 있을 것이다. 여기서는 사혈을 하는데 꼭 필요한 단방으로 집에서 누구나 만들 수 있는 것과 현실의 환경 여건상 급박한 것만을 공개하기로 한다.

지금 우리는 여건상 피할 수 없는 것이 있다. 그것은 바로 먹는 물, 마시는 공기, 음식 등 어느 하나 중금속 오염에 노출되지 않은 것이 없다는 점이다. 이러한 주변 환경은 질병의 원인인 어혈을 만드는데 큰 비중을 차지한다. 그러나 이러한 환경 속에서나마 자신의 건강을 지킬 수 있는 방법은 중금속이 몸에 들어오는 만큼 해독기능이 있는 약제를 만들어 꾸준히 섭취하는 길뿐이다.

이 배합은 기존의《동의보감》이나《본초강목》에서 따온 것이 아니다. 나의 약리 기준으로는 이치상 누가 먹어도 식품처럼 부작용이 없고, 현대인에게 환경적 질병이 올 수밖에 없는 증상에 초점을 맞춘 것이다. 또한 이것을 3개월 정도 꾸준히 섭취를 하면 자신이나 옆에서 보는 사람이 인정할 정도의 효능이 있을 것이다. 이것은 이미 내가 7년 전부터 만들어 먹으며 임상 효능을 입증한 것이다.

중산을 해독하는 방법

★좋은 점

만성피로, 위산과다로 속 쓰림, 소화가 잘 안될 때, 피가 모자라거나 잠이 잘 오지 않을 때, 간 기능저하, 가벼운 복통, 설사에 좋으며 생리혈이 검은 사람은 붉어지게, 불규칙한 생리주기를 고르게, 음주를 많이 하거나 간 기능저하로 얼굴이나 몸 전체 또는 눈 밑이나 엄지 손가락 안쪽이 푸른 사람이 장기간 섭취하면 혈색이 맑아지게 하는데 좋다. 특히 과음을 하는 사람은 간을 보호하는 데 도움이 된다. (또한 오염된 환경에서 우리가 먹고 마시고 있는 중금속을 해독하는 데 비중을 두었다.)

★섭취법

10세 미만은 1일 2회 20알, 성인은 1일 2회 30~35알 정도 식사 10분 후에 섭취.

★원료명 및 함량

모든 재료는 한국산으로 한다. 백출(10g), 황정(8g), 청궁(7g), 당귀(7g), 인삼(건삼 : 10g), 구기자(5g), 토종꿀(10g), 그 외 생략

위의 양은 한 사람이 한 달 섭취할 분량이다. 가정에서

충분히 만들 수 있지만, 만드는 과정이 번거로우니 여러 가족이 함께 공동으로 만들면 유리하다. 이것을 만들기 전에 인원 수 × 달 수를 계산해서 재료를 구입하면 된다.

★각 재료의 사용 목적

＊ **백출** : 위를 보호해 주는 기능. 아린 맛은 진정 기능(마취 기능)이 있고 쓴맛은 어혈을 분해하는 기능을 가지고 있다. 또한 단맛은 영양 보충 및 체온을 높여 준다.

＊ **황정** : 조혈기능, 영양 보충, 단맛이 난다.

＊ **천궁** : 어혈 분해기능, 조혈기능 등 다양한 기능이 있고, 향은 피로회복 기능이 있다.

＊ **당귀** : 위와 동일한 기능.

＊ **인삼** : 향은 피로회복 기능, 단맛은 조혈기능, 쓴맛은 어혈 분해기능.
단맛은 또한 양의 성분으로 몸의 온도를 올리는 기능이 있다.

＊ **구기자** : 단맛은 조혈기능, 비린맛은 해독기능과 이뇨기능 그리고 빨간 색은 철분으로 조혈기능을 한다.

＊ **그 외 생략**

★ 만드는 방법 및 그 이유

(1) 먼저 보리쌀을 물에 불린 다음, 믹서에 갈아 백출이 잠길 정도의 물에 담근다. (보리쌀 양은 물 한 말에 4홉 정도로 하면 된다.)

(2) 보리쌀 갈아 담근 물이 준비되면, 백출을 담가 24시간 이 지난 후 다시 갈아 주는데, 같은 방법으로 하루 한 번씩 3일을 갈아주면 된다.

* 백출을 보리쌀 물에 담그는 이유는 백출의 아린 맛은 마취 기능을 하는데 너무 강하면 간에 부담을 줄 수 있어, 그 아린 맛을 제거하기 위함이다.

* 그 외 생략

(3) 말로는 복잡한 것 같아도 막상 만들어 보면, 생각보다 어렵지 않다. 모든 재료가 준비되면, 분제소에 가져가서 가루로 만든 다음 토종꿀로 환을 지으면 된다.

* 토종꿀을 쓰는 이유는 꿀의 피로 회복, 조혈기능도 중요하지만, 꿀의 방부제 역할에 비중을 두기 때문이다. 위의 모든 약제는 순수 식품이기에 누가 먹어도 부작용이 없고 환을 지어 잘 건조시킨 다음 밀폐된 용기에 담아 건냉한 곳에 보관하면, 나의 경우 3년이 지나도 변질이 없었다.

사혈을 위한 방법

★ 원료와 함량 및 섭취법

한 달 섭취 기준 : 제피나무(600g), 오갈피나무(400g), 유근피(600g), 감초(150g), 금은화(100g), 포공령(100g), 옥수수 수염(100g), 맥아(100g), 그 외 생략을 함께 넣고 중탕집에서 달여 1일 3회, 7일 이상 섭취한 다음 사혈을 시작하면 어혈의 농도가 묽어져 어혈이 잘 나온다.

★재료의 효능과 목적

* **제피나무** : 제피나무는 단일 약제로서 어혈을 분해하는 기능이 가장 뛰어나다. 제피나무의 아린 맛 속에는 오미(五味)가 들어 있다. 그리고 어혈을 녹이는 기능뿐 아니라 진정(마취)기능도 함께 있어 신경통이나 관절염에 꼭 필요한 약초이지만, 아린 맛의 마취기능이 신장과 간 기능을 저하시킬 우려가 있어 반드시 돼지 족발의 해독기능으로 독을 중화시켜서 섭취하여야 한다.
* **오갈피나무** : 무독성이며, 어혈을 분해하는 기능과 요산을 해독하는 기능이 있다.
* **유근피** : 현대인 대부분은 위장이 건강하지 못하다. 유근피는 위를 보호하는 기능과 영양 보충을 해주는 기능이 뛰어나다.
* **감초** : 단맛은 양의 성분으로 장 속의 미생물을 왕성하게

하여 영양흡수가 잘 되게 하는 효능이 있다.

* **금은화** : 꽃 속의 꿀은 영양 보충을 해 피로회복의 효능이 있으며, 비린 맛은 요산을 해독하는 기능이 있다.

* **포공령** : 포공령은 민들레를 말하는데 식물 중 음의 성질인 염성의 성분을 가장 많이 가지고 있다. 염성은 세균의 번식을 막는 효능과 어혈을 분해하는 효능이 있다.
사혈을 하면, 혈액 속의 염분농도가 급격히 감소되므로 염분 보충이 필요하다.

* **옥수수 수염** : 이뇨 작용을 돕는데 효능이 있다. 특히 비린 맛은 요산을 해독하는 기능을 한다.

* **맥아** : 보리를 뿌리가 나게 한 다음 건조시켜 볶은 것이 맥아인데, 지방질과 단백질을 분해하는 기능이 있어, 소화흡수를 돕는다.

* **그 외 생략**

위의 재료는 구하기 쉽고, 효능은 강력한, 경제적인 측면을 고려한 것이다. 어떠한 재료든 쓴맛과 아린 맛은 음의 성분으로 어혈을 녹이는 기능이 있다. 책 내용의 맛과 효능편을 참고하면 누구나 재료의 맛을 보고 만드는 것이 가능할 것이다. 유교문화의 권위의식이 한약처방을 신비함으로 포장해 놓았는데 사실 한약의 처방도 일정한 공식을 이해하면 아주 간단하다. 약초의 가짓수가 아무리 많아도 오미(5가지 맛)를 벗어나지 못하며 인체에서 효과도 맛과 비례해 5가지의 기능을 벗어나지는 못한다.

살 빼는 방법

요즘 비만으로 고민하는 사람들이 많이 늘어났다. 현대의술이 이대로만 흐른다면 비만, 고혈압, 중풍, 협심증, 당뇨, 치매환자가 갈수록 필연적으로 많아질 것이다.

모든 비만의 근본 원인은 신장 기능저하이고 2차 원인은 식생활이다. 이 심천사혈요법과 약초배합을 병행하면, 비만 해소와 함께 오장의 기능을 회복시킬 수 있다. 특히 비만이 되었다 함은 이미 신장 기능저하로 다른 장기의 기능도 떨어졌다고 보아야 함을 알아둬야 한다.

먼저 비만을 없애기 위해서는 오장 육부의 기능을 원상 회복시켜 인체 스스로가 체중을 조절하게 해야 한다. 그래서 오장의 기능이 제 역할을 한다면 비만이 올 수 없다.

한 달 섭취 기준 : 유근피(300g), 오갈피(400g), 금은화(100g), 두충(200g), 꿀풀(100g), 머위뿌리 말린 것(200g), 옥수수 수염(100g), 제피나무(300g), 머리쑥(200g), 포공령(100g), 표고버섯(200g) 이 재료들을 달여 보리차 마시듯 1일 3회 이상 마시면서 먼저 2번과 3번 혈을 사혈한 다음, 6번과 8번을 내가 기준하는 만큼 사혈한다면, 비만은 해소되고 오장의 기능이 활성화되어 만성피로, 소화불량, 알레르기 체질 등이 해결되고 피부에 생기가 돌며 고혈압의 두려움에서 해방될 수 있다.

살찌는 방법

한 달 섭취 기준 : 두충(200g), 유근피(200g), 천궁(150g), 당귀(150g), 맥아(200g), 칡순(200g), 머리쑥(150g), 황정(150g), 숙지황(200g), 녹각(150g), 황기(200g)를 구해서 그 외 생략 중 적당한 것을 선택하여 함께 달여 마시고, 2번과 3번을 사혈하여 피가 잘 나온 다음 6번 고혈압혈을 사혈해주면, 피부에 화색이 돌고, 기미나 백선이 없어지며 피부가 검은 사람은 희어지는데 좋으며, 건강할 만큼 적당히 살이 찐다.

우리 주변의 식물 중 약이 안되는 식물은 없다. 그러므로 한약 처방의 원리만 이해하면 누구나 쉽게 처방을 할 수 있다. 하지만, 아무리 좋은 처방이라도 치유 효능의 비중은 사혈요법에 비해 20% 이상을 낼 수 없다는 것을 명심해야 한다.

나는 약을 사혈을 하기 위한 보조 수단 정도로만 생각한다. 만약, 아무런 약의 도움 없이 사혈할 때에는 사혈의 철저한 순서를 지키면 되고, 어혈은 자신의 나이만큼 오랜 세월 동안 쌓여 온 것이니, 조급한 마음을 버리고 순서대로 빼기를 권한다.

참고로 신장 기능저하의 원인을 짚고 넘어가면 크게 다음과 같은 3가지가 있다.

① 마취기능이 있는 양약을 오래 복용하여 신장 기능이 떨

어지게 되는 원리는 고혈압, 중풍편에 언급되어 있다. 여기서는 그러한 양약의 종류만 열거해 보면, 고혈압약, 신경통약, 관절염 치유약 중 통증을 못 느끼게 하기 위해 먹는 약은 거의가 신장 기능을 마취하므로 신장 기능을 떨어뜨린다.

② 식생활 : 비만, 당뇨, 고혈압, 중풍의 주원인을 식품에서 찾아보면 1순위로 소고기를 꼽을 수 있다. 사실상, 건강을 위해서 먹지 말아야 할 식품이 소고기인데 이 말을 쓸까 하는 문제로 상당한 망설임이 있었다. 그 이유는, 소를 기르는 농민을 생각하면 가볍게 할 말은 못 된다는 사실에서이다. 그러나 금전적 이익보다는 건강이 우선이라는 생각에 쓰기로 했다. 보통 사람들의 생각으로는 소고기가 돼지고기 보다 콜레스테롤 수치가 낮으니 비만을 피하기 위해 소고기를 선호하는데, 이것은 대단히 잘못된 편견이다.

우리는, 현대의학의 수치상 소고기 한 근의 콜레스테롤과 돼지고기 한 근의 콜레스테롤 수치를 비교해서 소고기를 권하는 것으로 아는데, 이것은 하나만 알지 둘은 모르고 하는 말이다. 같은 한 근의 무게로 보면 돼지고기의 콜레스테롤 수치가 높지만 돼지의 기름은 약리 상 중금속 해독기능과 지방을 분해하는 기능을 하며, 에너지로 활용되고 배출이 된다. 그러나 소의 기름은 포화지방으로 인체에 들어오는 대로 혈관 벽과 모세혈관에 끼여 피의 흐름에 장애를 준다. 이로 인해 피의 유속이 느리면 혈액 속 산소가 부족해지고, 산소가 부족해지면 몸이 무겁고 쉽게 피로해 활동을 적게 하게 되고 활동을 적게 하면, 영양분은 에너지로 승화되지 못하고 그대로 인체에 쌓여 피의 흐름을 막는 악순환이 계속된다. 현대인들은 소고기를 살찌는 것을 방지하기 위해 먹지만, 이러한 이치에 따르면 소고기를 많이 먹는 사람이 비만이 많게 된다. 그것은 실제 생활을 보면 알 수 있다.

우리의 식생활 패턴을 보면, 경제 사정이 좋아지면서 소고기 소비가 늘어났다. 소고기 소비가 늘어난 수치와 비만, 당뇨, 고혈압, 중풍이 늘어난 수치를 대조해보면 일치할 것이다. 한 예로, 국가별 대조를 하면 쉽게 알 수 있다. 미국은 소고기, 중국은 돼지고기, 일본은 생선의 섭취량이 높은데, 이들 국가의 질병의 종류와 비만 상태를 비교해보면 금방 알게 될 것이다. 나의 견해로, 치매의 일종인 알츠하이머병도 소기름이 뇌혈관 벽에 절어 붙어 뇌 속에 피의 흐름이 원활치 못해 오는 병으로 짐작하고 있고, 비만, 당뇨, 고혈압, 중풍, 치매의 발병 원인도 소의 기름이 혈관 벽에 절어 붙어 혈관이 좁아짐으로써 앞의 질환이 발생한다고 보고 있다.

③ 앉는 자세 : 나는 과거에 비교적 스님들을 많이 만났는데 이치상으로 보면 일반인보다 스님이 건강에 유리한 조건인데 오히려 스님 가운데 환자가 많다는 사실에 놀랐다. 증세의 원인을 보면, 한결같이 신장 기능저하가 원인이 되어 질병이 깊어진 경우인데 스님들이 왜 신장 기능이 일반인보다 약할까를 생각하다 보니 참선 자세에서 원인을 찾았다.

참선 자세를 유지하기 위해서는 허리 중간인 8번 신간혈 부위에 힘을 주지 않으면 안 된다. 신간혈 부위에 오랜 시간 힘을 주고 있으면, 그 부위의 근육이 경직되고 근육이 경직되면 혈관이 좁아지고, 혈관이 좁아지면 찌꺼기 피인 어혈은 좁아진 혈관에 쌓여 어혈이 고착화되며, 신장으로 흐르는 혈관이 좁아져 신장의 이뇨기능인 '필터' 기능이 떨어져 혈액 속에 요산이 많아진다. 결론적으로 이것이 원인이 되어 질병을 유발시킨다는 결론을 내렸다.

이러한 결론을 도출한 근거는 손, 발 또는 몸이 붓는 사람이 그 증세를 의사에게 말하면 "당신은 신장 기능이 나빠서 그렇습니다." 라고 할 것이다. 그런데 막상 의학 장비를 이용해 신장 기능 검사를 하면 정상이라는 상반된 말을 듣는 경우가 많다. 왜 이러한 결론이 나오는가 하는 것은, 신장 기능 중 이뇨 배설 기능의 이치를 알아보면 된다. 신장 기능의 이뇨기능이 이치상 소변을 걸러주는 필터의 기능이라면, 신장 자체에는 이뇨 조혈기능의 문제가 전혀 없어도 실제로는 신장으로 들어가는 혈관이 좁아져 신장으로 들어가는 피의 양이 적어지며, 신장 기능이 정상이라도 혈액 속의 요산 함유량은 많을 수밖에 없다는 것이다. 신장으로 들어가는 혈관이 좁아진 원인은 8번 신간혈의 모세혈관에 어혈이 쌓이면 그 부위의 온도가 떨어지고 온도가 떨어지면 혈관이 수축되어 좁아지니 신장으로 들어가는 혈류의 양은 적어지고 신장은 제 기능을 할 수가 없다.

그러면, 이러한 논리적 이치가 맞느냐 하는 것은, 시험 삼아 8번 신간혈의 어혈을 뽑아보라. 자고 나면 손발이 붓는 사람, 물만 마셔도 살이 찐다고 하는 사람은 당연히 붓기가 빠진다. 그리고 앞의 배합대로 약초를 달여 마시고, 내가 기준하는 순서와 기준량을 사혈하면, 비만은 해결될 것이다. 시술은 2번 3번을 사혈해서 피가 잘 나온 다음, 6번 8번을 사혈하면 배가 남산만큼 나온 사람도 배가 들어가는 것이 정상이다.

마.《동의보감》을 보는 나의 시각

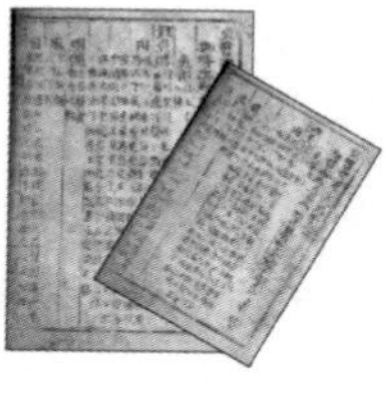

우리나라의 한의학은《동의보감》이나《본초강목》이 주를 이루고 있다. 어떻게 보면 이 두 책이 한의학의 전부라 해도 아주 틀린 말은 아니라고 할 정도라서, 산 속에 있는 내가 그것을 평가한다는 것이 매우 조심스럽고, 인술을 베푸신 분께 누가 될까 더욱 망설여진다. 하지만 존경하는 마음과 의술의 논리를 평함은 다른 것이라 생각하고 이 글을 쓰기로 마음먹었다.

옛날에도 그랬거니와 현재에도《동의보감》이나《본초강목》은 한의학의 중심을 이루고 있다. 나에게 허준 선생님을 평해 보라면,《동의보감》을 집필하시고 오늘날 한의학의 기초를 마련하시고 인술을 베푼 분으로 나 자신도 대단히 존경한다. 하지만《동의보감》이라는 책을 평해 보라면 생각이 다르다. 참고적 가치는 있어도《동의보감》을 보고 지금도 그대로 처방하는 것은 대단히 어리석은 일이라고 생각한다. 에디슨이 전기를 처음 발견하고, 그것이 전자제품의 시조가 되었지만 그때의 기술이 지금도 최고라고 생각할 사람은 없다.

다만, 우리보다 앞서 전기를 발견했다는 사실만으로 존경하면 된다.《동의보감》역시 같은 맥락에서 이해하면 된다고 보는데, 여기에는 분명한 이유가 있다.

한번 생각해보자.《동의보감》이 집필된 것은 약 400년 전인데, 그 때와 지금을 비교해보자. 먼저 체질을 생각해보면, 그 당시 중금속이란 단어가 있었을까? 요즈음은 먹는 물, 음식, 공기 등 모든 것이 독극물과 중금속에 오염되지 않은 것이 없으며, 그 당시는 채식을 위주로 했고 요즈음은 육식을 비롯한 고단백 식품을 많이 섭취한다. 이것만 놓고 보아도 그때와 지금 사람의 체질이 다르다는 것은 자명한 일이다. 또 처방전을 한번 보자. 그 당시는 모든 약재를 우리 산에서 채취한 자연산으로 약의 양을 정했지, 지금처럼 재배한 것도 비싸다 하여 수입산으로 양을 정하지는 않았다.

수입산과 국산은 성분이 결코 같을 수가 없다. 이렇듯 사람은 체질이 바뀌었으며, 약재는 성분의 함량이 다른데 어떻게 지금도 《동의보감》의 처방을 그대로 쓸 수가 있겠는가?

게다가 《동의보감》에는 더 중요한 것이 빠져 있다. 바로 약성의 이치에 대한 종합적이고도 명확한 해석이 빠져 있다는 것이다. 즉 허리가 아프면 무슨 약 몇 그램 하는 식이지 그 약이 우리 몸속에 들어가면 어떠한 반응을 일으켜 질병이 치유가 된다는 이치가 빠져 있다. 침술 역시 마찬가지다. 어디 아프면 어디 어디에 침을 놓으면 낫는다는 식이지 침이 들어가면 우리 몸이 어떠한 반응을 일으켜 질병이 치유된다는 그 이치에 대한 설명이 빠져 있다.

그나마 조금 이러한 이치에 대해 설명한 것을 보면 쉽게 이해가 되지 않는 말이 많다. 논리와 이치, 상식은 의술을 모르는 사람도 들으면 쉽게 이해가 되어야 한다. '이치' 라는 것은 보편 타당한 것으로, 누구나 공감할 수 있어야 하는 것이다. 인간도 자연의 일부이다. 자연은 무질서한 것처럼 보이지만, 알고 보면 거대한 하나의 무질서적 질서 속에서 모였다 흩어지기를 반복하며 규칙적으로 돌고 있고, 이 도는 이치는 모두가 같다. 다만 원으로 표현하면 큰 원이냐 작은 원이냐 하는 차이 밖에는 없다. 인간도 자연의 한 일원이기에 자연의 섭리를 벗어나 이루어지는 일은 없다. 자연의 섭리란 무엇인가? 그것은 언제고 변하지 않고 누구나 그렇다고 인정할 수 있는 이치와 논리, 즉 상식과 다름이 아니다. 우리가 말하는 기적 혹은 우연이란 것도 그것이 이루어지는 과정을 모르니 기적이니 우연이니 하는 것이지, 이루어지는 과정을 알고 나면 그것은 상식일 뿐 기적이나 우연이란 없는 것이다. 신비의 명약이니 신비의 처방이니 하는 말은 이러한 이치 자체를 모르기에 나온 말이다.

《동의보감》과 《본초강목》은 그 약을 복용하면 몸속에서 어떠한 변화가 일어나 질병이 치유가 되는지에 관한 이치적, 논리적 설명이 없다는 것이다. 이러니, 아무리 많은 사람이 배워도 결국은 그 책의 내용 처방전을 얼마나 외웠느냐 하는 차이이지 자신의 의술로 승화시켜 새로운 의술이 탄생하기엔 구조적 약점이 있다는 이야기다.

한번 생각해보자. 진리와 이치가 없는 책을 놓고 아무리 많은 사람이 배워도 결국은 모든 사람의 생각이 비슷할 수밖에는 없을 것이다. 나 역시 《동의보감》을 보고 의술을 공부했다면 기존의 한의사와 생각이 다를 이유가 무엇이 있겠는가? 배운 과정이 다르기에 생각이 다른 것이다. 여기에서 기존의 《동의보감》의 의술만 최고라고 고집하고, 다른 의술은 입증이 안 되었다는 논리를 가지고 법의 힘으로 막는다면 영원히 새로운 의술은 탄생하기 어렵다. 내가 《동의보감》 의술의 처방전을 전적으로 나쁘다고 비방하는 것은 아니다. 나 역시 의술에 대한 공부의 시작은《동의보감》이었다. 내가 이러한 글을 쓰는 것은《동의보감》이 참고적 자료를 많이 가지고 있지만 이것이 전부가 되어서는 안 된다는 생각에서다.

우리가 의술을 빨리 터득하고 발전시키려면 여러 항목을 분석하여 수치적으로 입증해 나가는 접근보다는 이치와 논리, 상식이 통하고, 그 방법을 통해 치유를 해서 질병이 나은 사실을 인정하고 존중해 주어야 한다. 생명은 소중한 것이다 보니, 분석적 방법을 통해 수치로 입증된 것만을 인정하려는 고정관념이 있는데, 이 부분도 조금만 깊게 생각하면 너무 고집부릴 일은 못 된다. 현대의학이 밝혀 놓은 것은 자연의 섭리로 보았을 때 아주 미약한 것이다. 10분의 1도 안 되는 것을 가지고, 나머지 전체를 평가하려는 생각도 사실상 이치에 안 맞는 것이다.

3. 심천사혈요법

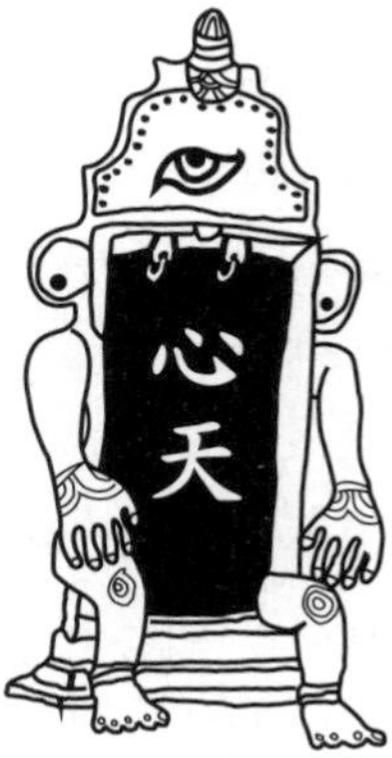

우리 몸의 구조는 혈액 순환만 잘 이루어진다면, 아플 이유도 죽을 이유도 없게 되어 있다. 그런데 아쉽게도 우리의 몸은 나이를 먹어감에 따라 혈액 순환의 장애가 일어나면서 산소와 영양분의 공급역이 서서히 떨어지게 되어, 각 장기들의 기능과 항체의 면역성이 저하되면서 마침내는 노화가 지속되어 질병 앞에 무너져 버리고 마는 것이다.

그러면 이 혈액 순환의 장애를 일으키는 직접적인 원인은 도대체 무엇인가? 그것은 다름 아닌 '어혈의 생성'과 '어혈의 증가'이다. 즉 피가 탁해지면서 서서히 혈액 순환의 장애가 시작되어 결국에는 피의 찌꺼기들이 침전되고 모든 피의 순환로가 차단되어 산소와 영양분의 공급이 불가능하게 되니 각종 생화학 활동력이 무력해져서 노화와 질병이 올 수밖에 없는 것이다.

'심천(心天)사혈(瀉血)요법'은 바로 인체 내의 '어혈'이라는 관점으로부터 논리적으로 접근해 들어가서, 인체의 제반 기능으로는 스스로 해결하지 못하는 '어혈 제거'를 인위적으로 해 줌으로써 원래의 생체 기능을 회복시키는 것을 기본 요지로 하고 있다.

나에게 질병을 어떻게 하면 고칠 수 있느냐고 묻는다면, 나는 모든 질병에 대해 그 방법을 한 마디로 말한다.

"피 빼."

이것 하나면 순환장애성의 모든 질병은 치유될 수 있다.

그런데 문제는 이 말 한 마디 가지고는 많은 사람들이 이해를 못하니, 설명이 길어질 수밖에 없다. 근간에 각처에서 많은 대체 의학들이 서양의학의 엄청난 문제점들을 나름대로 논리적으로 신랄하게 지적하면서 우리 주변을 홍수처럼 에워싸며 난무하고 있다. 본 심천사혈요법 역시 현대 서양의학의 사고방식과 논리의 많은 부분에 대해 확신을 가지고 불신하면서 나름대로의 생각 끝에 시중에 발표하는 일종의 대체의학이다. 그러나 본 방법은 질병 치유에 있어 다만 잠정적으로 때우고 지나가는 방법이 아니다. 인체를 근본적으로 다스리는 방법이다.

나는 단순히 경험론적인 대증 결과, 부분적인 합리, 편중적 사고 따위를 근거로 질병을 치유해서는 안 된다고 생각한다. 그런데 여태까지 행해져 온 현대 서양의학과 대체의학의 시술 방법들은, 인체의 생명의 원리와 질병의 발생원인과 질병의 치유와의 상관 관계를 일관되고 통합된 논리로 설명하지 못하고 있는 것 같다.

*** 인체의 생명은 도대체 어떻게 이어지는 것인가?**

*** 약을 먹으면 왜 질병이 치유되며, 또 그것은 어떠한 작용을**

일으켜 치유의 결과를 낳는 것인가?

* **침을 놓으면 왜 질병이 치유되고, 또 그것은 체내에서 어떠한 반응을 일으켜 치유되는 것인가?**
* **뜸을 뜨면 어떠한 이치로 질병이 치유되고, 또 그러한 방법을 통해 어디까지 고칠 수 있는가?**
* **추나 요법, 물리치료, 한증, 그 외의 각종 대체의학의 치유법들은 과연 얼마만큼의 효과가 있고 어느 정도까지 질병을 고칠 수 있는 것인가? 그리고 흔히 말하는**
* **기(氣)란 무엇인가?**
* **기(氣)의 효과는 어디까지인가?**
* **명상(冥想)을 하면 인체에는 어떠한 반응들이 일어나는가?**

현재 행해지고 있는 그 많은 치유법들이 정말로 근거 있는 치유법이라면 위에서 제기한 의문들을 인체에 대한 생명 원리적 논리로 분명하게 풀어낼 수 있어야 할 것이다. 그리하여, 직접 해보지 않고서도 그 방법으로 치유를 하면 어디까지 질병을 치유할 수 있으며 앞으로 어떠한 증세가 일어날 것인가를 미리 제시할 수 있어야 할 것이다. 바꾸어 말하면, 시술하기 전에 이미 치유과정의 증세와 결과를 확실히 말할 수 있어야 한다는 것이다.

우리의 현실을 보면 인체는 하나인데, 증세는 수없이 많고, 그와 함께 치유의 방법도 너무나 많다. 질병을 고치기 위하여 이러한 방법들을 다 배운다면, 우리의 조그마한 머리는 터지고 말 것이다. 앞으로도 나름대로 새롭다고 하는 치유법이 끊임없이 생겨날 게 아닌가? 하지만, '인체가 어떻게 생명을 이어 나가는가.' 하는 원리만 정확히 이해한다면, 질병을 고치는 것은 너무나 간단하여 누구나 할 수 있는 일이다.

내가 이 글을 쓰는 것은, 우리나라 국민이 인체생명의 논리로부터 얻어낸 사혈요법을 습득해서 직접 가정에서 가족끼리 시술함으로써, 현대의 모순된 의술과 의료자본주의자들의 비인간적 횡포를 순리로 정리하고, 최대의 효능을 발휘할 수 있는 국민보건을 위한 대체 의술로 자리 잡기를 바라는 진솔한 마음에서 단안을 내린 것이다.

처음에는 병이라고 할 수 없는 작은 것을 치유하기 위해 병원문을 드나들면서 끝내는 중병을 만들고야 마는 지금의 안타까운 현실을 바라보면서 나는 차라리 너무도 애처롭고 분노스러웠다.

나는 장담한다. 심천사혈요법이 우리나라에 전 국민적으로 확대되었을 경우 현재의 환자 60% 이상은 없어진다고….

현대 서양 과학의술 중 순환 장애성 질환 치유법만을 놓고 심천사혈요법과 논한다면, 그 치유 효과는 무시해도 좋을 만큼 미약하다. 순환 장애성 질환만 놓고 심천사혈요법과 서양의술을 비교한다면, 의대에서 박사학위 취득까지 10년 공부한 의사와 나한테 심천사혈요법을 6개월 배운 사람과 병 고치는 것만을 비교해 보면 나한테 6개월 배운 일반인이 월등히 낫다고 자부한다. 나는 면허증이 없는 돌팔이니 법으로 능력 인증을 따지자면 할 말이 없다. 하지만, 의술만 가지고 논하자면 작은 병을 키워 큰 병을 만들고, 큰 병을 만들어 신체의 일부를 없애 버리는 수술을 해 놓고, 그러한 수술이 대단한 의술인 양 떠드는 의술은 진정한 의술로는 보지 않는다. 아마도 지금 이 글을 읽는 여러분들은 내가 도대체 무엇을 근거로 이런 말을 하는지 의아해 할 것이다.

독자 여러분들은 이 책의 〈인체의 조성과 생명현상〉, 〈질병의 원인과 치유의 접근〉, 〈세균학에 대한 불평〉, 〈혈액 성분 검사의 문제점〉편 등을 눈 여겨 볼 필요가 있다. 내가 주장하는 논리 자체를 이해하면,

*** 어혈이 무엇인지**
*** 어혈은 왜 생성되고 증가하는지**
*** 사혈(瀉血)이 왜 필요한지**

그리고 그 많은 사람이 의술을 연구하면서도 왜 질병 치유의 실마리를 잡지 못하고 지금껏 헤매는지 그 이유를 발견할 수 있을 것이다.

서양의술에서 만성병이니 고질병이니 신경성이니 하면서 아직도 속 시원히 해결하지 못하고 있는 '두통, 신경통, 관절염, 식욕부진, 위장병, 탈모증, 기미, 무좀, 고혈압, 수족냉증 그리고 사십견이니 오십견이니 하는 증상, 저리고 당기는 증세.' 정도는 이 책을 본 여러분들도 직접 간단하게 치유할 수 있다. 개인적으로는 그러한 병들은 병으로 치지도 않고, 시술하면 당연히 낫는 것 정도밖에는 비중을 두지 않는다.

나는 현재 이 '심천사혈요법' 의 논리 하나만 가지고, 인체의 50여 가지 정도의 증세를 근본적으로 치유하고 있다. 이 사혈요법의 논리는 서양의학이든 한의학이든 어느 치유의 방법에도 응용할 수 있다. 이러한 사혈요법을 배제하고 치유하는 방법은

결국 세월이 가면 외면을 받을 수밖에 없으리라 생각한다. 먼저 앞서 나열한 간단한 질병부터 당신의 몸에 직접 시술해보고, 불손한 것처럼 보일지 모르는 나의 장담 내용이 옳은지 그른지 실험해 보기를 바랄 뿐이다.

참고로 이 의술을 우선 이해하고 싶다면 치유 방법에 관한 부분을 먼저 보지 말고 〈인체의 조성과 생명현상〉, 〈혈액 성분 검사의 문제점〉, 〈세균학에 대한 불평〉 등 내가 말하고자 하는 논리편을 먼저 읽고 이해한 다음 치유편을 보는 것이 도움이 될 것이다.

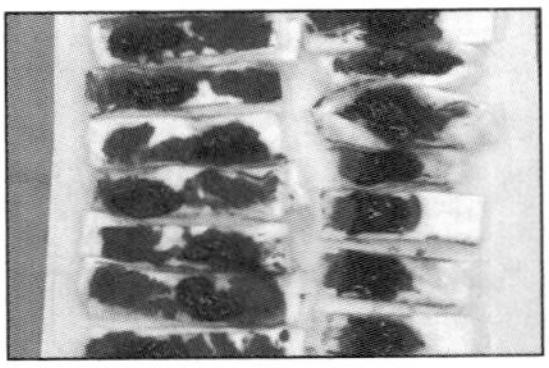

가. 어혈은 무엇인가

우리는 흔히 죽은 피, 혹은 어혈이란 단어를 들어 왔다. 옛날부터 전해 내려오는 말이며 지금도 사용하는데 어혈의 실체에 들어가면 내가 주장하는 것과는 그 내용에 있어 차이가 난다.

이치의술인 한의학에서는 죽은 피를 어혈로 보며 분석적 의학인 서양의학에서는 콜레스테롤을 그것으로 간주하는데, 난 이 두 가지가 섞인 것이 어혈이라고 생각한다.

피의 성분을 살펴보면, 백혈구, 적혈구, 혈소판 및 각종 영양소와 수분 등으로 나누어지는데, 혈구란 미생물로서 내가 어혈이라 주장하는 것은 이러한 미생물이 죽은 것이다. 이것이 죽으면 소변을 통해서 나오기도 하지만 일부는 모세혈관에 걸려 쌓이게 되며, 이것이 시간이 지나면 녹아서 서로 엉겨붙어 마치 묽은 엿물처럼 되는데 이것을 어혈이라 한다. 하지만 이것도 성분검사를 해보면 성분학적으로는 지방질과 단백질로 분류될 테니 콜레스테롤이라 불러도 단면만 보면 틀린 말은 아니다. 지방질과 단백질을 과잉 섭취해도 이것이 인체에 쌓이니 두 가지가 섞였다 한들 성분학적으로 보면 같다.

나는 어혈을 죽은 피 또는 모세혈관에 쌓여 움직이지 않는 피라는 개념으로 쓴다. 이 어혈이 증가하는 이유는 여러 가지이다.

*** 간 기능이 나빠도**
*** 신장 기능이 나빠도**
*** 스트레스를 받아도**
*** 중금속이 누적되어도**
*** 화학물질이 쌓여도**
*** 농약, 방부제 등의 독극물로 인해서도**

어혈이 생겨서 쌓인다. 혈액 속에 사는 백혈구가 죽을 수 있는 모든 소지는 어혈이 생기는 원인이라고 보면 된다. 이러한 사실을 알면 모든 증상에 대한 이해도 쉽고 치유도 쉬워진다.

사혈을 하다보면 어혈에 대한 오해의 소지가 있는데 어혈을 인정하지 않는 사람은 응고된 피, 솜이 못 빨아들이는 피가 어혈이라고 말하면 생혈도 공기 중에 노출되면 굳는다는 식으로 말하곤 한다. 이러한 생각은 하나만 알고 둘은 모르는 사람의 생각으로 어혈과 생혈은 분명히 구분된다. 생혈도 빼내어 온도가 식으면 응고가 되지만 어혈과는 다르다. 생혈은 온도가 식어야 응고되지만 어혈은 나오면서도 빽빽하며, 나오는 순간 바로 굳어진다.

보다 확실하게 구분하여 믿음을 가지려면 두 가지 실험이 가능하다.

1. 생혈을 응고시킨 것을 과산화수소에 담그고 저어 보면 아무것도 남지 않는다.

＊ 어혈의 특성은 모세혈관에 쌓여 시간이 오래 되면 지방층, 즉 비계층으로 바뀌는데 이 중간 단계에 있는 것이 어혈이기에 어혈을 과산화수소에 넣고 저어보면 껌같은 섬유질 덩어리가 남는다.

2. 백혈구가 각종 중금속을 먹고 죽으면 백혈구 죽은 시체의 배 속에는 중금속이 들어 있다.

이 말은 생혈을 응고시킨 것과 어혈 성분 검사를 해보면 어혈 속에 중금속 함유량이 월등히 높은 수치로 나올 것이다. 이 논리를 더 전개시키면 각종 중금속에 의해 발병한 증세도 심천 사혈요법으로는 좋아지게 할 수 있다.

왜냐, 심천사혈요법은 중금속을 감싸고 있는 어혈 자체를 몸 밖으로 빼내 버리는 의술이기 때문이다.

한편 내가 주장하는 어혈은 혈관을 따라 도는 생혈을 말하는 것이 아니다. 모세혈관에 박혀 돌지 않는 피, 즉 죽은 피를 말하는 것이다. 어혈은 농도가 빽빽하기에 잘 나오지도 않고, 나오는 상태를 보아도 생혈보다는 걸쭉한 것을 눈으로도 구분할 수 있다. 어혈은 백혈구가 죽은 시체라 표현했는데, 혈구는 아주 작은 미생물이니 쉽게 이해하기 위해 이것을 확대해서 지렁이에 비유해 어혈이 쌓여 걸쭉해지는 과정을 살펴보자.

지렁이가 처음 죽어서는 낱마리로 혈관을 떠돌다가, 좁은 혈관에서 걸리면 뒤따라오는 지렁이가 자꾸 쌓이게 된다. 그러면 맑은 피는 통과되고 지렁이만이 좁은 혈관에 차곡차곡 쌓이게 되는데 이것이 오래되면 녹아서 서로 엉겨 붙게 되며, 그 성분은 지방질이나 단백질로 이루어져 있어 끈적한 엿물처럼 된다는 것이다. 이렇게 만들어진 어혈은 농도 자체가 걸쭉해져 있어, 좁은 모세혈관에 쌓여 돌지 못한다. 그래서 우선 사혈침으로 찌를 때 동맥이나 눈에 보이는 굵은 혈관은 비껴서 찌르라고 주의를 주는 것이다.

한편 어혈에는 두 종류가 있는데, 하나는 앞에 설명한 경우이고, 다른 하나는 엿물처럼 끈적한 상태가 오래 되어 다시 물처럼 완전히 분해가 된 경우이다. 이러한 어혈은 사혈을 해보면 물처럼 빠지는 속도가 빠르지만, 색깔이 검어서 육안으로 보아도 혈액으로서 가치는 없다는 것이 금방 판명된다. 걸쭉한 어혈이 물처럼 삭기까지의 시간은, 경험상 일반적으로 적어도 30년 이상은 되어야 한다고 본다. 그 이유는 이러한 피가 나오는 사람들을 보면 대부분 나이가 50세 이상이다. 그리고 치매, 건망증, 두통이 심한 사람들이다. 그 중 제일 흔한 경우는 치매와 중풍환자이다. 이러한 피를 빼서 눈으로 직접 보고 나서 나의 논리를 접목시켜 보면 치매가 왜 오는지 쉽게 이해가 될 것이다. 하지만 이러한 피가 나올 정도의 환자면 이미 어혈의 양이 지나치게 많다는 증거로서, 이런 환자들은 다량의 어혈로 인해 이미 많은 부분이 망가져 있어 회복시키기까지는 시간이 많이 걸린다. 아마추어 사혈요법 가지고는 치유가 어렵다. 그러나 계속 사혈을 하면 다시 조혈된 생혈이 나오고 기능은 회복은 되지만 권하고 싶지는 않다. (심천사혈요법으로 70세 이상 치매환자를 회복시키고 싶다면 70세 이상의 노약자는 조혈기능이 망가진 경우가 대부분이니 조혈의 원리를 잘 이해한 뒤에 보사의 균형(영양분, 철분, 염분)을 잘 맞추어 진행해야 피 부족의 부작용을 막으며 안전사혈을 할 수 있다.) 심천사혈요법을 교육하는 데 가서 충분한 교육을 받은 후에 시술을 하는 것이 안전하다.

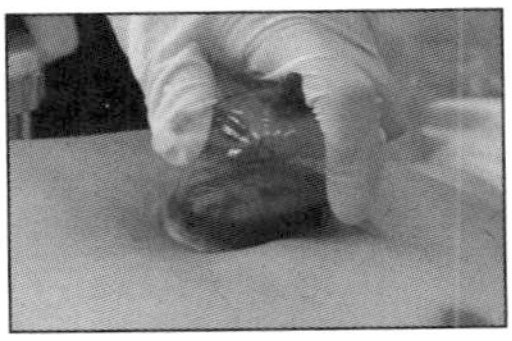

나. 사혈은 왜 해야 하는가

인체의 최대 약점은 나이가 들수록 많아지는 어혈을 스스로 완전히 제거할 능력이 없다는 것이다. 모든 증상과 질병의 원인을 추적해 들어가면 마지막에는 어혈이 혈관을 막아 피가 못 돌아서이니, 몸 스스로 제거하지 못하는 어혈을 인위적으로 빼주는 방법인 사혈이야말로 재발과 부작용이 나타나지 않는 가장 이상적인 치유법인 것이다. 모든 질병의 근본 원인인 어혈을 빼내지 않고는 재발되지 않는 근본적인 복원이 될 수 없기 때문이다.

사혈은 부항기를 이용해서 죽은 피인 '어혈' 을 빼내는 것으로, 혈관을 하수도 파이프로 보고 노폐물을 그 속에 쌓인 찌꺼기로 볼 때 하수도 파이프에 쌓인 찌꺼기를 빼주는 것이라고 생각하면 된다. 일단 사혈을 시작할 때, 하수구 통로를 청소하듯이 온 혈관을 대청소한다는 의미로 시작하면 큰 효과를 본다. 그리하여 어떤 증상 하나를 해결하기 위해서 사혈을 시작하였

다고 할지라도 조금만 주의를 기울이고 세심하게 그 증상의 원인을 제거하다 보면 기타 부수적으로 많은 질병의 증상이 더불어 좋아질 수 있을 것이다.

필자는 심천사혈요법을 질병 치유의 방법 중 가장 으뜸으로 보며, 침술, 한약, 물리치료 등은 어혈을 빨리 빼내기 위한 보조 치유법으로 사용한다.

인체의 세포는 살아 있는 생명체로서 먹어야 살고, 먹어야 맡은 일을 할 수 있다. 먹이는 세포마다 모두 각자 따로 따로 먹어야 하는데, 각 세포마다 먹이를 공급해주는 통로는 모세혈관이다. 이 혈관을 한 줄로 이으면 5만 킬로미터나 되며, 피가 원활하게 돌려면 이 혈관들이 항상 열려 있어야 한다. 나이가 들수록 어혈이 많아져 모세혈관에 쌓여 혈관을 막아 피의 흐름에 장애를 주는 정도, 어혈이 어느 혈관을 막아 피를 못 돌게 하느냐에 따라 질병의 이름이 달라지니 모세혈관을 막아 피를 못 돌게 하는 주범인 어혈을 몸 밖으로 뽑아내 버리는 방법이야 말로 제일 완벽하고 재발을 하지 않는 해결방법이라 하겠다. 내가 주장하는 어혈은 혈관을 따라 돌며 혈액으로서 가치가 있는 피를 말하는 것이 결코 아니다. 모세혈관에 쌓여 움직이지 않는 피로서, 피의 순환에 장애만 주는 피를 일컫는 것이다.

어혈은 왜 빼주어야 하는가?

어혈이 머무는 곳은 모세혈관으로, 어혈은 혈관을 따라 이동하는 것이 아니라 대부분 모세혈관에 고착되어 있다. 비유를 하자면, 강물이 흘러도 뻘은 가라앉아 흐르지 않는데, '이 뻘이 곧 어혈이라도 보면 된다. 강은 혈관이며 위에 계속해서 맑게 흐르는 물은 생혈이다.' 만약 뻘을 녹여 물에 흩트려 놓으면 물 전체가 오염되기 마련인데, 어혈을 약으로 녹여만 놓으면 어혈과 생혈이 섞여 피 전체가 오염된다. 따라서 어혈을 녹여 전체 혈액에 뒤섞어 놓는 것보다는 제자리에서 밖으로 빼내는 방법이 나머지 피를 오염시키지 않고 어혈을 제거하는 방법이다. 그래서 사혈을 으뜸가는 해결방법이라 본다.

이것은 사담인데, 언젠가 모 재벌 회장이 일본에 가서 젊은 사람의 피를 주기적으로 갈아 넣는다는 말을 들은 것 같다. 나한테 이런 경우를 평해 보라면, 한 마디로 어리석은 짓이라고 말하겠다. 이렇게 단언하는 근거는, 동맥과 정맥에 흐르는 피는 정상적인 생혈이고 동맥에서 피를 빼고 갈아 넣었다면 결과는 생혈을 빼내고 생혈을 넣은 것이기에 얻은 것보다는 잃은 것이 많기 때문이다. 노화가 오는 직접 원인은 나이가 들수록 많아진 어혈이 혈관을 막아 피가 못 도니 먹이 공급을 못 받은 세포가 수면세포가 되었기 때문인데, 동맥에서 피를 빼고 새 피를 넣었다 함은, 결국은 새 피를 빼고 새 피를 넣은 결과이니 건강에 큰 도움이 되지 못한다는 이야기다. 공연히 돈 버리고 시간 버리고 고통만 당하는 꼴이다.

진정 젊음을 되찾고 싶다면, 힘이 들더라도 어혈을 뽑아주면 된다. 우리의 인체구조는 어혈을 뽑아주면 질병뿐 아니라 젊음도 어느 정도까지는 돌아오게 되어 있기 때문이다. 허망한 말 같지만 인체구조상 사혈요법으로 젊음을 되찾을 수 있다. 이것이 왜 가능한가? 나이가 들수록 많아진 어혈이 혈관을 막아 영양 공급을 못 받은 세포가 수면세포로 되어, 그 수면세포를 일깨워 정상세포로 만들어 주어 수면세포의 양을 줄여 주면 된다.

그럼 잠시 심천사혈요법으로 젊음이 왜 회춘되는지 살펴보자. 사람이 늙어 간다는 것을 인체의 생리이치로 보면 인체의 활동성 체세포는 줄어들고 수면세포가 늘어나는 것이라 보면 된다. 이 말을 쉽게 풀어 보면, 사람의 몸 속에 축척되는 어혈의 양은 자신의 나이 %라 했다. 즉 나이가 70세라면 자신의 몸속 어혈의 양은 70%라는 말이 되는데, 이 말은 생혈의 양은 30% 라는 말이 되며 자신의 몸속 활동성 체세포의 수는 30%라는 말과 같다. 왜냐, 생혈의 양과 활동성 체세포는 항상 비례하기 때문이다.

이러한 논리를 더 전개시키면, 모세혈관 속 어혈을 20%를 뽑아내 버리면 생혈의 양은 20% 늘어나고, 생혈의 양이 20% 늘어난 만큼 활동성 세포도 20% 늘어난다는 말이 된다.

이 논리를 장수에 논리로 풀어 보면 20% 어혈이 만들어지는 시간이 20년의 시간이 걸렸다는 말이 되니 20년을 더 살수 있다는 말이 된다.

이 논리의 입증을 간단히 설명하면 하나의 논리라서 같은 말이 반복되니 예를 하나 들어 보자. 노화가 되는 원인은 수면세포의 양이 많아진 데 있다고 하였는데, 눈으로 구분이 가능한 수면세포는 저승꽃, 굳은살, 기미, 검은 피부 등이다. 이것을 나의 사혈요법만으로 없앤다면 이해를 할 수 있겠는가? 젊어질 수 있는 것이 왜 가능한가? 수면세포를 인위적 방법으로 젊은 새 세포로 바꾸는 것이 가능하기 때문이다.

여성이 생리가 중단되고 갱년기 증세에 얼굴이 상열되고 삶에 의욕을 잃어가는 증세가 노화의 진행 과정이라 인정하고, 중단되었던 생리가 다시 시작되고 상열이 없어지고, 새로운 삶에 도전하고 싶은 마음이 다시 복원되는 것을 회춘으로 인정한다면 심천사혈요법이 회춘 의술이다 말할 수 있다.

다. 사혈의 역사

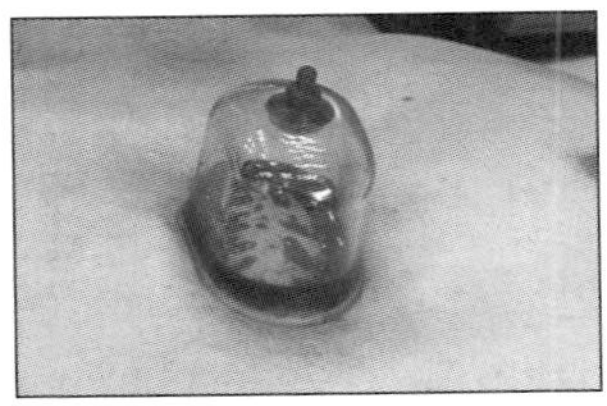

여러 사람들이 나에게 질문하기를, "선생님의 말씀을 듣다 보면, 이 사혈요법이 전 세계적으로 선생님이 최초로 개발해 사용하시는 것 같이 말씀을 하시는데, 사혈요법이나 부항법은 예전부터 전해 내려오는 방법이 아닌가요?" 라고 한다.

'어혈' 이란 단어나 부항법 모두 예전부터 분명히 있었던 것이다. 고대 이집트 벽화에도 사혈하는 그림이 있을 정도로 그 역사는 아주 오래된 것으로 보인다. 하지만 실제적 내용에 들어가면 내가 하는 방법과는 완전히 다르다고 할 수 있다. 한번 생각해보자. 그 당시 방법은, 기술 여건상 지금 내가 주장하는 어혈은 나올 수가 없게 되어 있으며, 생혈을 조금 빼주는 수준이었다고 보면 옳을 것이다. 직접 사혈을 해보면 알 수 있듯이, 입으로 빠는 방법이나 컵에 알코올을 묻히고 불을 붙여서 피를 빼는 방법으로는 내가 말하는 어혈은 나올 수가 없다. 단지 생혈이 조금 나와주는 것으로 일시적 효과를 기대할 수 있을 정도이다.

아마도 어혈이 생기는 근본 원인과 인체에 어혈이 얼마나 있는지, 사혈을 하면 왜 좋아지는지 등을 논리적으로 설명하고, 사혈요법으로 인체의 50가지 정도의 질병을 고칠 수 있다고 주장하며, 직접 시술로 증명해 보일 수 있는 사람은 세계에서 나밖에 없을 것이다. 아마 지금 당신도 사혈만으로 검은 사람을 희게 한다고 하면 믿지 못할 것이다.

여기에 각 사혈점마다, 그 혈을 사혈해주면 특정 질병이 치유가 된다는 것을 하나씩 맞추어 본다면 모방이니 예전부터 전해 내려오던 방법이니 하는 말은 못할 것이다.

나는 11년 동안 사혈만으로 많은 사람을 치유했으며, 이 사혈요법 자체를 보급시키기 위해 나한테 직접 치유를 받은 환자들을 반의사로 만들어 보냈다. 웬만한 증세는 나한테 오지 말고 집에서 직접 고치라는 뜻에서이다. 그런데 세월이 가다 보니 이치와 논리는 없어지고, 아픈 곳만 사혈하는 방식으로 퇴색되어 어디가 삐었을 때나 체했을 때 조금 빼주는 정도에 머무니 나로선 너무나 안타까운 일이다.

심천사혈요법은 기존의 어떠한 의술보다 효과도 뚜렷하고 재발이 없는 완벽한 해결방법이 될 것이다. 또 나의 의술의 논리를 현대의술이 응용한다면, 의술은 한 단계 더 발전할 것이다. 서양의학, 한의학, 침술, 물리치료, 온열치료, 운동요법, 기 치료 등 모두가 마찬가지로, 누구든지 직접 시술해보고 눈으로 본다면 심천사혈요법을 응용 않고서는 근본적인 해결은 어렵다는 것을 실감하게 될 것이다. 의술이 사업의 수단이 아니고 진정 질병을 고치기 위해 존재한다면, 이 사혈요법은 널리 보급되어야 하며 지금 하고 있는 의술에 접목해 병용되어져야 할 것이다. 만약 나의 뜻대로 이 사혈요법이 보급된다면 현재의 의료비 1/10만 들이고도 현재의 환자 60% 정도는 없어질 것이다.

라. 사혈점의 이해

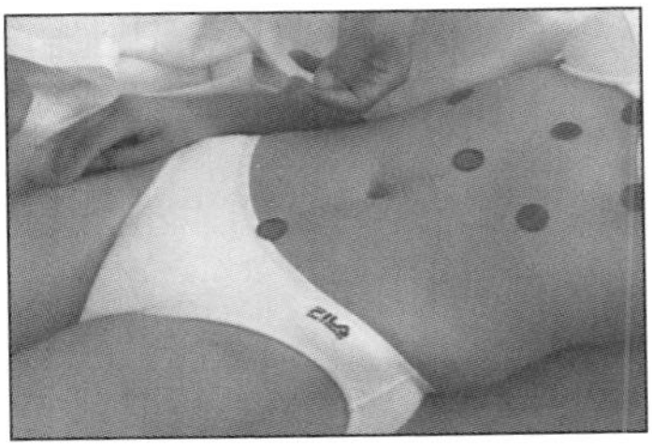

내가 이 사혈요법을 대중화시키기 위해 많은 설명은 하고 있지만, 수치적 증거나 의술적 검증을 바탕으로 하는 현대의술에 길들여진 많은 사람들은 종종 각종 의문을 제기하곤 한다.

심천사혈요법을 어떻게 간결한 말로 설명할 수 있을까? 이 심천사혈요법을 대중화시키기 위해 항상 생각하는 문제이다. 어떠한 증상이든 말로써 설명을 하고 시술로써 보여 달라면 자신이 있는데, 작가도 아닌 내가 글로써 설명을 하는 데는 상당한 어려움을 느낀다.

내가 정한 사혈점의 위치는, 그 곳의 피의 흐름이 원활해야 그 곳에 해당하는 장기가 제 기능을 할 수 있다는 논리를 근거로 정해진 것이다.

1번 사혈점을 예로 들어 보자(시술에 있는 사혈도 참고).

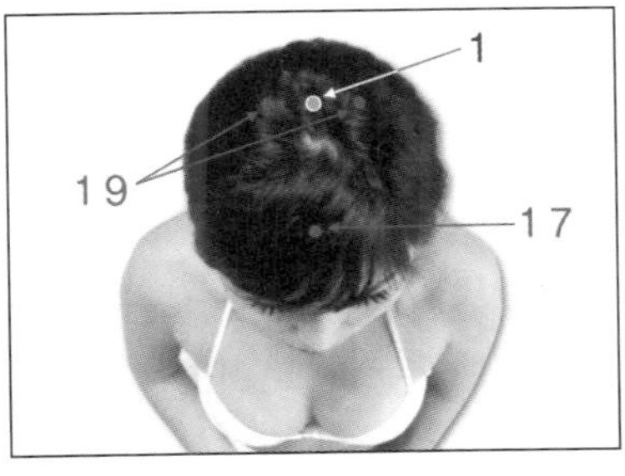

1. 두통혈

두통이 올 때에는 1번 두통혈을 사혈하라 하였다. 왜냐하면 1번 위치에 피가 잘 돌면 두통이 올 이유가 없기 때문이다. 두통의 직접 원인은 어혈이 1번 두통혈 위치의 모세혈관에 쌓여 뇌 속의 피의 흐름에 장애를 주어 뇌세포가 산소 부족이 되었는데 있다고 본다. 나의 논리에 의하면 1번 위치를 사혈해서 피가 나오지 않는 경우, 안 나오는 사실 자체가 피가 못 돈다는 증거이며 피가 잘 나올 때까지 사혈해주면 아무리 오래된 두통이라도 낫게 된다.

이 이상 어떠한 설명이 필요한가? 두통이 심한 사람은 누구든 한번 사혈해 보라. 처음에는 피가 잘 나오지 않는다. 피가 안 나온다는 사실 자체가 혈관이 막혀 있다는 증거이지 않은가? 반대로 열심히 사혈해서 피가 잘 나온다면 혈관이 뚫려 피가 잘 돈다는 증거이다. 두통이 치유되었다면 막힌 혈관이 열리고 피가 돌아 뇌세포에 산소 공급이 이루어지고 있다는 이야기가 된다. 이보다 더 확실한 증거가 어디 있겠는가?

1번 사혈점을 예로 들어 설명하였지만 이는 모든 사혈점에 적용되는 공통된 이치이다. 내가 이렇게 말하면, 얼마나 사혈을 하면 될까 하는 의문을 가지게 될 것이다.

이 점 역시 상식적 생각으로 접근해보자. 어혈이 그 곳에 쌓인 시간이 오래 되었으면 어혈이 절어 붙어 있어 시간이 더 걸릴 것이고, 어혈의 양이 적고 쌓인지가 얼마 되지 않았다면 쉽게 나올 것이다. 이 기준을 무엇으로 정하느냐는? 각자 그 곳이 아픈 지가 얼마나 오래 되었는지를 가늠해 보면 알 수 있다.

나의 경험에 비추어 보건대, 11년 동안 사혈을 하면서 끝까지 피가 안 나온 사람은 없었으며 피가 잘 나오고도 증세가 안 나은 사람은 없었다. 하지만 이것은 사혈을 하고도 체력이 버텨 주는 한에서이다. 체력의 한계를 스스로 판단하기 어려우면, 여태껏 그냥 살았으니 서둘지 말고 사혈하는 것이 좋다. 당뇨 합병증으로 쇠할 대로 쇠한 사람도, 위염으로 위를 70%나 절제 수술을 하고 야윈 사람도 혈색이 돌아오고 스스로 기력이 회복됨을 느낄 것이다.

반면 사혈의 순서를 어기고 장기간 사혈을 하면 피의 부족으로 인해 일어나는 증세를 겪지 않고 넘어가기가 매우 어렵다.

나는 이 책에서 몇 번을 강조하지만 사혈은 어려서부터 하는 것이 이롭고, 병은 깊어지기 전에 고치는 것이 쉽다. 나는 모든 병의 원인을 어혈이 혈관을 막는 데서 비롯된다고 설명하는데, 이 어혈이 많을 때 빼는 것과 적을 때 빼는 것에는 엄연한 차이가 있다.

쉽게 말해, 위에 염증이 생긴 경우 그 초기에는 사혈만 해도 좋아진다. 위암도 처음부터 위암에서부터 출발하지는 않았다. 위의 기능 저하, 위염 등을 치유하지 않고 방치한 결과, 이것이 커져 위암이 된 것이다. 위염 정도는 심천사혈요법으로 집에서 가족끼리 쉽게 고칠 수 있는 것인데, 왜 위염을 키워 위암까지 가게 해서 고생을 하느냐 하는 것이다. 모든 병은 작은 병이 커져서 큰 병이 되는 것이지 처음부터 큰 병이 생기는 것은 아니다. 암이나 당뇨병, 간경화는 신장, 간장, 취장의 기능이 동시에 떨어져 피가 혼탁하므로 제3의 합병증으로 오는 병인데 그 밖의 병은 초기일 경우 집에서 사혈만 해도 고칠 수 있다.

마. 안전한 사혈요법

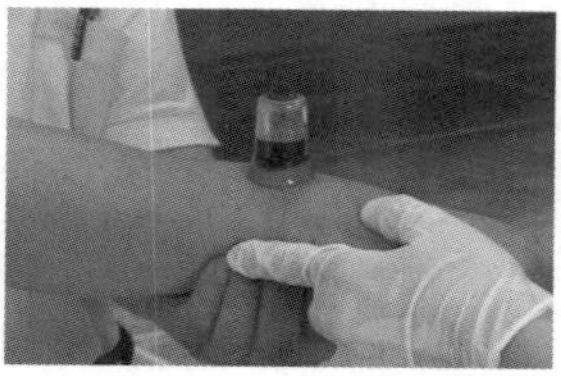

이 책의 내용을 모두 이해하고 사혈을 시작한다면 문제가 없지만, 성급한 마음에 효능편만 보고 마구잡이식 사혈을 할까 하는 노파심에서 이 글을 적는다.

질병을 치유함에 있어서 사혈은 꼭 해야 하지만, 혈액은 우리 인체가 먹고 사는 식량이나 마찬가지임을 염두에 두어야 한다. 사람마다 건강에 차이가 있듯이, 조혈의 기능도 사람마다 다르다. 일반인이 처음 사혈을 하면, 어느 정도 해야 하나 기준을 잡기가 쉽지 않을 것이다. 일반적으로 부작용 없이 사혈을 하려면, 나의 경험상 사혈을 하기 전 부분적인 사혈만 할 것인지 아니면 질병의 근본부터 다스린다는 입장에서 사혈을 할 것인지를 먼저 정하고 사혈에 임하는 것이 매우 중요하다.

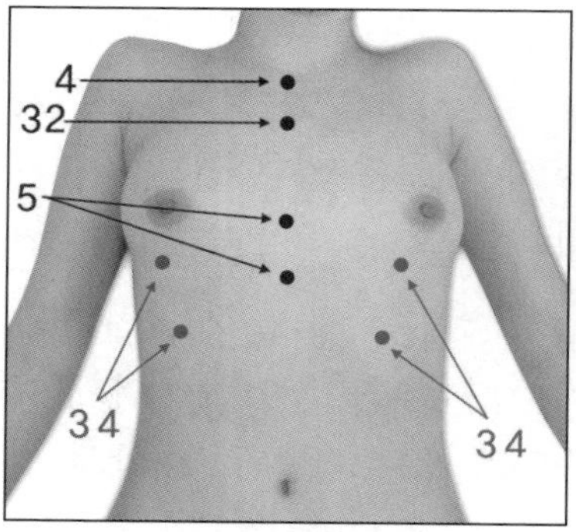

4. 감기혈 5. 협심증혈
32. 기관지혈

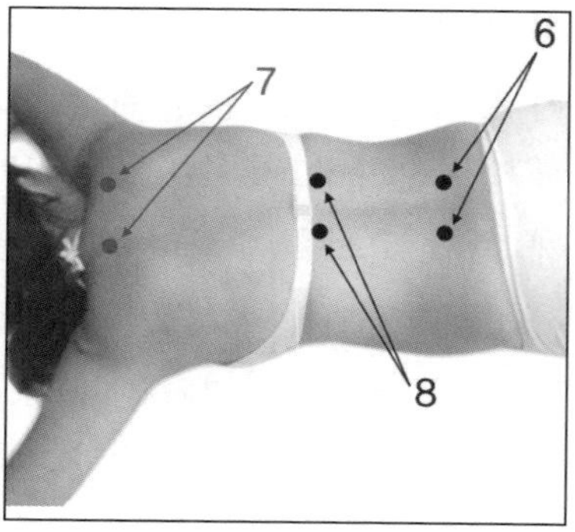

6. 고혈압혈 8. 신간혈

질병을 근본부터 다스린다는 마음으로 사혈을 시작한다면, 먼저 2번과 3번(118쪽 사혈도 〈가〉 참조)을 동시에 사혈한다. 이곳에서 내가 기준하는 만큼 피가 잘 나온 다음 8번을 사혈해서 피가 잘 나온 다음에, 본인의 증세에 따라 사혈을 한다면 혈액의 부족으로 인해 나타날 수 있는 빈혈증세, 숨 가쁨 등 그 밖의 증세를 미연에 방지할 수 있다.

사혈의 순서를 꼭 지켜야할 이유는 분명히 있다. 2번과 3번을 사혈해주면, 위와 장의 기능이 회복되어 음식물에 대한 소화 흡수력이 좋아지고, 6번과 8번을 사혈해서 피가 잘 나오면, 신장과 간의 기능이 회복되어 이뇨와 조혈기능이 회복되어 피의 생산량이 많아지니, 사혈을 할 때 혈액량에 손실을 입어도 빨리 복원이 되어 체력의 손실을 적게 보고도 사혈을 할 수 있다는 이야기다. 만약 이 책을 읽는 독자분이 앞에 나열한 사혈의 순서대로 사혈을 해서 피가 잘 나올 때까지 했다면, 각종 위장병, 속 쓰림, 위염, 위산과다, 위궤양, 식욕부진, 설사, 변비, 기미, 고혈압, 각종 피부병 증세는 없어져 있을 것이고, 피부의 검버섯이나 검은 피부 등은 어느덧 하얗게 되어 있을 것이다. 결국 앞의 사혈점은 오장의 기능을 회복시키는 사혈점이라고 보면 된다.

만약 이 순서를 어기고 장기간 사혈을 하면, 피의 부족으로 나타날 수 있는 증세를 겪어야 한다. 이러한 증세가 나타나면 체력이 회복될 때까지 기다렸다가 다시 순서에 맞게 사혈을 해야 한다. 특히 해소 천식, 협심증, 저혈압 증세가 있는 사람은 사혈의 순서를 엄격하게 지켜야 한다. 이러한 증세가 있는 사람은 이미 오장이 제 기능을 못하는 사람으로 사혈의 순서를 철저하게 지키지 않으면 생명에 지장이 올 수 있다. 이러한 증세는 아직 현대 서양의학으로는 완치를 기대하기 힘든 불치병으로, 이것은 병의 원인인 어혈은 그대로 둔 채 증세만 가지고 치유를 하려 하기 때문이다. 이러한 증세는 4번, 32번, 5번 위치에 어혈이 쌓여 피가 못 돎으로서 나타나는 합병증으로 이곳을 피가 잘 나올 때까지 사혈하면 좋아진다. 이러한 증세가 있는 사람은 오장의 기능이 떨어져 있어 조혈의 기능이 약하기 때문에, 체력이 견뎌 낼 수 있을 만큼 서서히 사혈해야 한다. 이러한 이유로 인해, 아마추어에게는 권하고 싶지 않은데, 응급처치를 할 수 있는 양의가 이 사혈요법을 응용해 치유를 한다면 큰 도움이 될 것 같아 이 글을 적는다.

장시간 사혈의 목적이 아닌, 응급치유의 목적으로 부분적으로 해결하기 위해서는, 한 번에 반 컵이 고일 정도의 양을 10컵 정도 사혈하는 것을 1회로 하여, 이틀에 한 번씩 5회 이내로 하면 된다. 이때는 순서에 관계없이 사혈을 해도 건강에 큰 무리가 없다.

사혈의 실제

인체의 생명은 도대체 어떻게 이어지고 있는가?

1. 사혈을 위한 준비

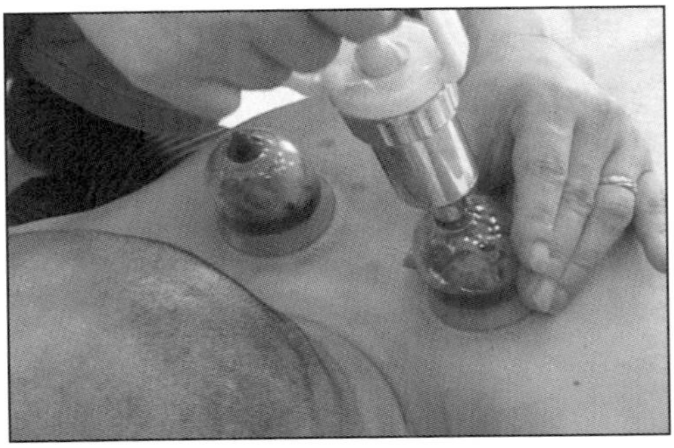

가. 진찰법(어혈있는 곳을 찾는 법)

나는 환자를 보면 어혈이 있는 곳을 정확하게 안다. 기계나 장비를 이용하는 것도 아니고 눈과 손의 감각만 가지고 알 수 있다.

이치를 모르면 몸속에 들어 있는 어혈이 보이지도 않는데, 어떻게 알 수 있는지 의문이 갈 것이다. 하지만, 우리 인체의 생명의 이치만 이해하면, 어혈이 있는 곳을 아는 것은 상식이다.

피가 못 도는 직접 원인은 어혈이 혈관을 막고 있기 때문이라 하였다. 이 말을 뒤집으면, 피가 못 도는 곳은 어혈이 있는 곳이 되는데, 피가 못 돌아 일어날 수 있는 현상을 역추적해보면 어혈이 있는 곳을 알 수 있게 된다.

피가 돌지 못해 일어날 수 있는 현상을 살펴보면,

＊ 주변보다 온도가 차다.

＊ 주변보다 피부색이 검다.

* **모공이 유난히 크다.**
* **피부가 경직되어 있다.**
* **부분적으로 뾰루지나 기미, 저승꽃이 많이 있다.**
* **주변보다 습기가 많다.**
* **몸에 솜털이 유난히 검게 많이 자라 있다.**

이 정도는 누구나 구분해낼 수 있는 것들로서 하나씩 다시 살펴보자.

주변보다 온도가 차다.

혈관이 막혀 더운 피가 순환이 잘 되지 않으니 찬 것은 당연하다.

주변보다 피부색이 검다.

정상이라면 각 세포의 수명은 45일이다. 주변보다 검다는 것은 노후세포가 많다는 것으로, 이렇게 된 이유는 혈관이 막혀 영양 공급이 안 되어 세포가 2세를 만들지 못해서 오는 현상이다. 쉽게 말하면 45일을 주기로 바뀌지 않았기 때문이다.

모공이 유난히 크다.

모공이 크다 하면 평소 땀이 많이 나는 곳이란 증거인데, 땀이 많이 나는 곳은 평소 차가운 곳으로, 찬 것은 더운 피가 적게 도니 그렇고, 피가 적게 돈다는 것은 어혈이 혈관을 막고 있기 때문이다.

피부가 경직되어 있다.

피부가 경직된 직접 원인은 산소 부족으로 세포가 질식해 있기 때문인데, 산소도 피와 혼합이 되어 공급되니 피가 못 돌면 산소 공급이 안 되는 것은 당연하다.

부분적으로 뾰루지나 기미, 저승꽃이 많이 있다.

뾰루지가 생겼다는 것은, 염증 균이 자리를 잡았다는 증거이다. 염증 균을 잡아먹는 것은 백혈구인데, 백혈구가 혈관이 막혀 접근할 수가 없게 된 것이다. 혈관이 막힌 이유는 어혈 때문으로, 뾰루지가 난 곳은 어혈이 있는 곳이 된다.

기미는 두 번째 항 참조.

주변보다 습기가 많다.

습기가 많은 곳은 온도가 찬 곳이며, 찬 이유는 피가 못 돌아 그렇고 피가 못 돌게 된 이유는 어혈 때문이니 당연하지 않은가?

몸에 솜털이 유난히 검게 많이 자라 있다.

148쪽 탈모편 참조.

의술은 어렵게 보면 끝이 없다. 자연의 섭리란 곧 상식으로, 인간도 자연의 일부이기에 상식을 벗어나 이루어지는 일은 없다. 앞에 설명한 말들은 누구나 조금만 생각해보면 알 수 있는 것들이다.

앞의 증상들을 뒤집어 풀면 피만 잘 돌게 하면 이러한 증상들은 다 없어진다는 이야기도 된다.

우리 인체의 생명이 이어지는 원리만 이해하면, 혈색, 온도, 경직상태만 보고도 어혈이 쌓인 곳을 알 수 있을 뿐만 아니라 각 장기의 기능상태도 알 수 있다.

어떠한 현상이든 모르면 기적이고 알면 상식이다. 일반적인 생각으로 보면, 몸 안에 든 어혈이 보이지도 않는데 어떻게 알 수 있을까 하고 의문을 가지면서 신비해 할 것이다. 하지만, 피가 못 돎으로써 일어날 수 있는 현상을 알고 그것으로 인해 나타난 현상을 역추적하면, 몸 안에 쌓인 어혈을 알아내는 것도 상식적인 선에서 가능해진다.

나. 사혈을 하기 전의 주의점

사혈의 실제에 있어 주의사항과 의문점 등을 몇 가지 정리해보면 다음과 같다.

(1) 주의사항

*** 이 책의 내용을 충분히 이해한 다음 시작할 것**

*** 눈에 보이는 혈관은 찌르지 말 것**

*** 사혈의 위치를 임의로 이동하지 말 것**

*** 어혈이 잘 나온다고 욕심을 내어 단번에 다 빼려하지 말 것**

위의 나열한 것들을 하나씩 구체적으로 알아보자.

이 책의 내용을 충분히 이해한 다음 시작할 것

사혈은 질병의 치유를 위한 것으로 잘못된 사혈요법으로 인한 어떠한 실수도 미연에 방지하기 위해 먼저 이 책의 내용을 충분히 이해하여야 한다.

눈에 보이는 혈관은 찌르지 말 것

사혈의 목적은 어혈을 빼기 위한 것이다. 어혈이 위치한 곳은 모세혈관이며 눈에 보이는 푸른색의 혈관에는 생혈이 흐르고 있으므로 섣불리 굵은 혈관을 찔러 생혈의 손실을 가져와서는 안 된다.

사혈의 위치를 임의로 이동하지 말 것

이 책에 열거해 놓은 사혈의 위치는 구조적으로 어혈이 많이 쌓이는 곳으로, 그곳은 원래 피의 흐름이 많던 곳이다. 이곳을 사혈하는 것은 기존에 피가 흐르던 곳으로 피의 흐름을 유도해서 기존의 기능을 회복하기 위한 목적이다. 사혈을 한다고 해서 100% 사혈이 다 되는 것이 아니라서 사혈의 위치를 옮겨 사혈을 하면 핏길이 그쪽으로 돌아 원래 기능의 회복이 느릴 수 있다. 하지만 실수로 위치를 조금 이동했다 하더라도 부작용이 일어나는 것은 아니며 질병의 회복이 느릴 뿐이다.

어혈이 잘 나온다고 욕심을 내어 단번에 다 빼려하지 말 것

필자가 사혈할 때도 때로는 지나치는 수가 있다. 누구든지 처음부터 어혈이 잘 나오는 사람은 많지 않다. 안 나올 때 고생한 생각 때문에, 나올 때 빼자는 생각이 앞서면, 지나치게 많은 양을 사혈하기 쉽다. 사혈의 목적은 어혈, 즉 필요 없는 죽은 피를 빼는 것이지만 사혈을 할 때는 부득이 일부 생혈도 따라나오고 어혈이 빠져나온 빈 공간은 생혈이 보충을 해 주어야 하기에 어혈만 100% 빼낸다 하더라도 어혈이 빠져나온 양 만큼 기존의 혈액이 묽어지는 현상은 막을 수 없다. 이때 몸에서 생산하는 혈액의 양보다 빼내는 양이 많게 되면 빈혈이나 몸살이 오게 되므로 사혈량을 잘 조절하는 지혜가 필요하다. 때로 부득이하게 조금 많은 양을 사혈하였을 때는 피 부족의 정도에 따라 가볍게는 영양제(수액), 알부민, 수혈하는 식으로 보충하면 보충되는 즉시 회복된다. 장기적으로 사혈을 할 때는, 보통 사람의 하루 혈액 생산량이 소주잔 한 잔 정도이니 이 이상을 초과하지 않으면 된다. 단기간에 행하는 5회 이내의 사혈은 300cc 정도 해도 건강에 해가 없다.

(2) 알아두어야 할 사항

생혈과 어혈의 구분

이 부분이 논란이 많을 것으로 안다.

생혈의 판별기준은 '피의 색깔이 선홍색으로 붉고 약솜이 쉽게 빨아들일 수 있는 농도이며, 응고되는 속도가 어혈에 비해 몇 배나 느리다.' 는 점이다.

어혈은 '검거나, 검으면서 아주 묽거나, 나오는 즉시 응고되어 솜이 빨아들이지 못한다.'

피는 몸 밖에 나와 체온이 떨어지면 모두 응고되지만 응고되는 속도에 있어 어혈과 생혈은 그 차이가 있다. 어혈은 나오는 즉시, 생혈은 한참 후 온도가 떨어져야 응고가 된다. 솜이 빨아들이는 피의 양이 곧 손실된 생혈량이라고 생각하면 된다.

사혈은 언제까지 하면 되는가?

– 사혈침으로 15회 정도 찌르고 부항기에 압을 걸었을 때 20초 이내에 반 컵이 고일 정도의 속도로 피가 빨리나올 때까지,

– 솜으로 닦았을 때 솜이 못 빨아들이는 피가 없을 때까지

사혈을 직접 해보면 내 말의 이해가 쉬울 것이다. 인체의 혈관이 모두 열려 피의 흐름이 정상이라면 어디를 찔러 사혈을 해도 피가 잘 나와야 정상이다. 사혈침으로 찌르고 부항컵으로 강제로 당겨도 피가 안 나온다는 것은 그 자체만 가지고도 피가 못 돈다는 증거가 될 수 있다. 정상적 피의 흐름의 기준은, 사혈침으로 15~20회 정도를 찌르고 부항기로 압(壓)을 걸었을 때 20초 이내에 반 컵이 고일 정도의 속도로 피가 빨리 나오는 것이다. 그래서 사혈은 위의 두 가지가 동시에 충족될 때까지 하면 된다. 이 두 가지가 충족될 때까지 사혈해주면 치유는 끝이다.

사혈을 해도 피가 안 나올 때

사혈을 시도해도 피가 안 나오는 경우가 있다. 보통 10명 중 3명 정도는 안 나오는데, 이런 경우는 어혈이 그곳에 쌓인지가 오래되어 혈관이 퇴화되었거나, 어혈의 농도가 너무 걸쭉해서 나오지 못하는 것이다. 좁쌀알처럼 까맣게 맺혀서 솜으로 닦으면 똘똘 말리고 만다. 그래도 꾸준히 반복하면 결국은 나오는데 그러기엔 너무 지친다. 어혈을 뺄 때 한 사혈자리에서 계속 5회를 시도하고, 하루건너 한 번씩 5회를 시도해도 어혈이 안 나오면, 어혈이 묽어지는 한약의 처방을 10일 정도를 섭취한 후에 사혈을 한다. 그러면 어혈의 농도가 묽어져 나온다. 이 경우, 불포화지방과 한약과 함께 달여 섭취하면 좋다. 어혈을 빨리 분해하는 데도 도움이 되며, 순수 한약만으로는 체력을 받쳐 주는 힘이 약하기 때문이다. 이러한 한약 처방을 할 수 없을 때는 온열기구를 이용해 사혈하고자 하는 곳을 따뜻하게 해 놓고 사혈하면 도움이 된다. 왜냐하면, 어혈은 지방질이나 단백질로 되어 있어서 온도가 오르면 묽어지고 온도가 내려가면 걸쭉해지는 성질이 있기 때문이다.

*** 한약을 달이면 기름이 위에 뜨게 되어 있는데 달이는 과정에서 위에 떠오른 기름은 걷어내어 버리는 것을 원칙으로 한다.**

몸이 너무나 허약해 사혈을 할 수 없을 때

몸이 너무나 허약해 사혈을 시도할 수 없다고 판단되면, 일단 배에 물리치료를 하여 장의 소화 흡수기능을 회복시켜 체력을 돋구어 준 다음 사혈하면 된다. 물리치료법은 따로 설명하기로 하고, 이 경우 물리치료를 한 다음 명심할 것은, 배의 2번과 3번의 위치를 꾸준히 사혈해서 피가 잘 나온 다음에 다른 위치에 사혈을 해야 몸살이나 피의 부족으로 올 수 있는 현상들을 예방할 수 있다는 것이다. 배의 2번과 3번에서 피가 잘나오면 식욕이 돌고, 영양분의 흡수 능력이 좋아져서 얼굴에 화색이 돌게 된다.

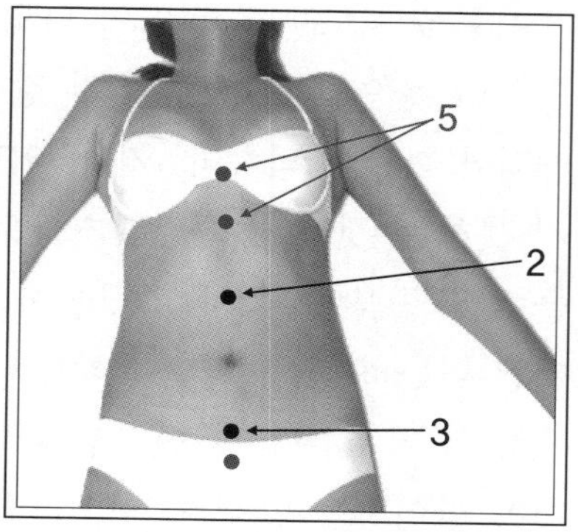

2. 위장혈 3. 뿌리혈

이 책을 보고 이 두 자리만 피를 빼서 20초 이내에 반 컵이 고일 정도까지만 꾸준히 사혈해도 각종 위장병, 식욕부진, 설사, 변비, 위경련, 기미 정도는 언제 좋아졌는지 모르게 낫는다.

사혈요법으로 병을 치유하는 데는 얼마나 걸릴까?

사혈을 쉽게 생각해서는 안 된다. 사혈을 몇 번 시도하였느냐는 중요하지가 않다. 문제는 어혈을 얼마나 뽑아냈느냐 하는 것이다. 안 나올 때 한 달 동안 뽑은 양을 더한 것보다 잘 나올 때 한 번의 시술로 빼낸 어혈의 양이 더 많을 수도 있기 때문이다. 사혈을 시작할 때의 마음가짐은, 어혈은 자신의 나이만큼이나 오랜 세월 동안 쌓였다 생각하는 것인데, 다소 환경의 차이는 있지만, 전체 혈액을 100으로 볼 때 자신의 나이에 해당하는 %가 어혈이라고 보면 된다.

사혈을 처음 시작할 때는 증세의 기복이 심할 수 있다. 어혈은 모세혈관에 쌓여 움직이지 않는 피로서, 경사진 산에 많은 눈이 쌓인 경우 이것이 녹을 때쯤 되서 아래의 눈을 치워주면 위의 눈이 계속해서 밀려 내려오듯, 사혈을 하면 어혈도 이와 같이 내려온다. 질병을 완치하기 위해서는 위에서 내려올 어혈이 없을 때까지 사혈을 해야 되는데, 치유하는 중에 통증이 생기는 것은 어혈이 또 내려왔다는 신호이다. 이로 인해서 때로는 치유 전보다 더 심한 통증, 혹은 전에도 없던 통증과 증상이 발생하기도 한다. 이것은 흔히 '명현반응' 이라고 하는 것으로, 이것을 질병의 연장으로 생각해서는 안 된다.

만약, 인체 내의 어혈을 100% 모두 빼내면 어떻게 될까? 인체의 구조상, 우리는 아플 이유도 신체적 악조건으로 죽을 이유도 없어진다.

누구나 사혈을 시작하면 얼마나 시간이 걸릴까하는 궁금증이 생기기 마련이다. 하지만, 어떠한 질병이든 한번 치유가 끝나면 재발을 않는 것이 올바른 치유법인데, 심천사혈요법으로 치유되면 재발의 걱정은 안 해도 된다. 사람마다 차이는 있지만, 완벽한 치유를 위해서는 보통 짧게는 3개월에서 6개월 정도 걸리며, 드물게는 1년 정도 걸리는 경우도 있다. 그러나 일반적인 방법으로 5년, 10년을 치유해도 낫지 못하는 질환의 경우, 낫는다는 보장만 있으면 1년이 걸린다고 해도, 그것이 그리 긴 시간이라고는 생각하지 않는다. 나를 찾아오는 사람을 기준으로 보면 암이나 당뇨를 제외하고 치유의 성공률은, 겸손하게 말해도 80% 이상이다. 사실, 나를 찾아오는 환자들은 이미 여러 곳을 헤매면서 치유를 받아 보았지만 치유가 안 되어 결국 나를 찾아온 사람들이 대부분이다. 이러한 사람을 대상으로 80% 이상 치유를 했다는 이 사실 하나만 가지고도, '심천사혈요법' 은 대중화되어 국민보건에 기여하는 한 방법으로 보급되어야 된다고 생각한다.

한편, 모든 증세가 장기간 사혈을 요하는 것은 아니다. 급체, 위경련, 심장마비, 협심증, 두통, 각종 근육통은 어혈이 빠져나오는 즉시 한 차례의 시술만으로도 큰 효과를 볼 수 있다.

다. 사혈로 가능한 질환

* 뇌종양이 아닌 모든 두통, 신경을 쓰거나 공부만 하면 오는 두통, 편두통, 골이 쏟아질 듯한 두통
* 각종 탈모 증세
* 시력 감퇴, 충혈, 안압 이상, 찬바람 쏘이면 눈물이 나는 증세
* 풍치, 이가 시린 증세
* 기미, 저승꽃, 개기름, 뾰루지
* 각종 위장병, 위염, 속쓰림, 위산과다, 식욕부진, 소화불량
* 위경련, 설사, 변비
* 잘 체하는 증세
* 숨이 차고, 가슴이 답답한 증세
* 만성피로
* 일종의 우울증 증세로서, 마음이 초조하며 가슴이 두근거리고 답답해지는 증세
* 건망증, 기억력 감퇴
* 악몽으로 시달리는 증세, 불면증
* 고혈압, 통풍, 관절염, 수족냉증
* 요실금, 생리통, 냉, 하혈, 생리불순
* 각종 피부염, 백선, 딸기피부 얼굴
* 피부색이 유난히 검은 사람
* 뒤꿈치의 굳은 살과 갈라지는 현상, 무좀
* 허리, 어깨, 팔, 다리가 당기고 아픈 근육통 증세
* 부분적으로 땀이 많이 나는 증세
* 각종 담, 결림 증세, 흔히 말하는 사십견. 오십견

* 신부전증(투석을 하기 전)
* 백혈병(항암 치료나 방사선 치료를 하기 전)
* 당뇨병 초기
* 몸이 붓는 증세
* 감기
* 간질병
* 간염
* 간경화
* 지방간
* 간암
* 알콜성 간질환
* 간경변
* 간농양
* 간혈관종 등

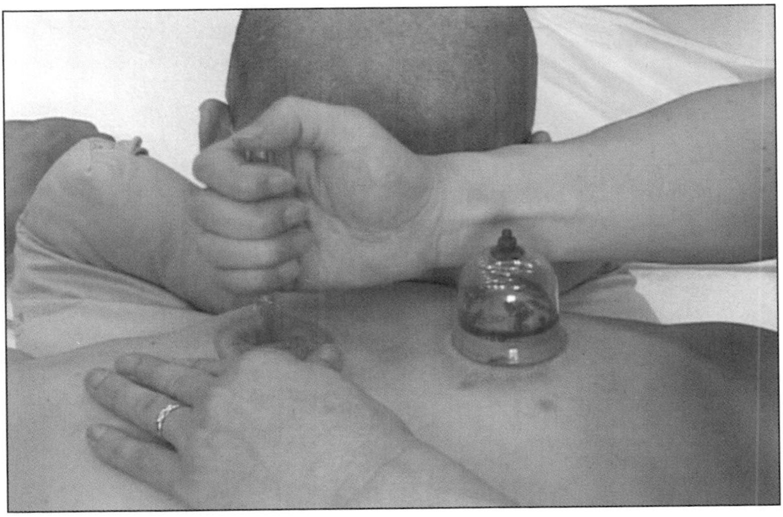

사혈을 시작할 때는 먼저 사혈 부위에 맞게 부항컵의 크기를 설정한 다음, 사혈점에 압을 살짝 걸었다 떼어, 컵 자국이 나면 컵 자국 원 안의 위치에 골고루 15~20회 정도 찌르고 부항컵을 대고 흡입기로 압을 건다.

주의점

눈에 보이는 혈관은 피해서 찌를 것. 동맥 정맥에 흐르는 피는 생혈이고, 내가 빼야 된다고 주장하는 어혈은 모세혈관에 쌓여 움직이지 않는 피를 말한다. 부항컵을 댄 후 흡입기로 압을 걸어 당기는데, 통증을 참을 수 있을 만큼 압을 강하게 당긴다. 압을 걸어 놓고 피의 수위가 계속 올라와 반 컵 정도 고이면 닦고, 같은 방법으로 5회 정도 반복하는데, 압을 걸어 놓고 피가 나오지 않는 상태로 오래 두면 물집이 생겨 따갑다. 피가 나오는 상태를 봐서 피가 멈추면 곧바로 닦고 다시 사혈침으로 찌른 다음 다시 압을 건다(피가 잘 나오지 않는 이유는 뻑뻑한 어혈이 침구멍을 막아서 그러니 다시 찌르고 압을 걸어 반복 사혈한다).

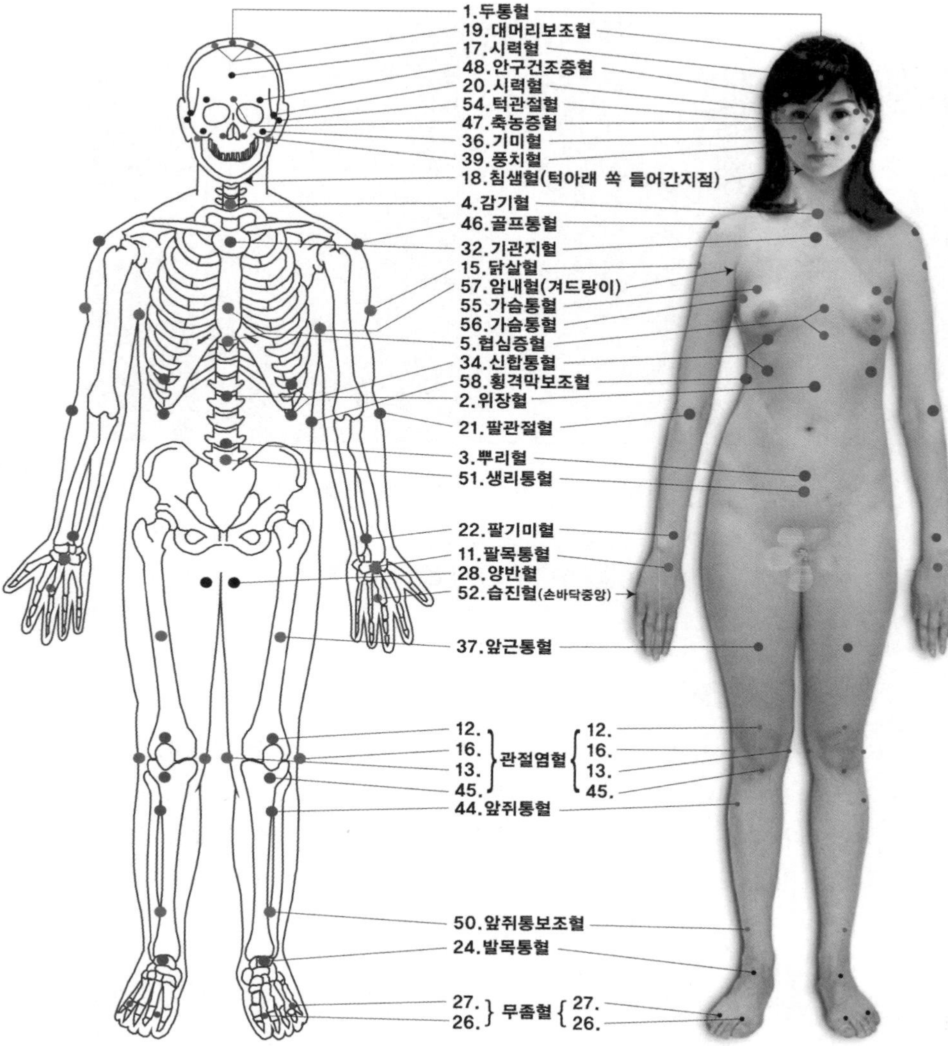
1.두통혈
19.대머리보조혈
17.시력혈
48.안구건조증혈
20.시력혈
54.턱관절혈
47.축농증혈
36.기미혈
39.풍치혈
18.침샘혈(턱아래 쏙 들어간지점)
4.감기혈
46.골프통혈
32.기관지혈
15.닭살혈
57.암내혈(겨드랑이)
55.가슴통혈
56.가슴통혈
5.협심증혈
34.신합통혈
58.횡격막보조혈
2.위장혈
21.팔관절혈
3.뿌리혈
51.생리통혈
22.팔기미혈
11.팔목통혈
28.양반혈
52.습진혈(손바닥중앙)
37.앞근통혈
12.
16.
13.
45.
관절염혈
12.
16.
13.
45.
44.앞쥐통혈
50.앞쥐통보조혈
24.발목통혈
27.
26.
무좀혈
27.
26.

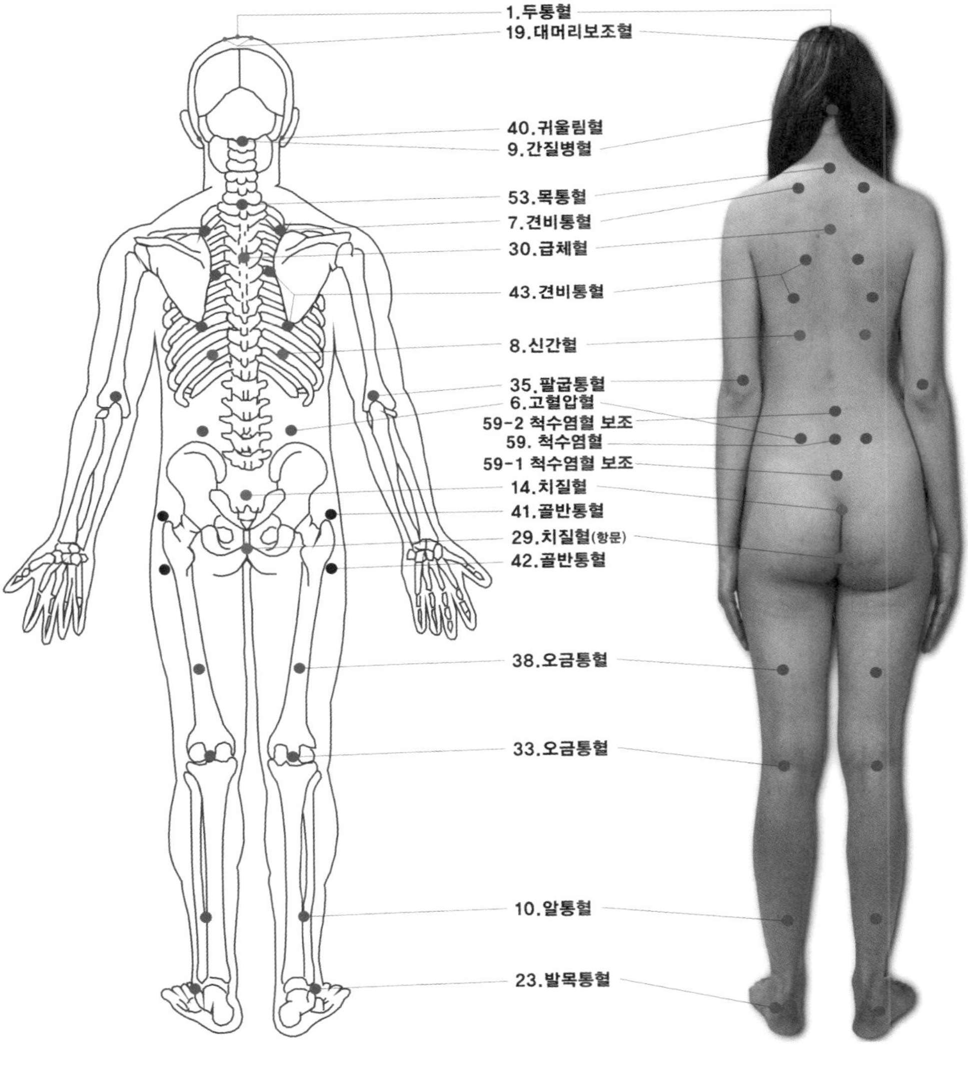
1.두통혈
19.대머리보조혈
40.귀울림혈
9.간질병혈
53.목통혈
7.견비통혈
30.급체혈
43.견비통혈
8.신간혈
35.팔굽통혈
6.고혈압혈
59-2 척수염혈 보조
59. 척수염혈
59-1 척수염혈 보조
14.치질혈
41.골반통혈
29.치질혈(항문)
42.골반통혈
38.오금통혈
33.오금통혈
10.알통혈
23.발목통혈

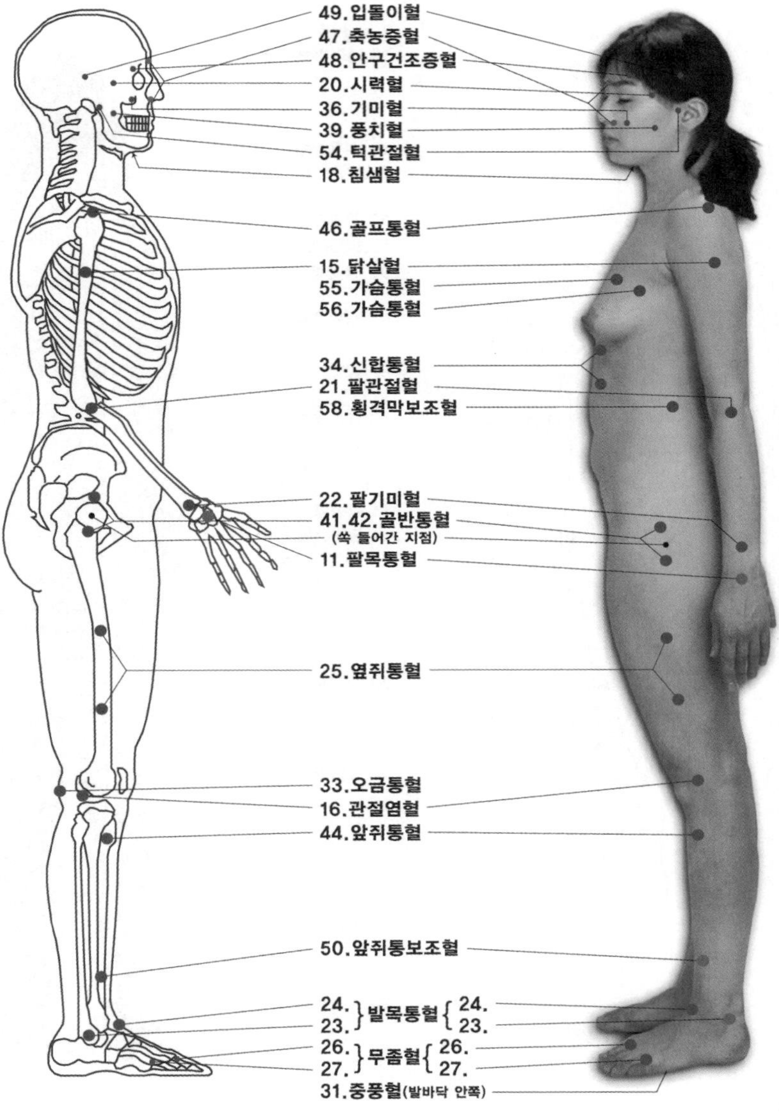
49.입돌이혈
47.축농증혈
48.안구건조증혈
20.시력혈
36.기미혈
39.풍치혈
54.턱관절혈
18.침샘혈
46.골프통혈
15.닭살혈
55.가슴통혈
56.가슴통혈
34.신합통혈
21.팔관절혈
58.횡격막보조혈
22.팔기미혈
41.42.골반통혈
(쏙 들어간 지점)
11.팔목통혈
25.옆쥐통혈
33.오금통혈
16.관절염혈
44.앞쥐통혈
50.앞쥐통보조혈
24. 23. 발목통혈 24. 23.
26. 27. 무좀혈 26. 27.
31.중풍혈(발바닥 안쪽)

2. 시술

★ 사혈점 위치와 사혈점 이름 설명

나는 이 사혈요법을 일반 대중을 기준으로 하고 있기에 어떻게 하면 일반인이 사혈점 위치를 쉽게 찾고, 사혈점 이름을 쉽게 외울 수 있을까를 생각하다 그 자리를 사혈하면 좋아지는 증세로 사혈점 이름을 붙였다. 가령 한 곳을 사혈해주면 여러 증상이 좋아질 수 있는 사혈점에는 그 중 기억하기 좋은 증세로 이름을 지은 것이다. 이러니 자신의 증세와 이름이 같은 사혈점을 선정하여 사혈하면 된다. 각 사혈점 증세 설명은 그곳을 사혈하면 그 증상이 호전된다는 설명이지만, 항상 2번과 3번을 먼저 한다는 것을 명심하고 책의 내용을 이해한 다음 사혈을 시작해야 체력이 떨어지는 것을 미연에 방지할 수 있다. (앞의 118~120p 사혈도 참조)

★ 각 사혈점의 효능 설명

1번 두통혈

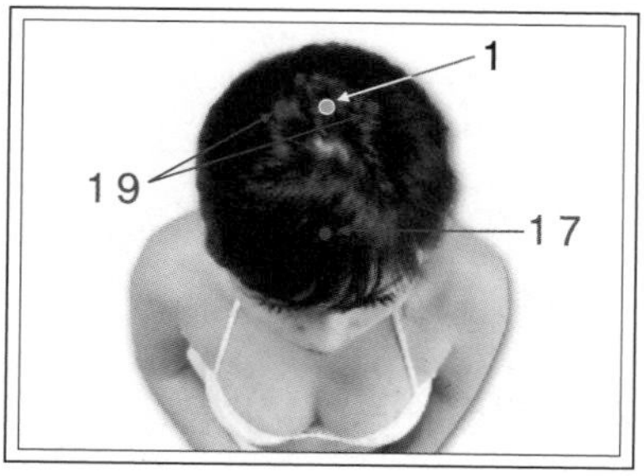

이곳을 사혈하면 뇌종양이 아닌 이상 어떠한 두통이라도 치유가 된다. 1–17–9번을 같이 사혈해주면, 비듬이 없어지고 모발에 윤기가 돌며 탈모, 우울증, 기억력 감퇴, 개기름, 두피의 피부병, 두피 가려움 증세에 효능이 있다.

2번 위장혈

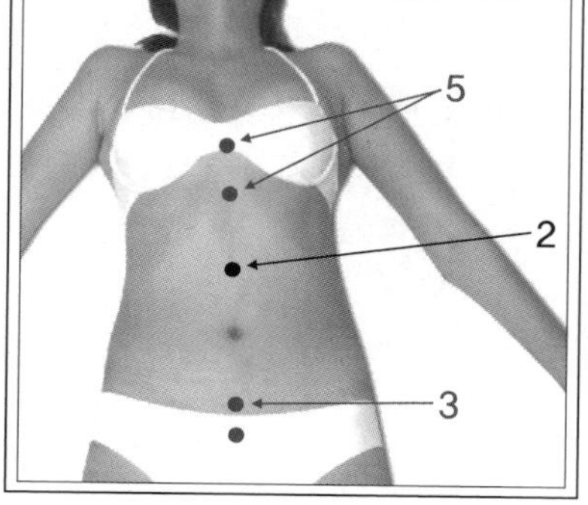

이곳은 위장병, 위염, 속 쓰림, 위산과다, 위하수, 식욕부진 등에 효능이 있고, 가슴이 답답하거나 두근거리고 불안하고 초조할 때 효능이 있다.

*** 2번 위장혈을 사혈하고도 치료의 효능이 뚜렷하지 않으면 30번 급체혈을 추가 사혈해준다.(2번 위장혈은 위를 거쳐 나가는 혈을 담당하는 혈이고, 30번 급체혈은 위쪽으로 들어 가는 혈을 담당하는 혈이다.)**

3번 뿌리혈

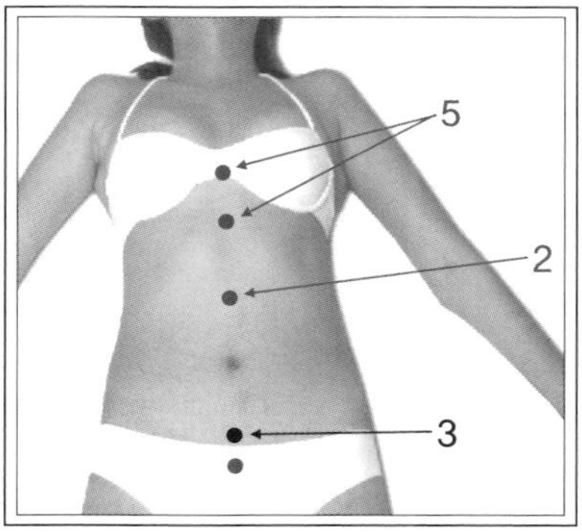

설사, 변비, 기미 치유에 효능이 있으며 2-3-6번을 사혈하면 검은 피부는 희어지고 맑아진다. 여기에 8번을 사혈하면 고혈압, 중풍, 치매의 두려움에서 해방될 수 있다.

4번 감기혈

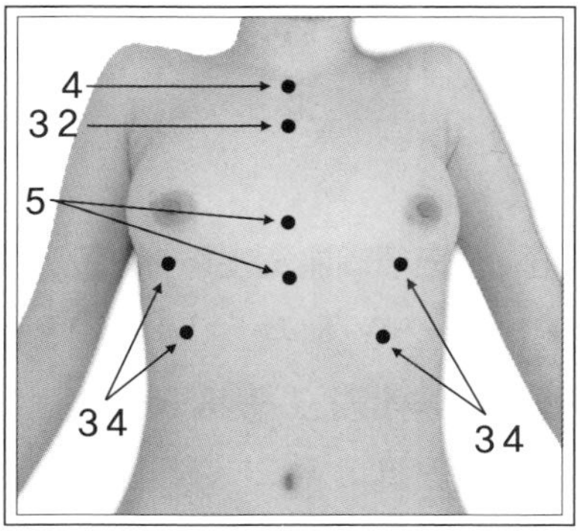

감기 초기에는 4-18번을 사혈해주면 자고 나면 치유가 되지만, 감기가 지속되면 사혈을 해도 피가 잘 나오지 않는다. 그러나 피가 나올 때까지 사혈을 해야 치유가 된다. 감기에는 응급처방으로 드라이기를 이용해 목의 온도를 높여주든지 수건으로 체온을 유지해주면 효능이 있다.

5번 협심증혈

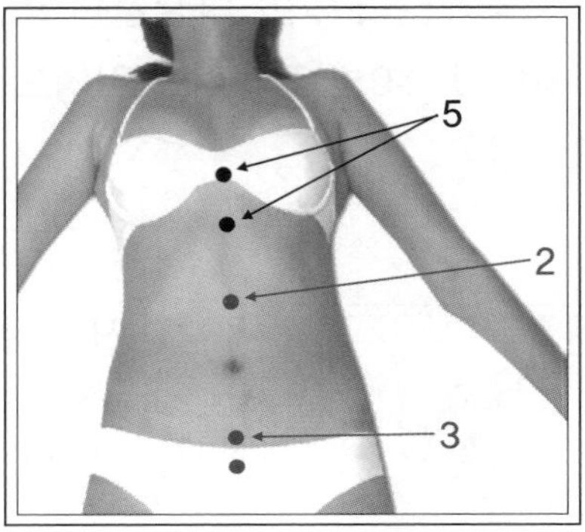

협심증 증세로 숨이 차거나 가슴이 답답하고 불안할 때에 효능이 있으며, 저혈압이나 해소, 천식, 폐결핵에 효능이 있다. 결핵은 한약과 병행을 하면 효능이 좋고, 저혈압 환자는 사혈을 하기 위해 부항컵을 대고 압을 걸면 일시적으로 저혈압 증세가 악화될 수 있다. 이러한 증세가 나타나면 사혈을 중단하고 안정을 취해야 하고 혼수상태가 오면 십선혈, 손가락 끝을 사혈해주면 회복된다.

*** 협심증 증세나 저혈압, 천식 등은 현대의술도 불치병 정도로 취급되는데 그 원인은 이 곳이 어혈로 인해 피가 못 돌아서 오는 증상인데 피가 못 도는 데서 원인을 찾지 않고 증세 자체만 누르려는 데서 실마리를 찾으려 하기 때문이다. 앞의 증세는 4-32-5**

번을 사혈해주면 치유는 되지만 아마추어 사혈요법으로는 권하고 싶지 않다. 앞에 나열한 증세는 이미 다른 장기의 기능이 상당히 떨어진 합병증으로 나타나기 때문이다. 이 경우 이 책의 내용을 충분히 이해하고 사혈을 해야 하는데 사혈의 순서는, 먼저 2-3번을 사혈해서 피가 잘 나온 다음 6번을 사혈하고 피가 잘 나온 다음 8번을 사혈한다. 마지막에 4-32-5번을 사혈하면 되는데 한약과 병행하는 것이 좋다.

6번 고혈압혈

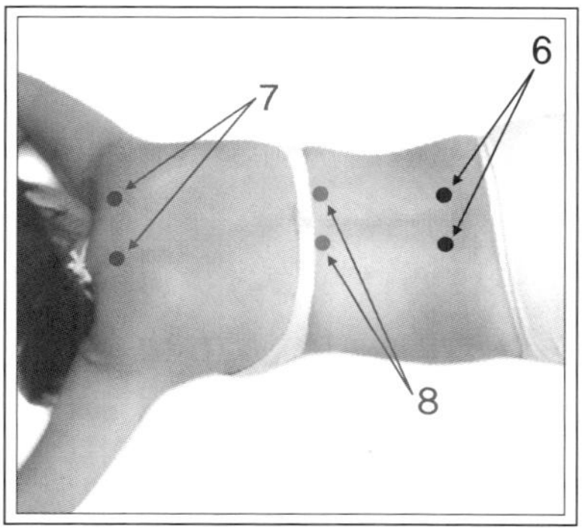

이곳은 고혈압 필수혈이다. 혈압이 오르는 순간에도 이곳을 사혈하면 혈압이 떨어질 정도로 특효혈이지만 재발하지 않게 하기 위해선 내가 기준하는 만큼 사혈을 해 주어야 고혈압이 재발하지 않는다. 고혈압혈은 대단히 중요한 혈이다. 만성 피로나 하체빈약 체질도 고혈압혈을 사혈해주면 상하가 골고루 발달한다. 인삼, 녹용, 꿀 등을 먹고 상혈이 되는 사람도 고혈압혈을 사혈하고 먹으면 상혈이 되지 않는다.

7번 견비통혈

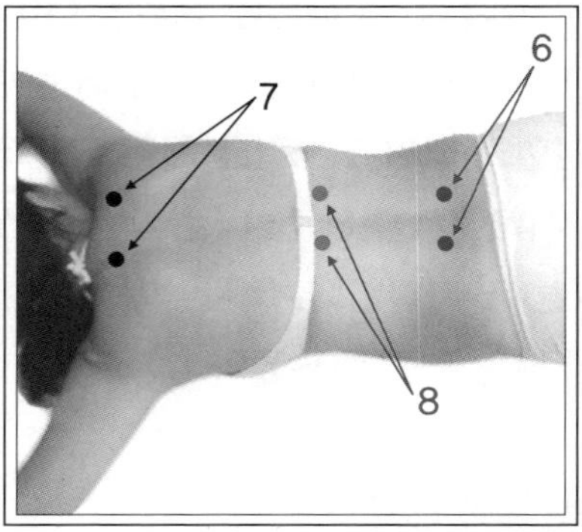

어깨 근육이 당기거나 아픈 증세에 효능이 있다. 손이 차거나 땀이 많이 나는 증세, 손바닥이 메마를 때는 7-15-22번을 사혈하면 되고, 사십견이나 오십견은 대부분은 7-43번을 사혈해주면 치유가 되고, 7-43번 견비통혈을 사혈하고도 치유가 되지 않는 경우는 30번 급체혈과 9번 간질병혈을 추가 사혈해주면 99% 치유가 된다.

8번 신간혈

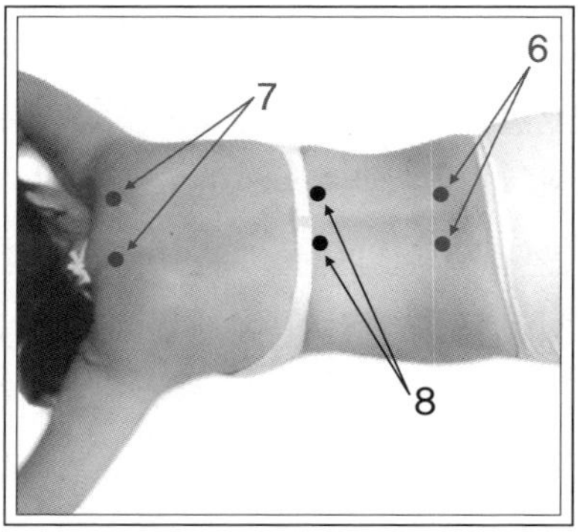

이 혈은 신장과 간 기능이 회복되는 혈이다. 얼굴이나 눈 밑, 엄지손가락 안쪽에 푸른빛이 나는 사람과 얼굴과 등 쪽에 뾰루지, 얼굴 여드름이 많은 사람도 간 기능저하로 오는 현상인데, 제대로 사혈을 한다면 이러한 현상은 없어진다. 자고 나면 손발 또는 몸이 붓는 현상과 갑자기 체중이 느는 경우(한 달에 2kg 이상)도 신장 기능이 떨어져 합병증으로 살이 찌는 것인데, 이 모든 현상에 효능이 있다.

9번 간질병혈

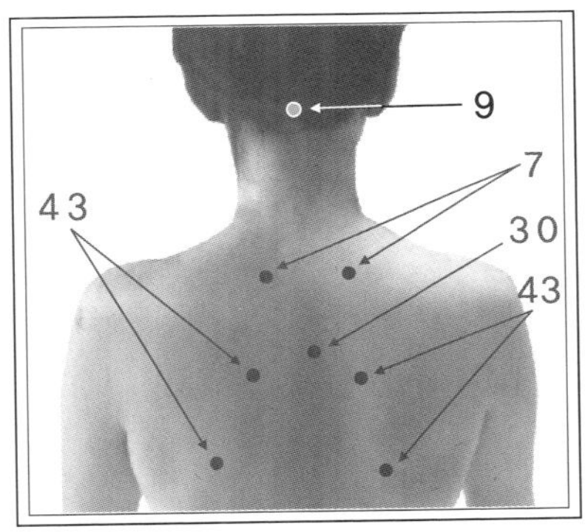

이곳은 인체의 모든 신경선이 출발하는 길목혈이다. 간질병 발작의 원인 중 60% 정도가 이곳의 피의 흐름이 원활하지 않은 데 원인이 있다. 간질병을 치유하기 위해서는 먼저 2-3번을 사혈해서 피가 잘 나온 다음 6번을 사혈하고, 피가 잘 나온 다음 7-9-1번을 사혈해주면 대단한 효능이 있다.

10번 알통혈

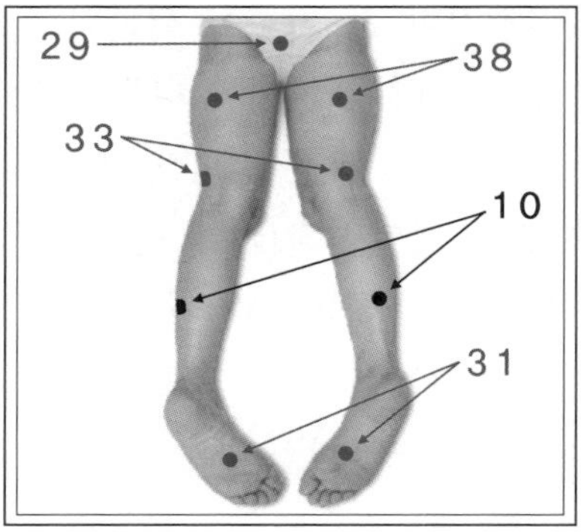

종아리에 알이 배면 알통혈에 사혈하고, 발바닥에 굳은 살이 박히거나 땀이 많이 나는 증세 또는 거칠고 메마른 증세 등을 치유하기 위해서는 6-10번을 사혈하면 된다. 특히 발바닥 통증과 발바닥 전체 무좀, 습진에는 6-10-31번을 사혈하면 치유가 된다.

*** 종아리가 굵어 고민인 사람도 10번 알통혈을 사혈해주면 가늘어진다.**

11번 팔목통혈

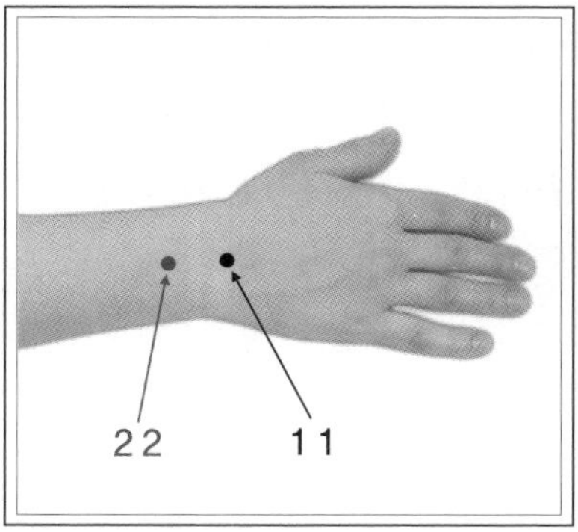

팔목이 아프거나 손목의 근육통 또는 손목 관절통.

12, 13번 관절염혈

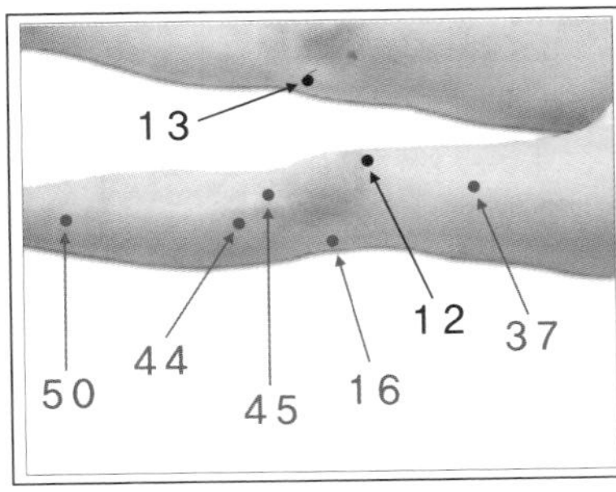

무릎 퇴행성관절염, 통풍, 근육통에 특효혈이다. 이러한 증세의 치유를 위해서는 12-13-16번을 사혈한다(관절염, 고혈압, 신경통 등의 통증을 멎게 하기 위해, 진통제인 마취 기능의 약을 장복하는 것은 중풍과 당뇨병을 빨리 오게 하는 지름길임을 알아야 한다).

14번 치질혈

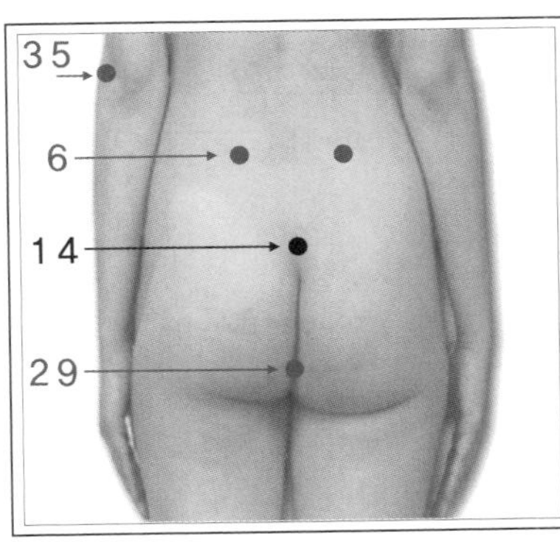

치질 치유 시는 6-14-29번을 사혈한다.

15번 닭살혈

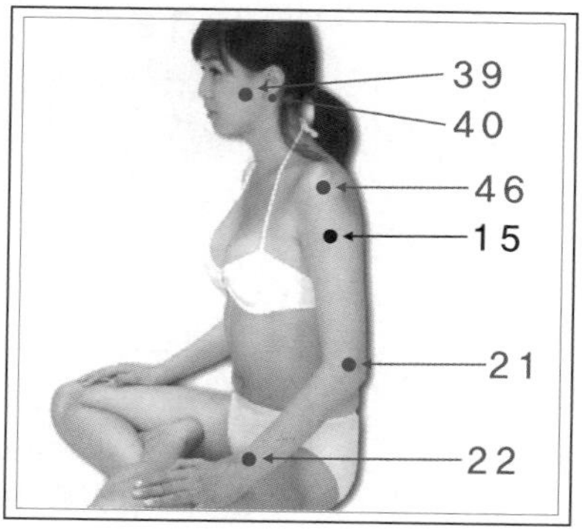

손이 차거나 팔뚝에 나는 뾰루지, 닭살, 근육통 등에 효능이 있다. 7-15-22번을 사혈하면 앞의 증세가 치유되며, 팔뚝에 검버섯이 없어지고 팔의 힘이 강해진다. 손바닥에 땀이 많이 나는 증세, 건조한 상태에도 효능이 좋다.

16번 관절염혈

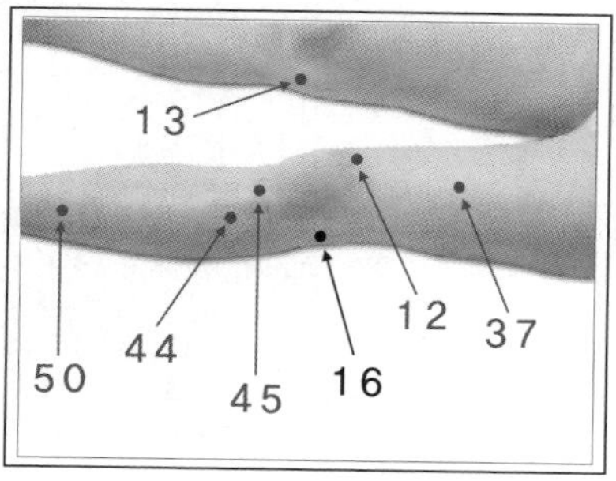

12-13번 혈과 함께 참조.

17번 시력혈

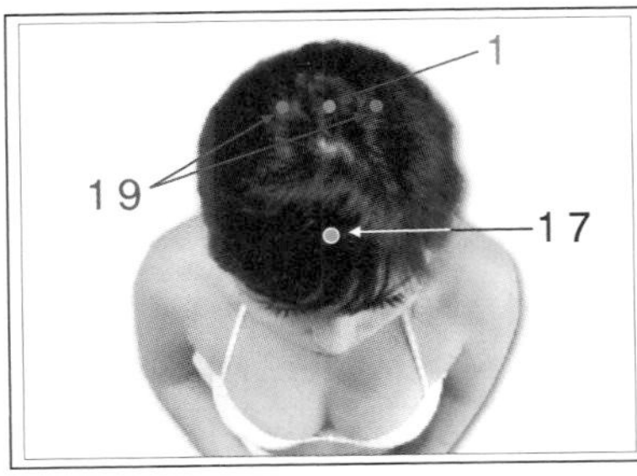

시력 회복을 위해서는 1-17-20번을 동시에 사혈하는데, 침술과 병행하면 더욱 효과적이다. 눈꺼풀이 무겁고 내려앉는 증세에도 효과가 있다.

18번 침샘혈

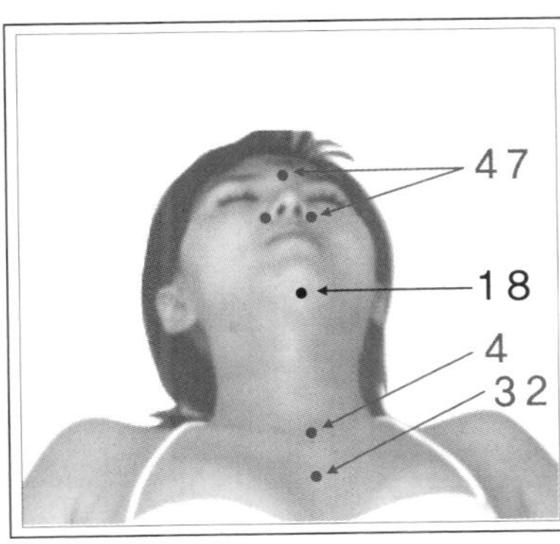

입 안이 건조해지는 증세에 효능이 있다. 입 안이 건조해지는 증세, 갑상선 증세가 있는 사람은 신장 기능 저하의 합병증으로 나타나는 증세로 이런 사람은 이미 오장의 기능이 떨어져

있는 경우가 많다. 그 증세가 오게 된 근본 원인을 제거하지 않고 고치려 함은 부작용만 키우는 결과가 되기 쉽다. 이러한 증세는 철저하게 사혈의 순서를 지켜야 치유가 가능하다. 2-3, 6-8, 4-18번의 순서를 철저히 지킬 것.

19번 대머리 보조혈

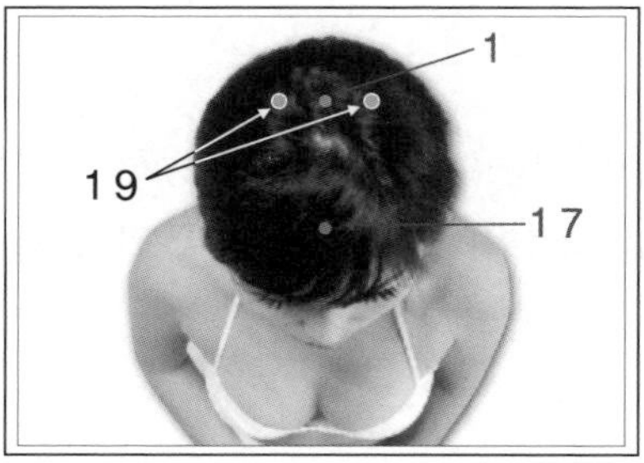

이 혈만 사혈하는 경우는 없다. 두통, 대머리, 탈모증을 치유하기 위해 사혈을 하다 보면, 두피의 어혈이 손 감각으로도 잡히는데 두통혈 사혈에도 딸려 나오지 않는 어혈을 빼줄 때 사혈한다.

20번 시력혈

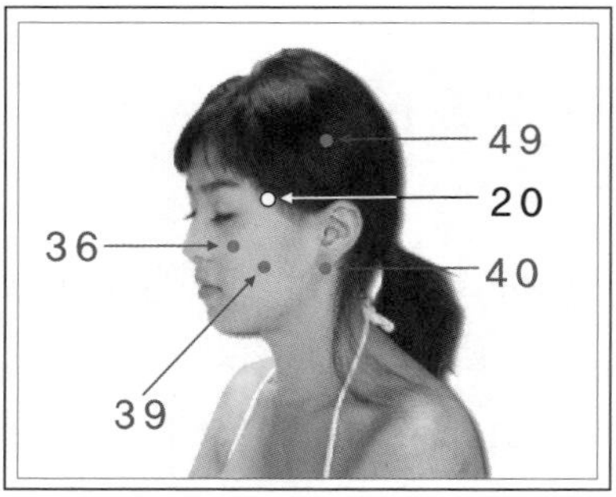

17번 사혈 내용과 동일.

21번 팔관절혈

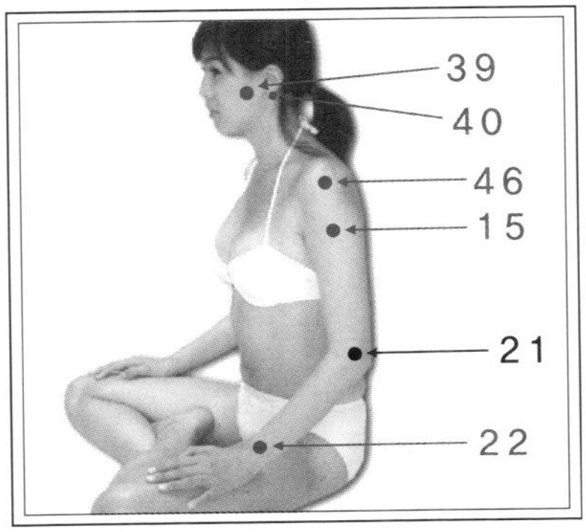

그 부위의 관절염이나 근육통, 시큰거리는 증세에 사용된다.

22번 팔기미혈

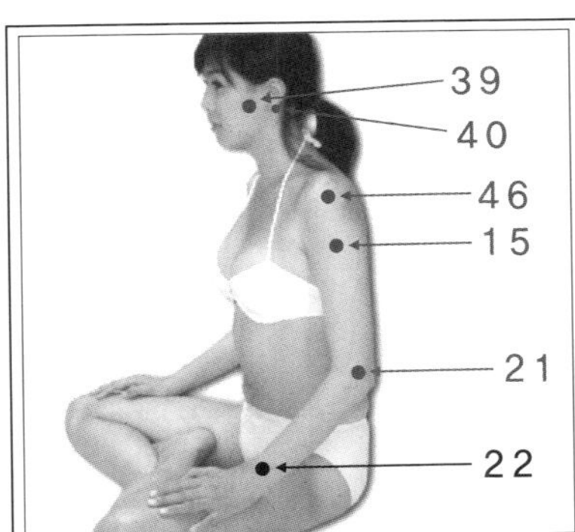

명칭 그대로의 증세에 사용할 수 있다. 팔에 나는 기미나 뾰루지, 근육통이 없어지며 팔의 힘이 배가 된다.

23번 발목통혈

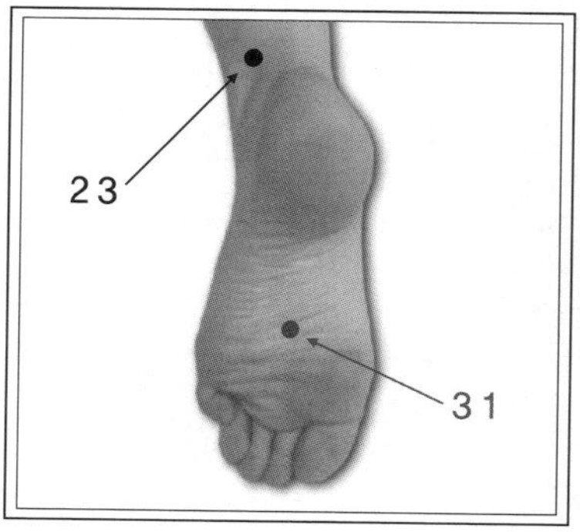

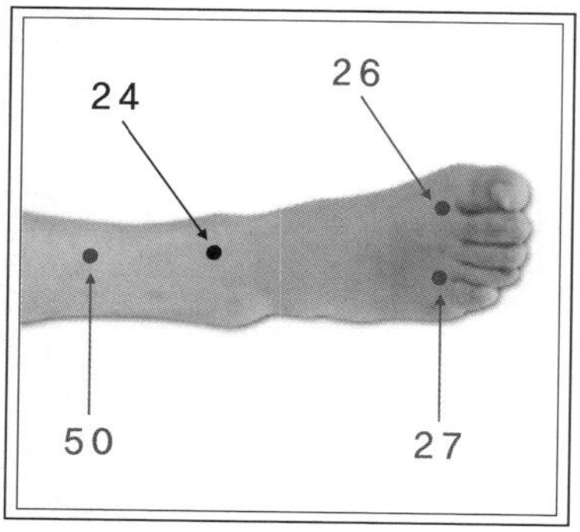

발목을 삐었거나 관절통, 시큰거리는 증세에 효능이 있으며 사혈시는 23-24번을 동시에 사혈.

24번 발목통혈

23번과 동일하게 사용할 수 있다.

25번 옆쥐통혈

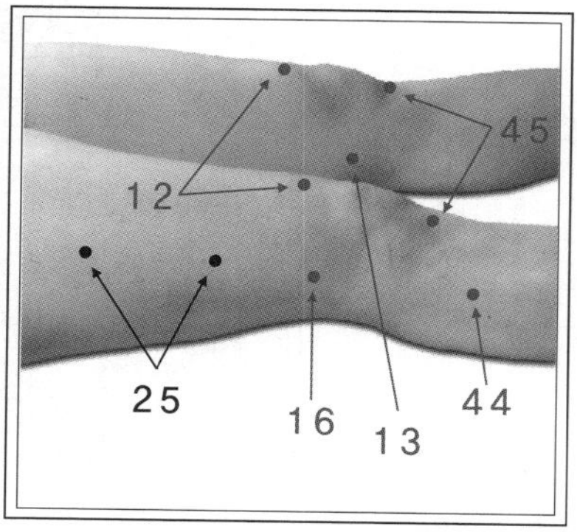

그 위치에 쥐가 나거나 따갑고 열이 나며 냉하고 통증이 있을 때 사혈, 25-16번을 동시에 사혈한다.

26번 무좀혈

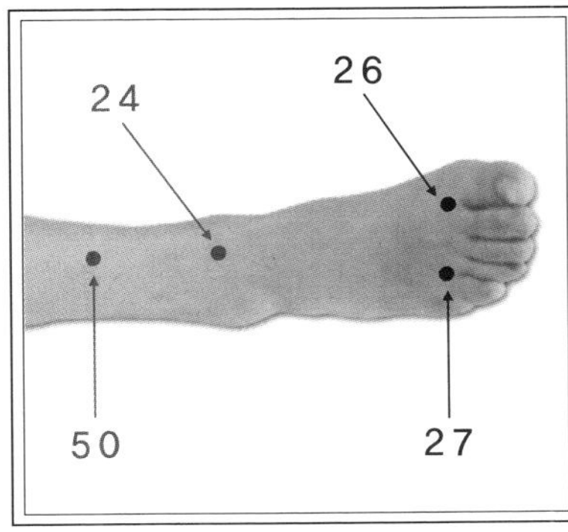

무좀이 생긴 발가락 위쪽을 사혈하면 된다. 발에 땀이 많이 나는 증세에는 6-10-26-27번을 사혈해주면 치유된다.

27번 무좀혈 26번 혈 내용 참조.

28번 양반혈

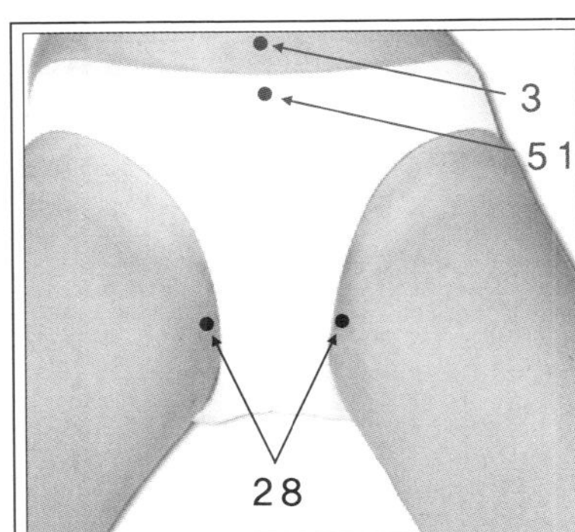

양반 다리 자세를 취했을 때 그 부위에 통증이 오거나 근육이 굳어 양반다리 자세가 안 될 때 사혈한다.

29번 치질혈

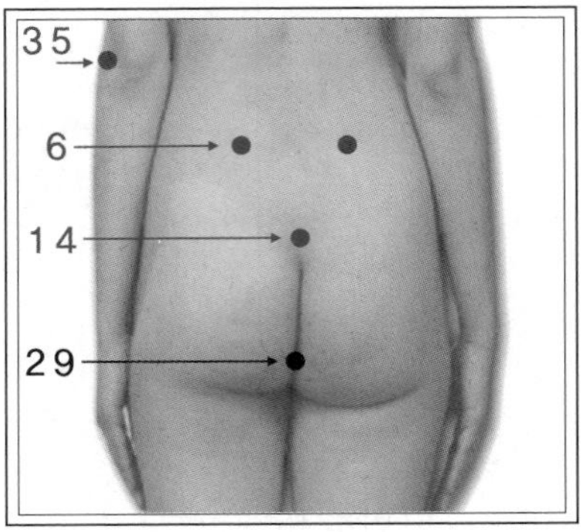

(항문) 치질 치유 시는 6–14–29번을 사혈한다.

30번 급체혈

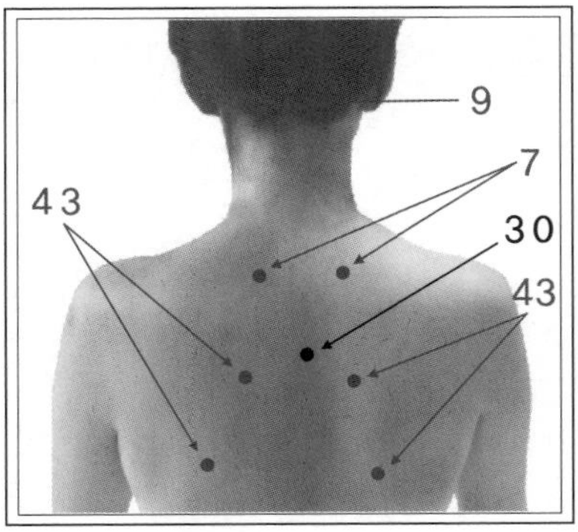

위경련 또는 급체했을 때 먼저 30번 급체혈을 먼저 사혈을 한 다음 바로 2번 위장혈을 사혈한다.

31번 중풍혈

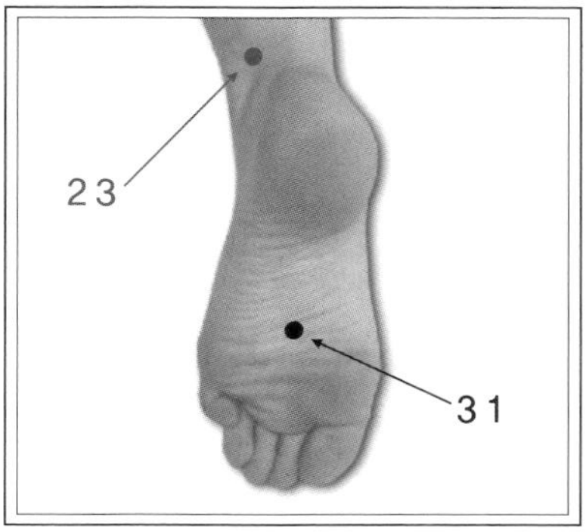

중풍뿐 아니라 발바닥 통증, 발바닥 무좀 등에도 효과가 있다. 중풍이 임박한 고혈압 환자의 경우, 이 혈을 사혈해보면 전기로 지지는 듯한 통증이 온다. 하지만 고혈압이 치유되고 중풍의 위험이 사라지면 사혈침으로 찔러도 통증이 심하지 않다. 중풍을 맞고 3일 이내에 6-1-9-31번 순서로 사혈하면 큰 효능이 있고, 3일이 지나면 효능이 떨어진다(중풍편 참조).

*** 뒷목 9번 간질병혈 위치가 열이 나는 듯하고, 뻐근한 느낌이 온다면 곧 중풍을 맞는다는 예고 신호다.**

32번 기관지혈

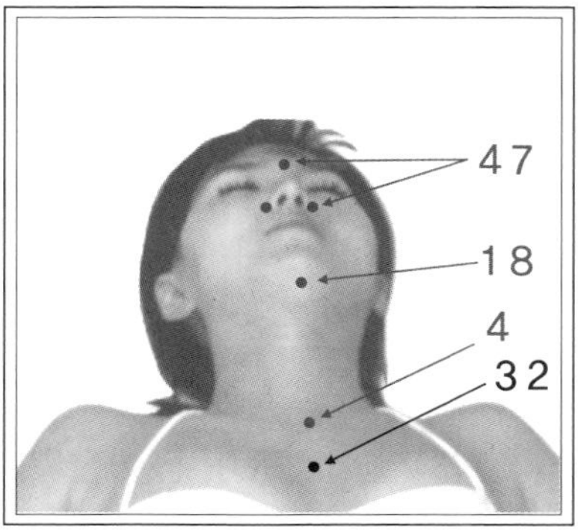

33번 오금통혈

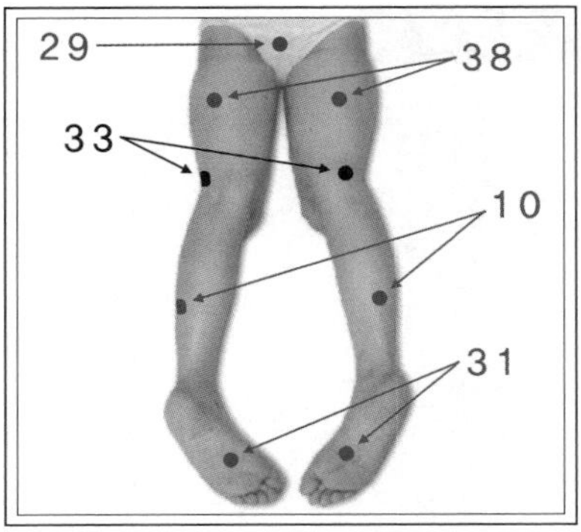

오금이 당기거나 통증이 올 때, 33-38번을 동시에 사혈한다.

34번 신합통혈

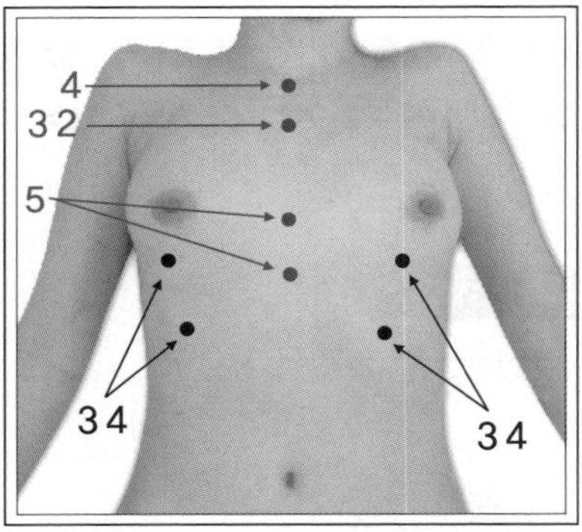

신장 기능이 떨어지면 합병증으로 위 지점이 붓거나 누르면 통증이 올 때 사혈을 해주면 붓기도 빠지고 통증도 소멸된다.

*** 대상포진으로 물집이 생기고 극심한 통증이 올 때에 5번 협심증혈과, 34번 신합통혈을 사혈해주면, 통증이 없어진다.**

35번 팔굽통혈

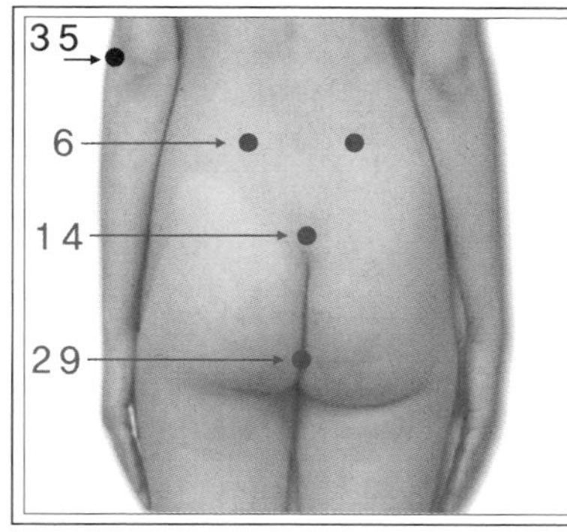

팔꿈치가 당기는 증세나 근육통에 사혈한다.

36번 기미혈

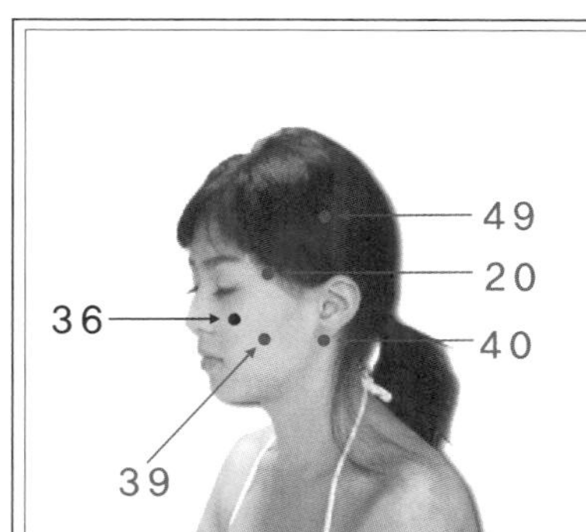

알레르기성 비염, 뾰루지, 딸기피부, 기미에 효능이 있다.

*** 찬바람 쏘이면 눈물이 나는 증세에 효능이 있다.**

37번 앞근통혈

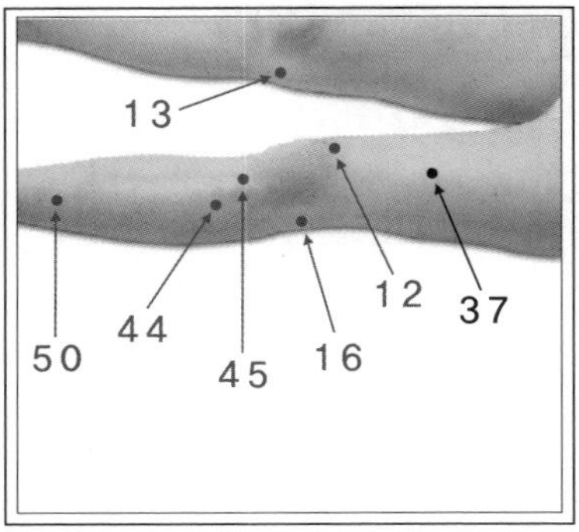

그 위치가 당기고 근육통증이 올 때.

38번 오금통혈

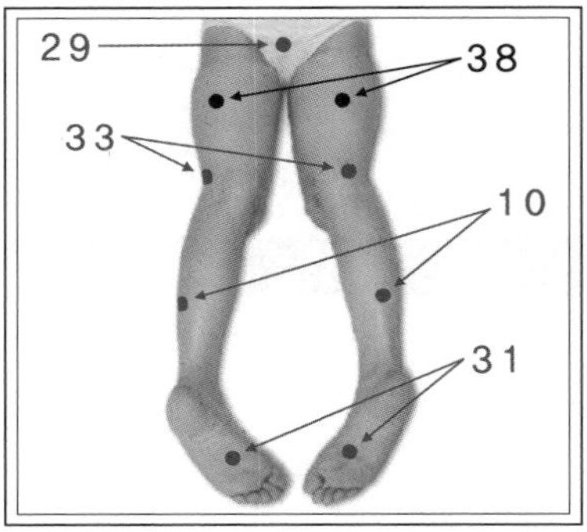

그 위치가 당기고 근육통증이 올 때.

39번 풍치혈

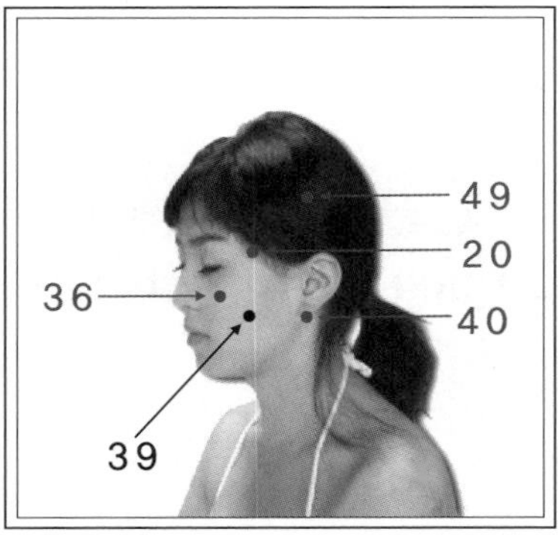

풍치, 잇몸이 붓거나, 이가 시릴 때, 입 냄새가 심할 때, 치통이 심할 때 효능이 있다. 치석을 제거한 후 사혈해야 재발을 막을 수 있다.

40번 귀울림혈

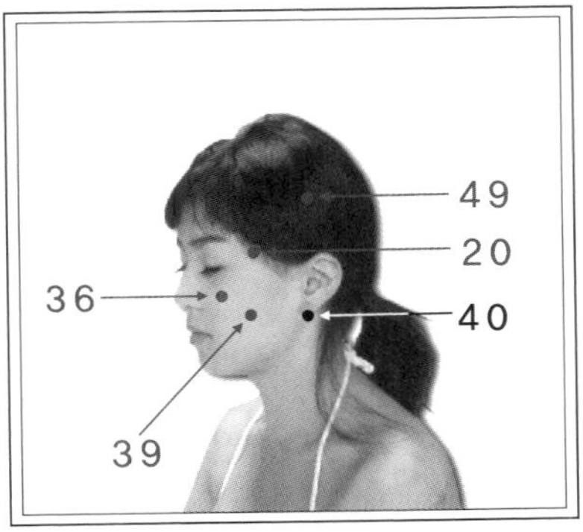

귀울림(이명)은 피가 부족해도 피가 못 돌아도 나타난다. 단순히 피가 못 돌 때는 이 혈만 사혈해도 치유가 되지만, 피가 부족해서 오는 이명은 2-3, 6-7, 9-40번의 순서로 사혈해야 치유가 된다. 가는 귀 먹은 데도 효능이 있다.

*** 귀에 염증이나 진물, 귀지가 유별나게 많은 증세에 효능이 있다.**

41번 골반통혈

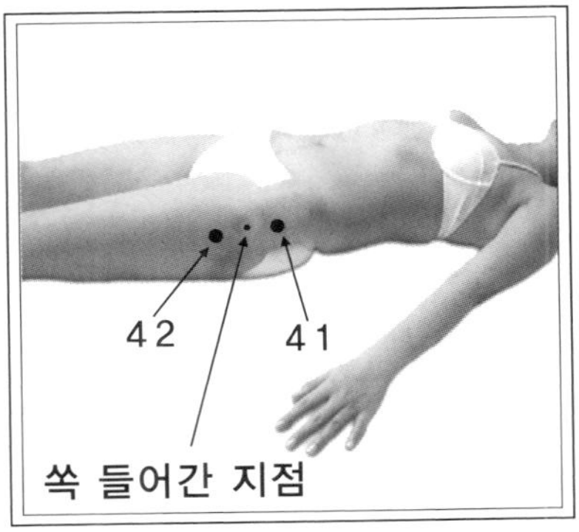

근육통이나 가위자세를 취할 때 오는 통증에 효능이 있다.

*** 대퇴골두 무혈성 괴사에는 6-41-42번 사혈.**

42번 골반통혈 41번과 동일.

43번 견비통혈

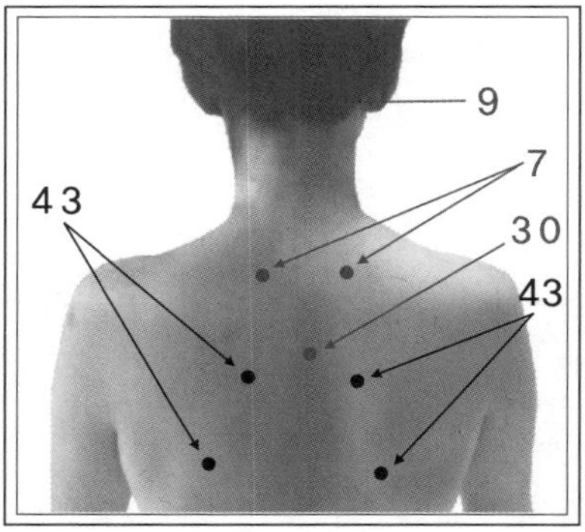

어깨 부위의 근육통, 특히 사십견, 오십견이 있는 증상에 이 사혈요법으로 치유하면 낫지 않는 경우가 거의 없다. 7-43번 동시 사혈.

44번 앞쥐통혈

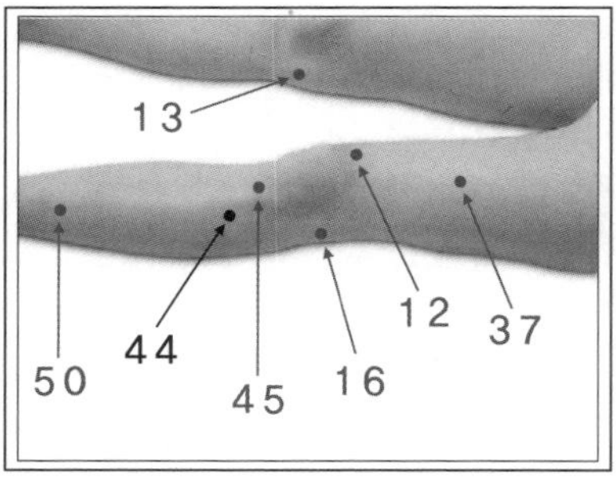

그 부위에 쥐가 잘 나거나, 건성피부, 요산 독에 의해 가려움증이 심할 때.

45번 관절염혈

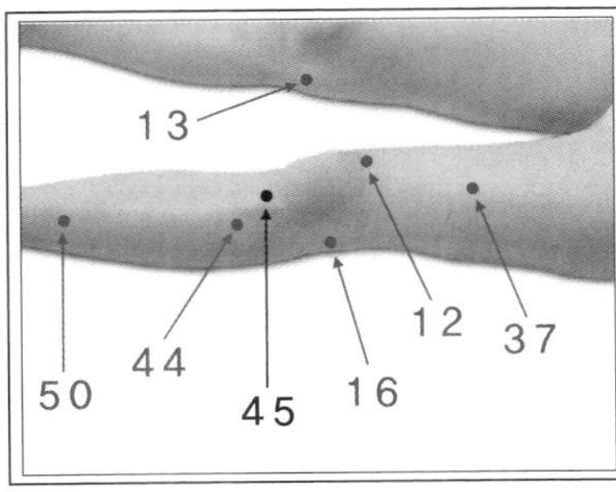

앉거나 일어설 때 그 부위에 통증이 오거나 부었을 때, 염증이 있을 때.

46번 골프통혈

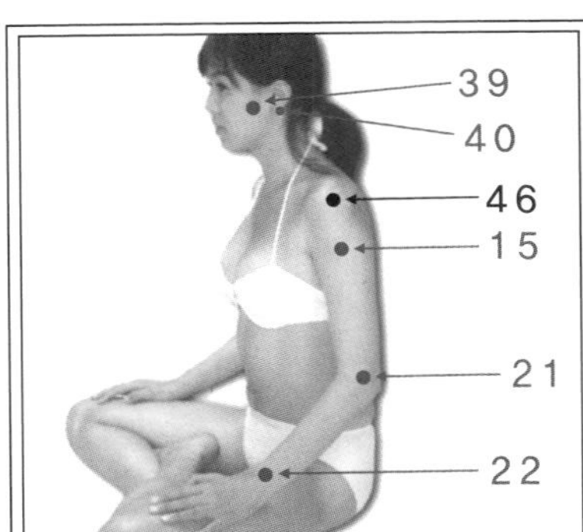

골프를 많이 치는 사람 중에 통증이 오는 경우가 많아서 골프통혈이라고 칭한다. 골프통이나 각종 근육통 또는 중풍 후에 관절 탈골시 사혈한다.

47번 축농증혈

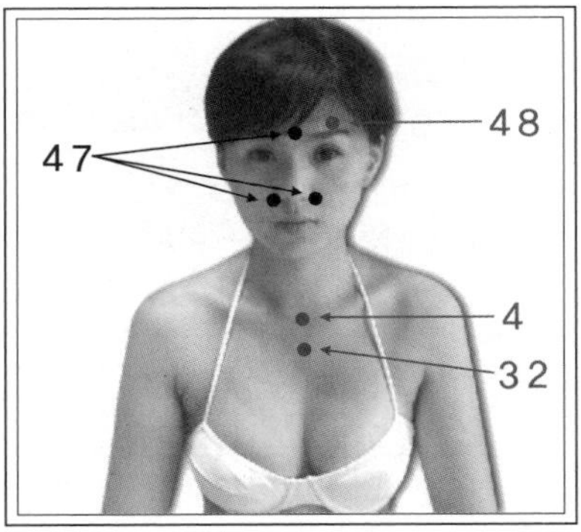

축농증, 콧물이 심하게 나올 때, 알레르기성 콧물 기침에 사용한다.

48번 안구건조증혈

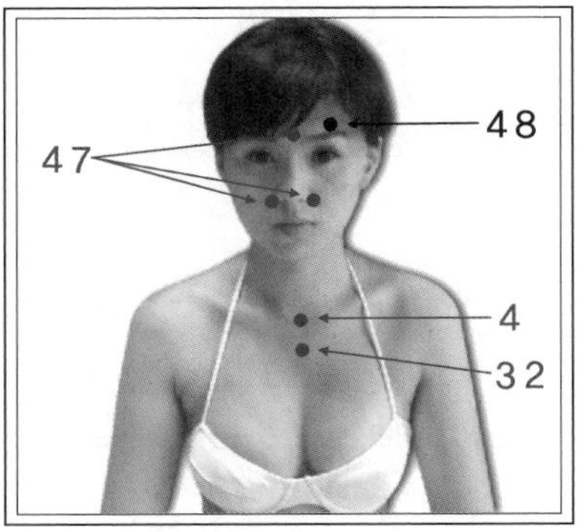

눈물이 나오지 않아서 눈이 뻑뻑할 때, 유행성 결막염이나 각종 눈병으로 안구충혈이 심할 때는 20번-48번을 사혈한다.

49번 입돌이혈

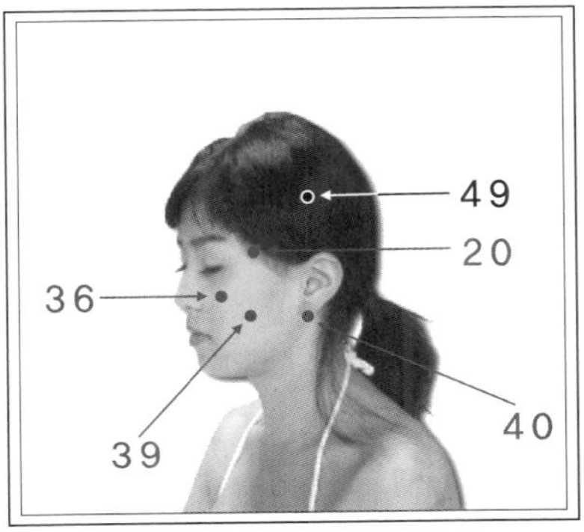

와사풍으로 입이 돌아간 경우, 39번 풍치혈을 사혈하고도 입이 돌아오지 않을 경우에 1번-9번-49번 혈을 추가 사혈한다.

50번 앞쥐통보조혈

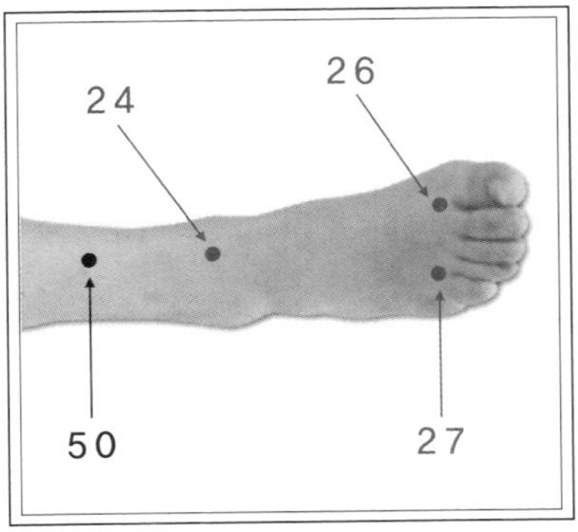

당뇨 합병증으로 발가락이 썩어갈 때 24번 발목통혈을 사혈 후에도 뚜렷한 치유 효능이 없을 때 추가로 사혈한다. 또는 44번 앞쥐통혈을 사혈하고도 다리에 계속 쥐가 날 때 추가로 사혈한다.

51번 생리통혈

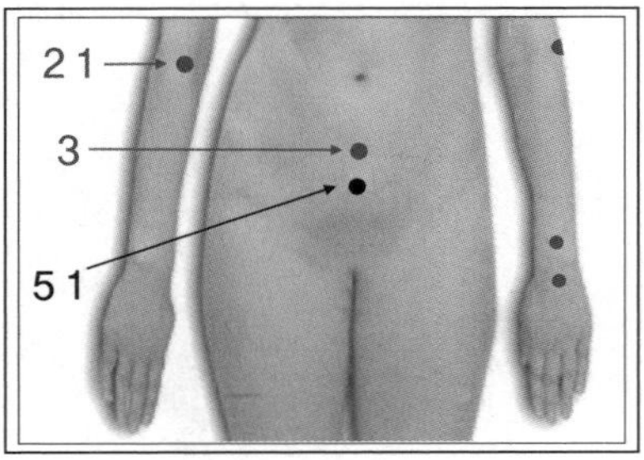

생리통, 냉, 생리불순, 불임, 난소, 물혹, 자연유산일 경우 2번-51번-6번-8번 기본혈을 사혈한다.

〈주의사항〉

▶ 1번(두통혈), 17번(시력혈), 20번(시력혈), 18번(침샘혈), 4번(감기혈), 32번(기관지혈), 5번(협심증혈), 2번(위장혈), 3번(뿌리혈), 9번(간질혈), 7번(견비통혈), 30번(급체혈), 8번(신간혈), 6번(고혈압혈)은 절대로 위치를 바꾸지 말 것. 이 지점들은 그곳으로 핏 길이 열려야 원래 가지고 있던 기능의 회복이 빠르다.

▶ 나머지 혈자리는 인체구조상, 몸을 움직일 때에 이완되는 근육의 해부학적 이치상 대표적으로 어혈이 잘 쌓이는 곳이다. 진찰편을 참고하여 어혈이 있는 곳을 잘 읽어 보고, 그 이치를 이해한 다음이라면 위치를 다소 옮겨도 부작용은 없다.

▶ 근육이 당기는 증세의 경우, 통증을 느끼는 곳을 직접 사

혈해도 되는데 이것은 일시적인 치유법에 불과하며, 온 몸을 다시 태어나게 한다는 마음으로 사혈을 시작할 때는 2번(위장혈), 3번(뿌리혈)을 잘 나올 때까지 사혈을 한 다음에 6번(고혈압혈), 8번(신간혈), 7번(견비통혈)을 시작하고 이곳이 잘 나온 다음 아픈 곳을 사혈해야 한다.

▶ 2번(위장혈), 3번(뿌리혈), 6번(고혈압혈), 8번(신간혈), 7번(견비통혈)은 오장육부의 기능을 회복시키는 혈로서, 이곳의 피가 잘 나온 다음 증세에 맞게 아픈 곳을 사혈하면 체력저하로 올 수 있는 빈혈, 몸살 등을 겪지 않고 넘어갈 수 있다. 사혈이란 막힌 하수구관에 낀 찌꺼기를 빼주는 것과 같은 의미로서, 심장을 저수지로 볼 때 혈관은 수로가 되는데, 저수지 쪽에서 혈관을 터 내려온다는 개념으로 사혈을 해야 효과적이다. 2번(위장혈)과 3번(뿌리혈)을 먼저 사혈하라는 것은, 아무리 좋은 사혈요법이라 해도 체력이 뒷받침되어야 계속할 수 있기 때문이다. 2번(위장혈)과 3번(뿌리혈)이 나무로 말하면 뿌리 부분으로서 뿌리에서 영양분을 잘 흡수해야 체력이 뒷받침되며, 아무리 허약한 사람도 이 부분만 사혈을 하면 체력이 달리지 않기 때문이다. 그래서 이곳을 사혈해서 피가 잘 나온다면 장 기능도 그만큼 회복되었다고 보아도 된다.

▶ 사혈을 장기간 할 때 꿀과 죽염, 마른 멸치, 철분제, 포도액기스, 조혈에 필요한 식품 등을 섭취하면, 사혈 시 조혈기능에 도움이 된다. 특히 죽염은 필수적이다. 사혈을 장기간 하게 되면 몸에 있는 염분 농도가 떨어지게 되는데, 혈액 속 염분 농도가

떨어지면 외부의 침입 균이 몸속으로 들어오기 쉽다. 이렇게 침입한 세균과 몸속의 백혈구가 서로 싸움을 시작하면 열이 발생하거나 호흡이 가빠지는 원인이 된다.

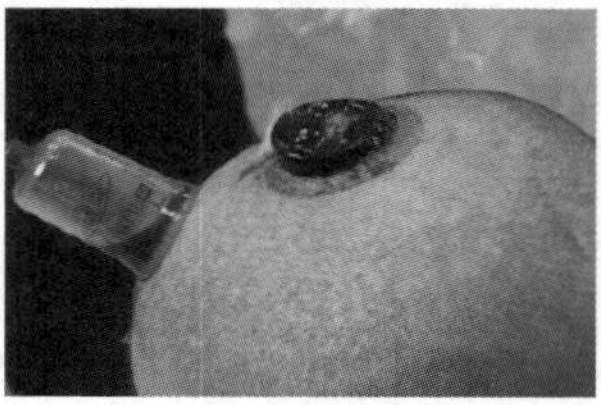

(1) 두통과 탈모

두통을 이해하려면, 머리가 아플 때 어떠한 이치로 통증을 느끼게 되느냐 하는 것을 이해하여야 한다. 두통은 순환 장애성 질환으로, 이 책에서 언급하는 순환 장애성 질환이란 혈액 순환 장애로 인한 질환 전체를 포괄하여 일컫는 말이다.

우리가 머리에 통증을 느끼는 이유는, 뇌세포가 산소 부족으로 질식했기 때문으로, 두통의 직접적 원인은 뇌 속의 산소 부족이다. 두통을 치유하기 위해선, 뇌 속에 왜 산소 부족 현상이 일어나느냐 하는 것을 알아야 하는데, 이것을 알려면 뇌 속에 산소 공급이 어떻게 이루어지는지를 이해하면 된다.

인체의 모든 기관의 산소 공급은, 호흡기를 통해서 들어온 산소와 혼합된 혈액이, 심장에서 혈액을 펌프질할 때 혈관을 따라 돌며, 각 세포마다 혈액과 산소를 동시에 공급해주는 방식으로 이루어진다. 따라서 산소 공급은 피의 양과 직결되는 것이어서, 피가 적게 돌면 산소도 적게 공급된다. 그러므로 뇌 속의 산소 부족으로 인한 두통은 뇌 속의 피의 양이 충분하지 못한 것이 직접적인 원인이 된다. 이렇게 본다면, 이치에 맞는 치유법은 뇌 속에 피의 흐름을 원활히 해주어 충분한 산소를 공급해주는 것이다. 이 이치를 무시하고 두통을 치유하려 했기에, 서양 의학이 이 땅에 들어온 지 백 년이 넘어도 지금껏 두통 하나도 제대로 치유를 못하고 신경성이니 만성이니 하는 말만 되풀이하는 것이다.

두통의 형태는 여러 가지이다. 편두통이나 골이 쏟아질 듯 오는 두통, 머리가 터질 것같이 오는 두통, 신경만 쓰면 오는 두통, 머릿속이 안개가 낀 듯 답답한 두통, 음주 후 오는 두통 등, 두통이 오는 원인과 증세는 달라도, 그 근본적 원인은 모두 피의 순환이 느려 뇌 속에 산소가 부족한 데 있다. 그렇다면, 피가 못 돌게 된 직접적 원인은 무엇일까? 이것은 어혈이 혈관을 막고 있기 때문이다. 그러므로 이치에 맞는 치유법은, 혈관을 막고 있는 어혈을 빼주어 피를 잘 돌게 해서 산소 공급이 원활하게 이루어지게 해주는 것이다. 그렇게 하면, 재발이나 부작용을 일으키지 않는다. 사혈점 1번(두통혈).

그런데, 현실은 어떠한가? 두통에 대한 치유제로 시중에 나와 있는 진통제는 일종의 마취제로, 마취의 기능을 통해 아픔 자체를 못 느끼게 하는 약이지 두통의 원인을 치유하는 약은 아니다. 이 경우 약의 효능이란 고작해야 진통제 한 알의 마취기능이 12시간을 가느냐, 24시간을 가느냐, 마취의 기능이 강하냐 약하냐의 차이일 뿐이다.

그러면, 여기서 신경성 두통의 원인과 그 치유법에 대해 생각해 보자. 내가 앞에서 두통을 느끼는 직접적 원인은 뇌 속의 산소 부족으로 뇌세포가 질식했기 때문이라고 했다. 이 말과 연관지어 신경성 두통에 대해 생각해보면, 뇌세포가 가만히 있을 때와 활동을 많이 할 때 산소 소모량을 비교해보면, 평소보다 신경을 많이 쓰면 그만큼 산소 소모량이 증가하게 된다. 이때, 신경을 많이 써 소모된 산소가 소모되는 만큼 계속 공급된다면 뇌 속의 산소 부족 현상이나 두통은 생길리 없다. 그러므로 신경을 쓰면 두통이 오는 이유는, 뇌 속의 피의 흐름의 양이 평소 신경을 안 썼을 때 필요한 양만큼 밖에 되지 못한다는 것이 된다. 따라서, 신경을 써도 두통이 생기지 않으려면 피의 양이 평소보다 증가되면 된다. 그런데, 피의 양이 증가되지 않는 근본적 이유는 무엇일까? 이것 역시 어혈이 혈관을 막고 있기 때문이다. 일단 이 어혈만 빼주면 두통은 사라진다. 사혈의 위치는 1번 두통혈이다.

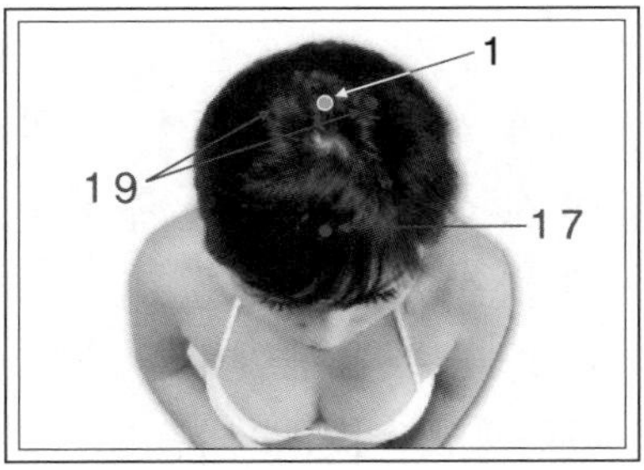

1. 두통혈

재발을 막기 위해서는 어혈이 생긴 원인을 치유해야 하는데 이것까지 설명하려면 길어지니 뒤에 설명하기로 하고 여기서는 주의점만 언급하겠다.

이곳은 일반적으로 머리카락 때문에 압이 잘 걸리지 않아 사혈하기가 어려운 곳이지만 몇 번 해보면 뺄 수 있다. 사람마다 머리 모양의 둥글기가 다르니 먼저 중간 크기의 부항컵을 두통혈에 대고 기우뚱거리는지 확인하고, 만약 기우뚱거리면 조금 더 작은 것으로 해 본다. 컵이 정해졌으면 두통혈에 컵을 대고 컵의 크기

만큼 원형으로 머리를 모아서 돌돌 말아 쥔 후, 사혈침으로 20회 정도 찌르고 머리가 흩어지지 않게 주의하며 컵을 댄다. 잘못 움켜쥔 머리는 요지를 이용하여 빼주고, 컵을 좌우로 살살 돌리면서 압을 걸면 압이 걸린다. 일단 처음 하기가 어렵지 두 번째부터는 핏자국이 있으니 자국대로 머리를 쥐고 하면 쉽다. (초심자는 사혈 부위만 머리카락을 자르고 빼는 것이 좋다).

한편, 사혈침으로 찌르는 위치마다 통증의 차이가 있어서, 전기로 지지는 듯 아픈 곳이 있는가 하면 전혀 아프지 않은 곳도 있다. 이것은 피의 흐름의 차이로 인한 것인데, 정상이라면 참을 만하고 약간 따끔거릴 정도여야 한다. 찔러도 아주 통증이 없는 것은 피가 못 돌아 세포가 산소 부족으로 질식해 있는 것이라 보면 되는데, 피가 돌기 시작하면 조금씩 통증을 느끼기 시작한다. 전기로 지지는 듯 통증이 온다면, 이것은 세포가 욕구불만으로 과민 반응을 하기 때문인데 피가 돌기 시작하면 욕구가 풀려 과민 반응이 일어나지 않으니 통증은 줄어든다. 나의 경험상 1번 위치의 어혈을 다 뺀 후 두통 치유의 성공률을 보면, 겸손히 말하건대 90% 이상이다.

그렇다면, 사혈은 언제까지 하면 되는가? 사혈침으로 20회 정도를 찌른 다음, 부항컵을 대고 압을 걸어서 20초 이내에 반 컵이 고일 속도로 피의 흐름이 빠르고 솜으로 닦아서 못 빨아들이는 피가 없을 때까지 해 주면 된다.

나는 이 사혈요법에 대해서는 확신을 가지고 있는 사람으로, 두통 정도도 속 시원히 치유를 못하면 의사란 소리를 말아라 할 정도다. 만약, 여러분도 확신을 가지고 꾸준히 사혈한다면, 노력한 만큼의 대가를 얻을 수 있으리라.

한편, 탈모치유는 의술도 아니다. 모근만 남아 있다면, 1번과 17번만 사혈해주면 무조건 두통이 치유됨은 물론, 머리도 새로 나게 되며 비듬도 동시에 없어진다.

* **정상적 모발의 1/5 정도만 머리가 남아 있다면 1-17번 혈만 사혈을 해주어도 머리가 나고, 1/5 이상 머리가 빠졌다면, 콜드크림의 유막을 이용하여 약 1달 정도만 모공으로 산소 공급을 받지 못하게 하면 머리가 꺼뭇꺼뭇 날 것이다. 이때 1-17번 혈을 사혈해주면 그 머리가 빠지지 않고 계속 자라 정상 머리로 돌아온다.**

(2) 각종 위장병 및 설사와 변비

Q 선생님, 전 식사 후 소화가 될 만하면 속이 쓰리고 아픕니다. 설사 아니면 변비에다 식욕도 없고, 속이 늘 더부룩하고 답답하기도 합니다. 얼굴에 기미도 있고요, 이렇게 피부도 검구요, 이런 증세도 사혈요법으로 고칠 수 있나요?

A 당연히 치유될 수 있습니다. 2번, 3번, 6번을 사혈해서 내가 말한 대로 피가 나올 때까지만 사혈해주면, 나을 확률은 95% 정도 됩니다.

치유가 되는 것은 당연한데, 치유가 되는 이치를 설명하라면 증세에 따라 그 원인이 다르니 기회를 보아 설명키로 하고 여기서는 두 가지만 설명하도록 하겠다. 만약 앞의 논리편을 이미 읽어 보았다면, 낫는다는 사실은 의문의 여지가 없음을 이해할 수 있을 것이다. 각 증세를 설명하라면 상식적으로 이해가 가는 기준에서는 설명이 가능하지만 증세마다 설명을 하는 것은 동일한 논리를 반복하는 셈만 된다. 나의 건강의 논리는 일정한 구구단이기에 모든 질병들의 원인에 들어가면 결국은 피의 흐름에 장애를 주는 어혈에서 만난다. 결국은 모두 사혈하란 말로 요약되며, 여기에서 같은 말을 반복하느니 몇 가지 상식적인 것을 설명하도록 하겠다.

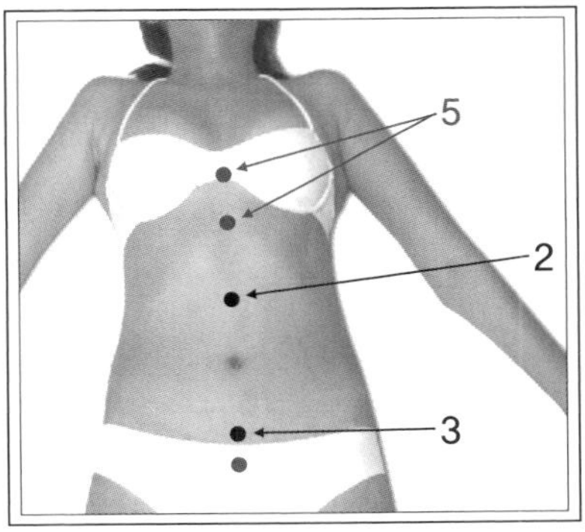

2. 위장혈 3. 뿌리혈

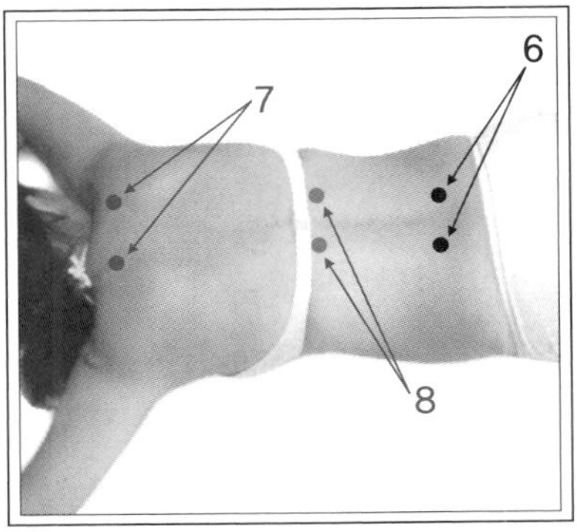

6. 고혈압혈

설사와 변비의 차이는 음식물이 장을 통과하는 시간의 차이로, 그 시간이 길면 변비로 나타나고 너무 빠르면 설사로 나타난다. 이것은 모두 장이 부드럽고 유연하지 못하고 경직되어 있기 때문인데, 그런 현상들은 피의 흐름이 좌우한다. 그러므로 두 경우 모두 어혈을 빼주면 피가 잘 돌게 되므로 치유가 된다.

소화가 잘 되고 안 되고는 장 속에 음식물을 분해하는 미생물이 많고 적음이 결정하는데 이것은 배의 온도에 의해 좌우된다. 배의 온도는 피가 잘 돌지 못함에 의해 결정되는데, 어혈을 빼주어 혈관이 열리면 피가 잘 돌아 배의 온도가 올라가고, 온도가 올라가면 장 속에 미생물이 풍부해지고, 미생물이 풍부해지면 음식물 분해가 빨라져 소화 흡수가 잘 된다.

한편, 위염, 속 쓰림 모두 위에 염증이 생겼다는 것인데, 염증이 있다 함은 병원균이 자리를 잡았다는 것이다. 사혈을 해 준다고 어떻게 그 염증이 치유가 되나 의문이 갈 것이다. 염증 균을 잡아먹는 것은 백혈구이고, 그 백혈구는 피 속에 살며 혈관을 따라 이동하며 병원 균을 물리친다. 만약, 어혈을 빼 주어 혈관을 열어주면 백혈구가 혈관을 따라 염증이 있는 곳까지 접근해서 염증 균을 잡아먹게 되어 치유가 된다. 다시 말해, 염증이 생겼다 함은 이미 이곳에 혈관이 막혀 백혈구가 접근할 수 없는 상태가 되었다는 것이다.

위에 상처가 있다 해도, 위에 특정 성분의 분비능력이 떨어졌다 하더라도 사혈요법으로는 모두 치유가 가능하다. 파괴된 조직세포가 세포분열로 복원하려 해도 필요한 것은 혈액이요, 특정 성분의 분비액을 위세포가 분비하려 해도 필요한 것은 혈액이기 때문이다.

위산과다를 보게 되면, 위에 산을 만들어 내는 것도 세포이고 그것의 양을 조절하는 것도 살아 있는 세포로서 이들 세포가 제대로 일을 하려 해도 먹어야 맡은 일을 할 수 있다. 그 먹이는 혈액이니 어혈만 빼주어 피만 잘 돌게 해 주면 위산은 세포 스스로 알맞게 조절할 수 있게 된다. 이렇게 볼 때, 인위적으로 만들어 넣어 주는 것보다는 몸 스스로 만들 수 있는 능력을 회복시켜 주는 것이 올바른 치유법이라 하겠다. 이 사혈요법은 단순하면서도 다양한 질병을 쉽게 치유할 수 있으며, 한 번 치유가 되면 원래 가지고 있던 기능 자체가 회복되어 재발의 가능성은 매우 희박하다. 뿐만 아니라, 이치나 논리로 보아도 부작용이 없는 이상적인 치유법이라 하겠다.

질병을 얻은 지가 오래되었거나, 얼마 되지 않았거나 간에 피만 나오면 모두 치유가 된다. 다만, 오래 된 질병의 경우 피가 잘 나올 때까지 빼는 시간이 다소 걸린다는 차이가 있을 뿐이다.

(3) 관절염

Q 저는 통풍성 관절염이 있고, 만성 피로에다 자고 나면 몸이 붓고는 합니다. 이것도 심천사혈요법으로 치유가 가능한지요?

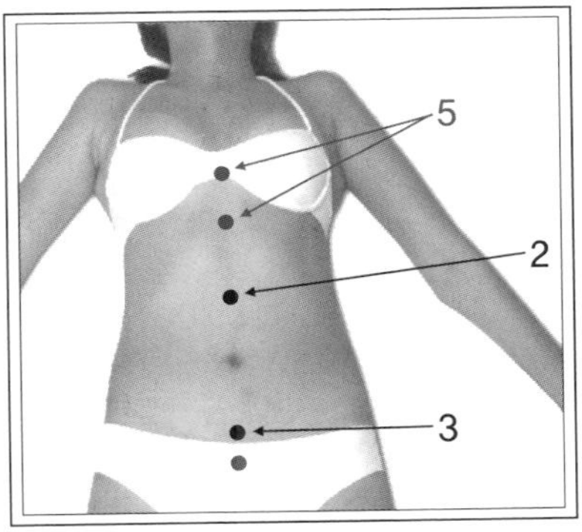

2. 위장혈 3. 뿌리혈

A 예, 가능합니다. 증세로 보아 신장 기능이 떨어져 그 합병증으로 관절염이 생기셨군요.

모든 장기가 다 중요하지만 신장은 우리 몸 전체를 좌우하는 가장 중요한 기관으로서, 신장 기능이 떨어져 요산 수치가 높아지면 요산이

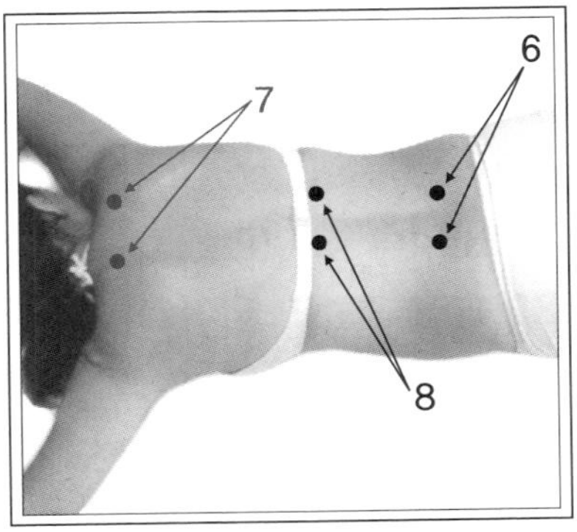

6. 고혈압혈 8. 신간혈

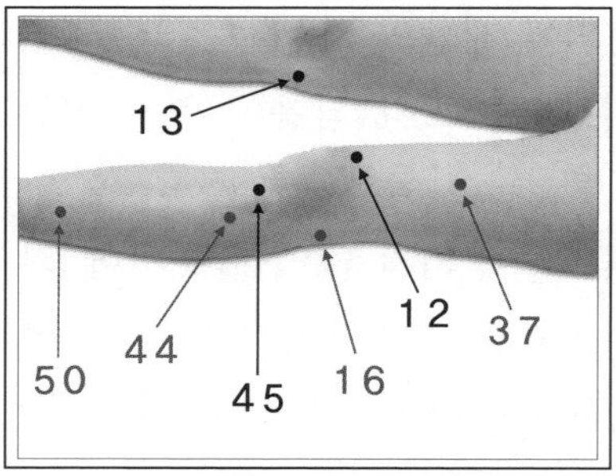

12, 13, 45. 관절염혈

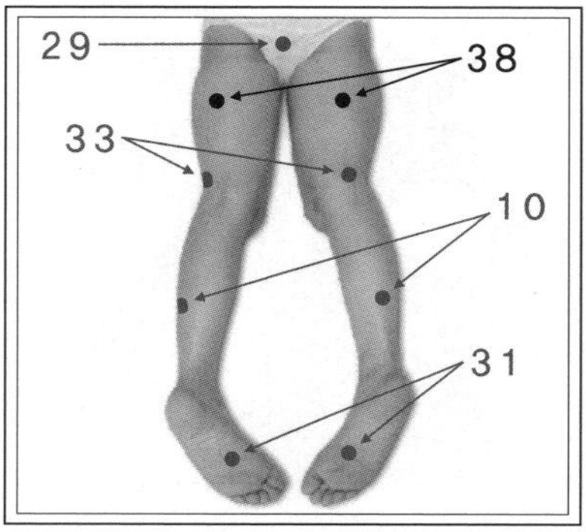

38. 오금통혈

혈액 속 각종 영양분들을 (산화)녹이기에 조혈기능과 밀접한 관계를 하고, 이뇨작용을 합니다. 신장 기능이 떨어지면 혈액과 소변이 섞여 도는 결과가 생깁니다. 혈액은 인체에 있는 모든 생명체들이 먹고 사는 식량임과 동시에, 산소 공급을 하는 작용을 함께 합니다.

만약, 당신에게 음식과 배설물을 섞어서 늘 먹으라면 어찌 될까요? 여기에 산소 부족까지 겹친다고 생각해 봅시다. 당신이 느끼는 현상이나, 인체의 세포가 느끼는 증상이나 같습니다. 당신의 증세는 신장 기능의 저하로 어혈의 양이 급속히 많아져 이것이 혈관을 막아 피가 못 돌아 관절에 골수가 만들어지지 못했으며, 골수가 없으니 관절이 닳았고, 침입 균이 관절에 자리를 잡아 나타난 증세입니다. 그러면, 관절염이 생기게 된 근본 원인은 무엇일까요? 신장 기능의 저하입니다. 이미 증세가 여기까지 온 것을 보면 장 기능도 떨어져 있을 겁니다. 먼저, 2번과 3번을 사혈을 해서 피가 잘 나온 다음, 8번과 6번을 사혈한 후, 12번, 13번, 45번, 33번, 38번을 사혈해주면 치유가 됩니다.

관절염이 생겼다면 그곳은 이미 어혈로 인해 혈관이 막혀 피의 흐름이 원활하지 못하다는 이야기다.

우리 몸은 아무리 잘 닦아도 공기 중의 미생물이 직접 들어붙거나 몸에 닿는 물질들을 통하여 항상 수없이 많은 미생물이 붙게 된다. 이 미생물들은 틈만 있으면 몸 안으로 들어갈 기회를 노린다. 그러다가 땀을 흘릴 때에 모공이 열리면 이 모공을 통해 몸 안으로 병원균이 침투하는데, 이때 몸을 지키는 백혈구의 힘이 강하면 들어오는 대로 잡아먹으니 문제가 없지만, 백혈구가 힘이 없어 침입자를 다 잡지 못하면 이 잡아먹히고 남은 병원균이 몸 안에 숨어 자리를 잡는데 이것이 숨는 곳은 백혈구가 접근하기 어려운 곳이다. 이렇게 어혈로 인해 혈관이 막혀 백혈구가 접근이 어려운 곳에 자리를 잡으면 염증성 질환이 생기게 된다. 염증성 질환은 모두 마찬가지로서, 관절염은 이것이 관절 부위에 자리를 잡고 세력을 키운 것이다.

그런데, 사혈을 해주면 왜 치유가 되는 것일까? 우리 인체는 어떠한 균이 침입을 해도 스스로 물리칠 기능을 가지고 있지만, 관절염의 경우 백혈구가 염증 균을 잡아먹으려 해도 혈관이 막혀 접근할 수 없기에 물리칠 수가 없는 것이다. 그러므로 어혈을 뽑아주면 혈관이 열리고, 혈관이 열리면 그 길로 백혈구가 접근해서 침입 균을 잡아먹어 치유가 된다는 것이다.

한편, 여기에 참고할 것이 한 가지 있다. 백혈구가 힘이 약해 침입자를 못 물리치는 경우가 있는데, 이 경우는 백혈구가 힘이 약해진 원인을 찾아 치유해야 한다.

백혈구가 힘이 약해진 원인은 여러 가지가 있다.

*** 간 기능이 떨어져 혈액 속에 독이 많아진 경우**

이 경우는 종종 얼굴빛이 검거나 푸르게 나타난다.

*** 신장 기능이 약해져 혈액 속에 요산이 많아져 피가 혼탁해 혈액 속 산소 함유량이 적어서 백혈구의 힘이 약해진 경우**

이 경우에는 늘 부어 있거나 자고 나면 손발이 부어 있다.

*** 항생제나 신경안정제를 장기 복용한 경우**

이 경우 역시 백혈구는 힘이 약해져 있다. 이런 경우는 그 원인부터 같이 해결해야 재발 없이 완치될 수 있다. 하지만, 이것을 다 무시하고 사혈만 해도 통증을 완화하는 데는 상당한 효력이 있다.

(4) 허리, 다리, 어깨의 통증

Q 저는 허리, 어깨가 아픕니다. 흔히 말하는 사십견인 것 같아요. 이것도 심천사혈요법으로 가능할까요?

A 당연히 됩니다. 그 부위만 놓고 본다면, 여러 가지 질병 중 제일 간단히 치유할 수 있는 증상입니다. 요즈음 사십견, 오십견은 나이가 들면 당연히 오는 병이고 어려운 병 같이 말을 하는데, 이것은 대단히 어리석은 생각입니다. 사십견과 오십견의 차이는, 어혈의 양이 많고 적음에 있습니다.

우리 인체가 움직일 때에 오는 통증의 80%는 어혈이 혈관을 막아 피가 돌지 못하여 근육이 경직되어 있는데다가, 이 경직된 근육을 강제로 당기면서 근육세포가 파괴되는 이치로 통증을 느끼게 되는 것이다. 이 경우, 어혈만 뽑아주면 어혈이 나오는 즉시 근육세포가 신축 이완이 잘 되기에 통증은 사라지게 된다.

현대의학은 허리 통증의 원인을 디스크가 이탈해 신경선을 누르는 데 있다고 보고, 튀어나온 디스크 부위를 잘라내어 치유하려 한다. 그러나 디스크가 이탈된 지가 오래 되어 고착화되었다면 수술을 해야겠지만, 뜻밖에 허리가 뜨끔하든지 해서 오는 허리 통증이나 서서히 자연발생적으로 오는 허리 통증은 대부분 사혈만으로 고칠 수 있는 경우가 많다.

목이 뻐근하거나, 허리가 무겁고 아프고, 다리가 당기고 하는 증세, 어깨가 내려앉는 듯 하거나 당기는 증세 모두 마찬가지이다. 아픈 부위가 다른 것은, 어혈이 어느 곳에 쌓여 있느냐가 다를 뿐이다.

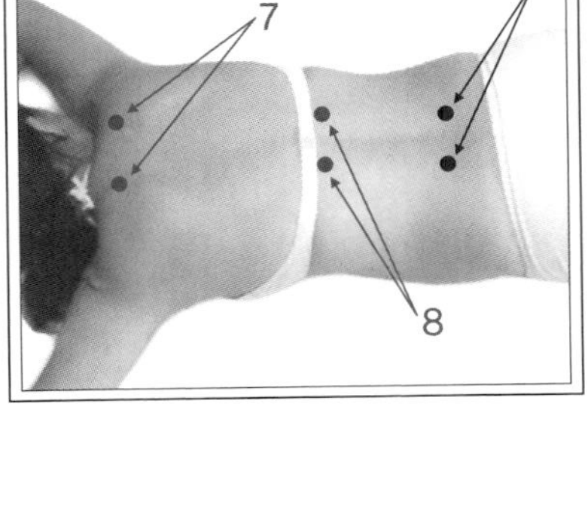

6. 고혈압혈

관절염, 통풍, 수족냉증도 그 질환이 생긴 원인에 들어가면 그 역시 어혈이 모세혈관을 막아 피가 못 돌므로 2차적 나타난 증세이기에, 어혈만 뽑아주면 내 논리가 맞는다는 증거로 치유가 된다. 다만, 문제가 있다면 어혈이 생긴 이유가 사람마다 다르므로, 그 사람의 체력 자체가 사혈을 해도 견딜 수 있느냐 하는 것이다. 체력만 뒷받침해 준다면 사혈만으로도 치유가 된다. 사혈의 위치 설정은 응용편을 보고 증상에 맞게 하면 된다. 허리 아픈 데는 6번 고혈압혈을 사혈하면 된다.

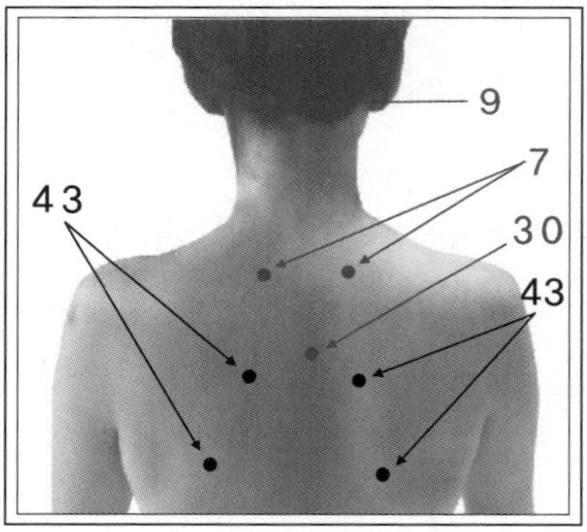

43. 견비통혈

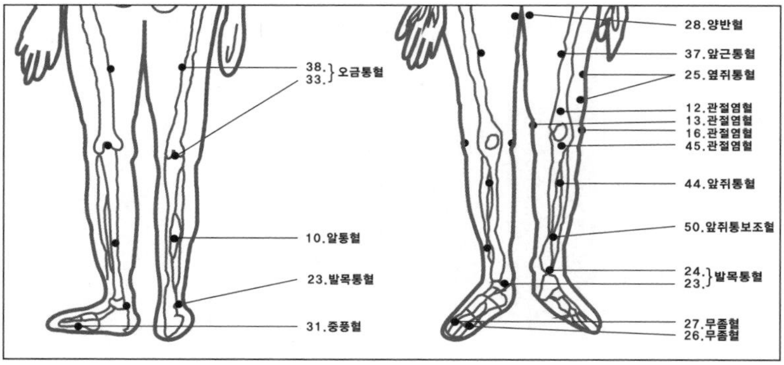

퇴행성 관절이란 뼈와 뼈 사이의 베어링 역할을 하는 관절 사이에 윤활액인 기름기(골수)가 없어 닳은 것이다. 이러면 관절이 왜 닳았느냐 하는 것이 문제인데, 관절이 닳은 직접 원인은 골수가 적어서이고, 골수가 적어진 직접 원인은 어혈이 혈관을 막아 골세포에 신선한 피가 공급이 안 되어서이다. 쉽게 표현을 하면, 골수도 골세포가 먹고 난 배설물인데 혈관이 막혀 영양 공급이 이루어지지 않아 못 먹으니 골세포의 배설물인 골수가 못 만들어졌고, 골수가 없으니 관절이 닳았다는 이야기다. 이것 역시 원인에 들어가면, 어혈이 혈관을 막아서 그리 된 것이니, 치유는 당연히 어혈을 빼주어 피가 잘 돌게 해주는 것이다.

사담을 한 마디 하겠다.

누구든지 뜻밖에 운동을 하면 근육에 알이 배는데, 사혈요법으로 사혈을 미리 해주면 어떻게 될까? 답은, 아무 때나 운동을 해도 알이 배지 않는다. 같은 이치로, 달리기를 하면 숨이 금방 가빠지는데 사혈을 해주면 어떻게 될까? 사혈을 하기 전보다 배 이상 달려야 숨이 가빠지게 된다. 다리에 자주 쥐가 나는 경우에도, 역시 사혈을 해주면 그런 증상이 사라진다.

만약, 교통사고로 다치고 지금은 나았지만 후유증이 걱정된다면, 사혈을 해보라. 부작용을 미연에 방지할 수 있다.

이유는 앞의 모든 증세는 어혈이 혈관을 막아 피가 못 돌아서 나타나는 증세이기 때문이다.

인체에 일어나는 어떠한 증세도 앞의 논리편을 이해한다면, 논리적 이치로 설명이 가능하며 치유로써도 보여줄 수 있다.

(5) 무좀

Q 저는 무좀으로 10년을 넘게 고생했습니다. 무좀도 심천사혈요법으로 가능할까요?

A 됩니다.

무좀은 무엇일까?

우리가 사는 주변에는 수없이 많은 종류의 미생물이 산다. 눈에 보이지 않는 수많은 미생물들이 우리 몸에 붙어살며 몸 안으로 들어올 기회를 노리고 있다. 이것이 우리 몸으로 들어 올 수 있는 기회는 바로 모공이 열릴 때다. 모공이 열릴 때는 땀(수분)을 배출할 때로서, 여기서 무좀을 정확히 이해하고 치유하려면 땀이 나는 경로를 먼저 이해하면 쉬울 것이다.

땀이 나는 이유는 체온이 필요 이상 상승했을 때 체온을 떨어뜨리기 위해서이다. 여기서 꼭 알고 넘어가야 할 것은, 인체의 체온은 36.5℃이고 이 이상 온도가 올라가면 몸은 체온을 떨어뜨리기 위해 땀이 나지만 그 온도는 일정하지 않다는 것이다. 땀이 나는 온도는 몸의 부위마다 달리 설정되어 있는 것이다. 즉, 우리 인체는 피가 잘 흐르는 곳과 그렇지 못한 곳이 있는데 피가 잘 흐르는 곳의 체온이 36.5℃라면 피의 순환이 원활치 못한 곳의 체온은 30℃일 수도 25℃일 수도 있다. 땀이 나도록 설정되어 있는 신체 각 부위의 온도는 바로 이러한 평소 온도인 것이다.

이 논리를 그대로 적용해보면 운동을 했을 때 땀이 부분적으로 제일 먼저 나는 곳은 평소에 가장 차가운 곳이라고 보면 된다. 그리고 어느 부분이 차가운 것은 피의 흐름이 원활하지 않기 때문이다. 무좀이 심한 사람은 대부분 발에 땀이 많이 나는 사람으로, 이 경우 조건 자체가 무좀균이 번식하기에 용이하게 되어 있다. 체온이 낮은 발에 땀이 나자니 모공이 열리고, 모공이 열리니 무좀균이 침입하고 습기가 있으니 세균 번식이 용이한 것이다.

무좀의 발병 원인을 이렇게 본다면, 무좀은 상식적으로 생각을 하여도 무좀의 발병 원인 자체를 제거해주는 것이어야 하는데, 이러한 생명의 이치는 무시한 채, 겉으로 드러난 결과만을 놓고 무좀균의 종류가 무엇인가를 연구하고, 이것이 잘 죽는 약을 발라서 죽이려 했기 때문에 지금껏 그 간단한 무좀 하나 속시원히 치유를 하지 못한 것이다. 나는 무좀은 침과 사혈로만 한다. 어혈을 빼주면 혈관이 열리고 피가 돌면 피를 따라 들어온 백혈구가 무좀균을 잡아먹으니 무좀이 근원적으로 치유가 되는 것은 상식이다. 모세혈관을 막고 있는 어혈을 뽑아내버리면 피가 돌고, 온도가 올라가면 근본적 땀나는 증세가 사라져서 발이 건조해지니 무좀균이 번식처 자체를 없애 버리는 결과가 되는 것이다.

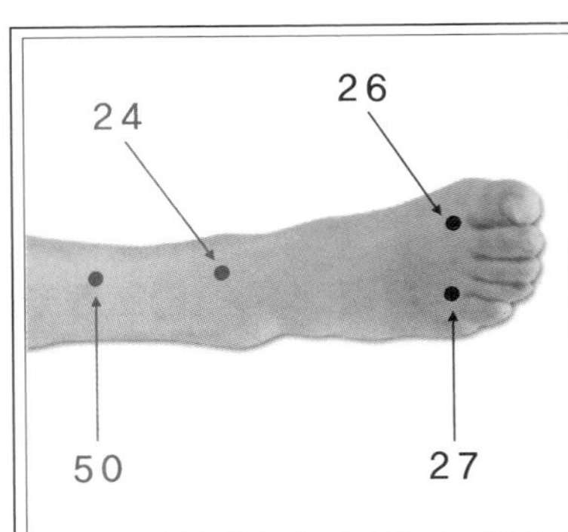

26, 27. 무좀혈

무좀은 작은 컵으로 26, 27번을 사혈해주면 저절로

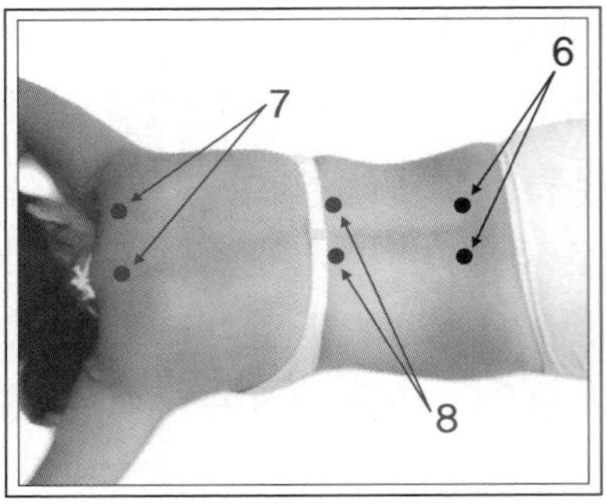

6. 고혈압혈

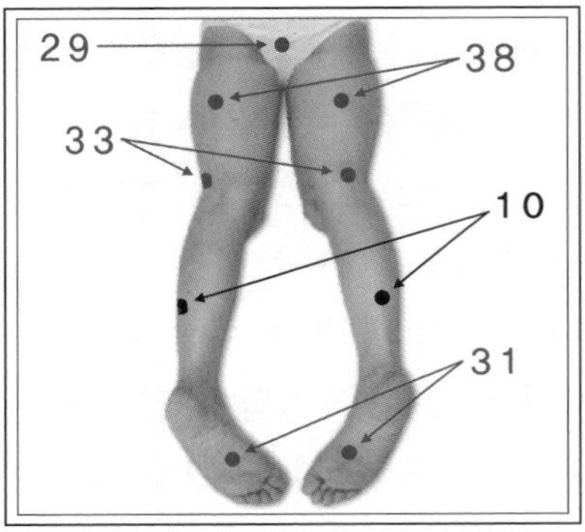

10. 알통혈

낫는다.

무좀이 심한 사람은 두 가지 현상으로 나타나는데, 발에 땀이 많이 나거나, 발 뒤꿈치에 굳은 살이 많은 경우다. 이 두가지 모두 원인은 피의 흐름이 원활치 못하기에 나타난 증세로, 발이 차거나 발 뒤꿈치에 굳은 살이 많은 사람은 6번, 10번, 26번, 27번을 같이 사혈해주면 발도 따뜻해지고 굳은 살도 무좀도 동시에 해결되며 재발하지 않는다.

(6) 감기

Q 감기도 사혈요법으로 좋아질까요? 될까요?

A 초기엔 사혈요법만으로도 되는 수가 있어요. 하지만, 심한 경우에는 침술과 사혈요법, 그리고 영양제(수액)를 병행해야 합니다.

흔히, 감기를 두고 만병의 원인이라고 한다. 반은 맞고 반은 틀린 이야기다. 우리가 감기를 두고 하는 말이 있다. 약을 먹으면 일주일 가고 주사 맞으면 7일 간다고. 이 말은 감기에는 뚜렷한 약이 없고 앓을 만큼 앓아야 치유가 된다는 이야기다.

그러나, 이것은 감기를 보는 시각이 잘못된 것이다. 현대의학은 감기의 원인을 밝히는 데 있어, 감기 바이러스의 종류를 찾는데서 부터 접근해 들어간다. 생각해보라. 공기 중에 감기 원인 균의 종류는 수만 종류나 되는데도 불구하고, 침입균의 종류를 밝혀내어 그 균을 잘 죽이는 약을 개발해 그 약을 복용시켜 감기를 치유하려 하는 것이 얼마만큼의 논리적 타당성을 가지고 있는가? 게다가, 한 종류의 미생물의 실체를 밝히고 약으로 나오기까지는 현 체제로 10년 정도가 걸린다. 이 방법으로는 병을 고치기는 커녕 새로 생기는 종류의 미생물을 따라잡을 수 조차 없는 실정이니 곽란에 약 지으러 가는 격인 것이다.

감기는 이치로 접근하는 것이 쉽다. 공기 속의 미생물은 어느 때가 많은가? 온도가 높고 습기가 많은 더운 여름에 많다. 그러면 감기는 여름에 기승해야 되는데 왜 추운 환절기에 많이 오는가? 이러한 사실이 감기를 풀 수 있는 방법이다.

감기를 쉽게 이해하려면 어느 때 감기에 잘 걸리는가를 관찰하면 된다. 바로 추운 날씨에 땀을 흘리고 찬바람을 쏘이면 감기에 걸리게 된다. 그러면, 땀을 흘리고 찬바람을 쏘이면 인체에 어떠한 변화가 생기는가? 땀을 흘려 목에 습기가 있을 때, 찬바람을 쏘이면 목의 체온은 급격히 떨어진다. 여기에 찬 공기를 마시면 목의 안과 밖에서는 급격히 체온이 떨어진다. 목의 체온이 떨어지면 목에 있는 혈관은 수축되고 혈관이 수축되면 피의 흐름에 장애를 받게 된다. 몸을 지키는 백혈구는 혈관을 따라 이동하며 침입균을 잡아먹는데 혈관이 막혀 있으니 어떻게 침입균을 잡아먹을 수 있겠는가? 감기는 혈관이 막혀 백혈구가 접근을 못하는 사이에 호흡기로 들어온 미생물이 목에서 자리를 잡고 세력을 확장하며 생기는 병이다. 따라서 감기가 걸리는 근본 원인은 목의 혈관이 막혀 피가 못 도는데 있다.

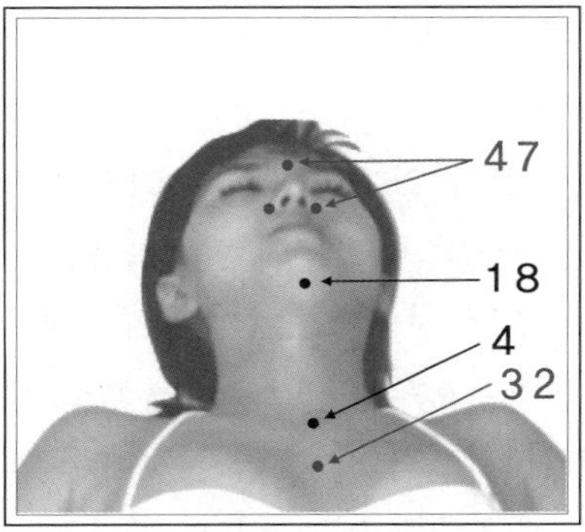

4. 감기혈 18. 침샘혈

그러므로 감기는 목의 피의 흐름을 원활히 해주면 저절로 좋아진다는 답이 나온다. 감기 초기에 콧물이 나고 기침이 날 때 4번과 18번을 사혈해보라. 저녁에 시술하면 아침에는 나아 있다. 하지만 감기가 깊어지면 시간이 걸린다. 목에 피가 못 돈 상태가 오래 되면 어혈이 굳어져 사혈을 해도 피가 나오지 않으니 사혈하는 데 시간이 걸리기 때문이다. 사혈 기구가 없다면 드라이기로 목의 온도를 올려 주어도 효과가 있다. 드라이기로 목의 온도를 따뜻할 정도까지 올리고 수건으로 감아 체온을 유지하면 효과가 있다. 이유는 목의 온도가 상승하면 혈관이 확장되어 어혈의 농도가 묽어져 피의 흐름이 원활해지기 때문이다. 목에 피만 잘 돌게 해주면, 몸을 지키는 백혈구가 침입한 감기균을 잡아먹어 저절로 좋아진다.

*** 한편, 알레르기성 기침, 콧물이 심한 경우는 4-18번 혈을 사혈 한 다음 추가로 47번 축농증혈을 사혈해주면 콧물과 기침이 멈춘다.**

(7) 우울증

요즘 들어 우울증 환자가 급격히 많아짐을 느낀다. 우울증은 멀쩡한 겉보기와 달리 심리적으로나 육체적으로나 대단히 고통스러운 병이다. 마음과 몸이 다 침울하여 온갖 번민에 시달리며 무능력감에 빠지고 심하면 자살 충동을 일으키기까지 하는 일종의 정신병인 것이다.

우울증은 대개 심리적인 증상으로만 이해되기 쉽다. 시도 때도 없이 가슴이 답답해지고, 가슴이 두근두근하며 초조해지고, 마음이 불안해서 안정이 안 된다. 보통 사람은 아무렇지 않게 넘기는 사소한 일에도 심각하게 과민반응을 하게 되며, 대부분의 경우 반 설사나 변비를 동반하는데 안개가 낀 듯한 일상적인 두통과 초조한 마음으로 금방 미칠 것 같은 공포감에 시달리기도 한다. 이런 증상이 오래 가면 삶의 의욕을 잃은 채 심하면 자살 충동까지 빠지게 되는 것이다. 산다는 것 자체의 의미를 잃고 만사를 부정적으로만 해석하게 되는 것이다. 우울증은 질병 자체가 스스로 증상을 확대시키고, 심화시키는 속성을 가지고 있기 때문에 환자, 보호자 모두에게 엄청난 인내력이 요구된다. 질병 치유에는 치유법에 대한 신뢰감이 먼저 요구된다. 사실상 내가 제일 싫어하는 질병 중 하나가 우울증인데, 환자가 사혈에 대해 확신이 없는 경우 끊임없는 의심의 연속선상에 놓이기 때문이다. 모든 질병을 치유함에 있어, 믿음을 갖는다는 것은 매우 중요한 작용을 하는데, 이 질병은 질환 자체가 심적 안정이 안 되니 더욱더 믿음을 갖기가 쉽지 않다.

이 증상이 오는 이유와 치유의 이치를 설명하라면 쉽지 않다. 반면에 직접 해보라면 쉬운데, 말로서 이해하기 쉽게 간추려 설명하기엔 내용의 범위가 너무 넓다. 내 말을 쉽게 이해하려면, "마음은 육신을 다스리고 육신은 마음을 다스린다.", "건강한 사람이 건강한 생각을 할 수 있다."라는 말의 의미를 풀어 보면 해답이 보일 것이다.

정신과 질환을 풀기 위해서는 영과 육의 상호 반응 관계를 이해하여야 한다. 먼저 우리의 마음 작용이 어디에서 오는가 하는 것을 풀어보자. 마음, 생각, 혼, 넋, 영, 의식 모두 같은 것을 두고 표현하는 말들이라고 보면 된다. 마음, 영의 세계는 물질의 세계가 아니다.

영과 육신은 한 몸속에 있지만 엄연히 별개다. 비유하자면, 자동차는 육신이고 영혼은 운전수라 보면 된다. 또 영혼과 육신의 관계는 대통령과 국민의 관계가 된다. 즉 인체의 세포 하나 하나를 국가의 국민 한 사람 한 사람으로 보면, 인체를 통솔하는 영혼은 국가를 통솔하는 대통령에 해당한다고 보면 된다. 영혼은 뇌를 지배하고 뇌세포는 전화선의 역할을 하는 신경선에 의해 각 세포들과 연결되어, 양쪽이 서로 지시도 하고 느낌을 전달받는 등의 상호 관계적 교류를 한다. 여기에서 우울증을 이해하려면, 인체를 구성하고 있는 각 세포들이 마치 국가 내의 많은 국민들 처럼 생각, 의식을 모두 따로 가지고 있으며, 이 생각이 뇌로 직접 연결된다고 보아야 한다. 즉 각 세포들의 환경적 불안한 마음, 초조한 마음들이 뇌로 직접 연결, 전달되고 성격으로 표출된다는 것만 수긍한다면 해결의 실마리를 푸는 것은 매우 쉬워진다. 세포가 왜 불안하고 초조함을 느끼느냐 하는 원인을 찾아 그 원인을 제거해주면 치유가 된다는 말과 일치하기 때문이다.

한 개의 세포를 한 인간으로 확대해서 생각해보자. 인체의 세포들은 보잘 것 없을 정도로 작지만 엄연히 살아 있는 생명체이고 독자적 영성을 따로 가진 독자적 생명체다. 이 말을 확대해석하면 한 사람의 독자적 삶에 기능을 다 가지고 있다는 말이 되는데, 이러한 체세포의 독자적 삶은, 먹어야 하고 숨을 쉴 수 있어야 하고 주변 환경에 따라 기분이 수시로 바뀐다 하는 말과도 일치한다. 이러한 체세포의 삶을 이해하고, 먹을 것이 부족하고 피가 혼탁함으로 산소가 부족하다면 어떻게 되겠는가? 답답하고 불안하고 초조한 생각이 드는 것은 당연한 일이다. 우울증은 바로 세포들의 이러한 생각이 뇌에 전달되어 전체의 생각으로 표출되어 나타나는 증세다.

그러면, 우울증의 증세는 언제 나타나게 되는가? 몸을 국가에 한번 비유해보자. 국민 몇 사람 정도가 떠들어서는 통치를 하는 대통령이 심각하게 받아들이지 않는다. 다수가 한 목소리로 떠

들어대야 심각함을 알 듯, 인체의 세포 다수가 동시에 불안과 초조함을 느껴야 영혼, 마음에까지 영향이 미친다는 것이다. 이렇게 본다면, 우울증의 치유는 당연히 이러한 세포들의 답답하고 불안한 마음을 없애 주는 것이다.

이 증상도 원인에 들어가면, 피의 흐름이 원활하지 못함으로 인해 생겨난 것이다. 피의 흐름이 원활하지 못하면, 세포들은 영양 부족, 산소 부족이 되기 때문이다. 한편, 심장을 왜 마음 심(心) 자에 장기 장(臟) 자를 쓰는가 하는 것을 알면, 증세를 이해하는 데 도움이 된다. 심장은 다른 장기에 비해 마음 변화 작용과 직접 연결이 된다는 것을 표현해주고 있다. 대부분의 우울증 환자는 깊은 잠을 못 자고 불면증에 시달린다. 고요한 상태로 깊은 수면에 들려면, 심장이 아주 고르게 뛰어 주어야 세포들이 안정을 취하고 편안한 마음이 유지되어 깊은 수면을 취할 수 있는 것이다. 심장이 고르게 뛰려면 조건이 필요한데, 심장에서 피를 펌프질 하면 쉽게 나가 주어야 하고 나간 만큼 쉽게 들어와 주어야 한다는 것이다. 이 조건을 충족시키려면, 5번 협심증혈, 30번 급체혈 위치의 혈관이 모두 열려 있어야 하는데, 심천사혈요법으로는 이것이 가능하다. 왜냐, 심천사혈요법은 혈관을 막고 있는 어혈을 직접 뽑아내는 방법이기 때문이다.

이 말에 대한 실험은 간단하다. 가슴이 두근거리고 초조하거나 불안할 때, 2번과 5번을 뺀 다음 30번 급체혈을 사혈해보라. 피만 잘 나오면, 그 즉시 가슴이 답답하고 불안한 마음이 안정을 찾을 것이다.

그러나 이미 우울증을 앓을 정도면 어혈이 혈관을 많이 막아 체력 자체도 상당히 떨어져 있을 것이다. 따라서 어혈을 분해하는 한약에다 고단백질, 불포화지방 식품 등을 함께 달여 10일 이상 섭취하고 2번, 3번, 5번을 사혈한 다음, 6번과 30-1번 혈을 사혈해주면 치유할 수 있을 것이다.

그런데 양의에서는 이 증상을 어떻게 치유하는가? 원인인 어혈은 그대로 둔 채, 신경안정제나 마취의 기능으로 세포들의 불만스런 마음을 전달하지 못하도록 하는 것으로 치유를 가장한다.

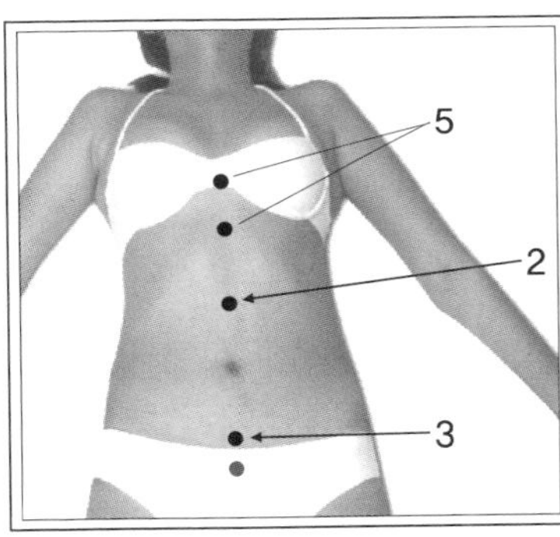

2. 위장혈 3. 뿌리혈 5. 협심증혈

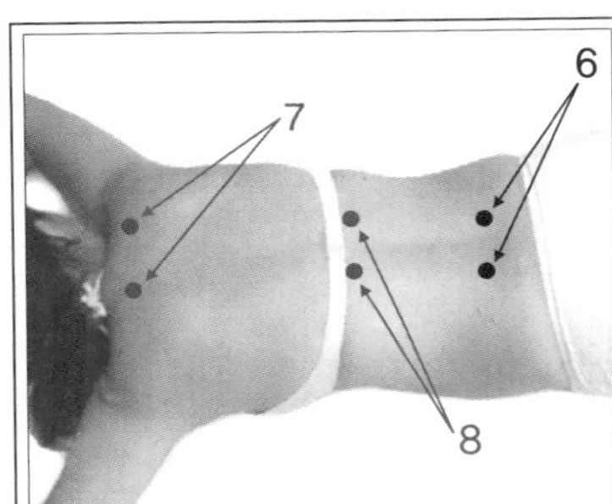

6. 고혈압혈

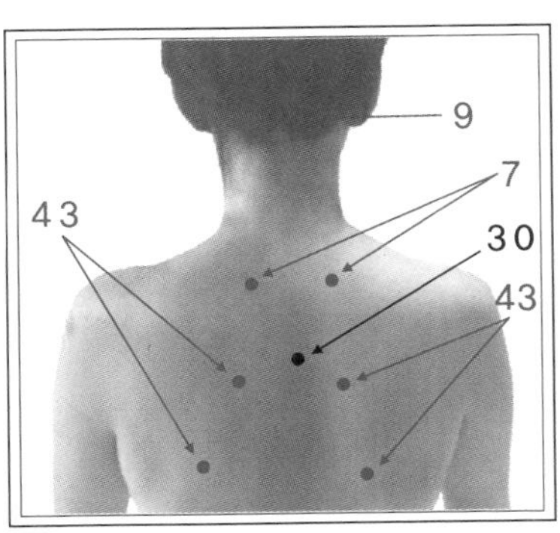

30. 급체혈

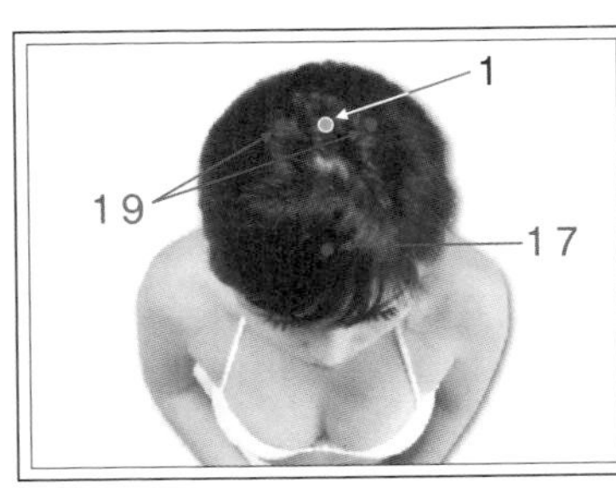

1. 두통혈

그러니 어떤가? 이러한 약을 먹으면 마치 바보가 된 듯 멍하니 생각 자체가 아둔해지고 마취기운이 떨어지면 우울증의 증세가 다시 나타나고 먹으면 다시 멍해지고 하는 것이 반복되다가, 결국에는 각 장기의 기능이 떨어져 아예 바보가 되어버리는 수가 전반적이다. 어떠한 질환이든 외관상 나타난 증세는 원인에 의한 결과인 것이다. 증세의 근본적 원인은 보지 못하고 겉에 나타난 결과만을 원인으로 보고 결과만을 해결하려 하면, 그 생각이 잘못되었다는 증거로 부작용만을 낳고 증세만 악화시킬 뿐이다. 이 증세는 사혈 한 가지만으로 해결하기는 힘들다. 한약과 침술, 사혈을 모두 병행해야 치유가 쉬운데, 한약과 침술 역시 결국은 어혈을 빨리 빼내기 위한 보조 수단인 것이다.

눈에 보이는 사물, 육체만을 공부한 시각으로 보면, 성격이 급하고 화를 잘 내는 사람을 사혈로써 변하게 한다면 현대의학에서는 꿈같은 이야기라며 웃고 말 것이다. 하지만 인체는 엄연히 영과 육이 존재하고 인체의 각 체세포들의 생각이 뇌로 전달이 되고 생각으로 표출된다는 사실을 안다면, 심천사혈요법이 성격도 바꿀 수 있다는 말이 당연하게 들릴 것이다. 사람이 신경질적이고 조그마한 일에도 스트레스를 잘 받으며 급하고 화를 잘 내고 소극적이고 한 것은 모두 세포들의 불만스런 생각이 그대로 뇌에 전달된 것인데, 각 장기의 기능을 회복시켜 맑고 영양가 풍족한 혈액을 원활하게 잘 돌게 하여 세포들의 환경적 안정과, 영양학적 포만감을 찾아주면 성격도 따라서 변하게 된다.

(8) 요실금, 생리통, 냉, 자연유산

Q 선생님, 저는 기침만 해도 소변이 나오고 웃기만 해도 소변이 나옵니다. 냉도 있고요, 생리통도 심합니다. 밤에는 화장실을 자주 가느라 깊은 잠을 잘 수가 없어요. 이런 증세도 가능한지요?

A 가능합니다. 문제는 사혈요법만으로는 안 되고 한약과 침을 병행해야 하는데 집에서 고치기는 어렵습니다. 하지만, 치유는 잘 되고 경험상 90% 이상이 좋아졌습니다.

이 질환은 사혈요법만으로 하면 환자의 현 증세에 따라 호전되는 과정에서 기복이 심하다. 2-51-6-8번 사혈로 쉽게 되는 사람도 있고, 증세에 따라서는 침술을 병행해야 되는데 이 부위의 침은 전문가가 아니면 시술하기 어렵다. 하지만, 이치로 설명을 해 준다면 기존의 침술을 하는 분에게 도움이 될까 싶어 설명을 하기로 한다.

이 질환은 요즈음 사십대 전후한 여성들에게 아주 흔한 질환이다. 요실금이 심하면, 기침을 하거나 웃기만 해도 소변이 나오고 밤에 또한 소변을 자주 보게 되니 깊은 수면에 들기가 어렵다. 직접 해보면 치유의 성공률은 90% 이상이다.

요실금을 치유하기 위해서는 이러한 증상이 왜 생기는가를 알아야 한다. 방광 밑에는 소변이 못 내려오게 하는 괄약근이 있다. 평소 이 괄약근은 요도를 꼭 조이고 있다가 소변이 차서 압력을 견디기 어려우면 소변을 보고 싶은 충동을 일으키는데, 소변을 오래 참고 못 참고는 요도를 쥐고 있는 괄약근의 신축성의 힘이 얼마나 좋으냐에 달려 있다. 요실금은 이 괄약근이 힘을 상실해서 조금의 압력도 견디지 못해 일어나는 현상으로, 이 괄약근이 힘을 잃으면 막상 소변을 보려 해도 한참을 기다려야 소변이 나온다. 즉 괄약근의 수축과 이완 기능이 떨어진 것이다.

이런 경우도 직접 원인은 이 괄약근 부위에 피가 못 도는 것이 원인이다. 피가 못 돌면 산소 결핍이 되고 산소 부족은 괄약근을 구성하고 있는 체세포가 질식 가사 상태에 빠져있기에, 뇌에서 소변을 보기 위해 신경선을 통해 괄약근 세포에 경직을 풀어라 하는 전류의 자극을 보내도, 근육세포가 산소 부족으로 질식, 가사상태에 있어 이 전류에 빨리 반응하지 못하기에 나타나는 현상이 소변을 보려 해도 한참을 기다려야 소변이 나오는 증세다.

유사한 예로, 누구나 경험이 있을 것이다. 저녁에 무심코 팔을 베고 자고 나면 팔에 쥐가 난다. 분명 자신의 팔인데 움직이려 해도 움직여지지를 않는다. 결국은 피가 돌아야 움직일 수가 있는데, 이 경우 원인과 결과를 생각해보라. 팔이 마비된 원인은 팔에 피가 못 돈 것이듯, 요실금에 있어서도 마찬가지이다. 산소 부족으로 괄약근 세포들이 기절해있는데 괄약근의 경직을 풀어라 하는 전류의 신호를 받는다고 곧바로 반응을 할 수 있겠는가?

요실금 증세가 이러한 기능적 이치에서 발병을 한다면 올바른 원인 해결법은 요도를 쥐고 있는 괄약근의 체세포에 피를 잘 돌게 해주는 것이 올바른 치유법이 된다.

요실금을 치유하는데 있어서 사혈과 침술이 어떠한 역할을 하는가를 간략하게 설명하면 다음과 같다. 사혈요법은 괄약근 주변의 제일 가까운 모세혈관 속 어혈을 뽑아주어 피를 잘 돌게 해주는 기능이다. 요실금 증세에는 침술과 함께 해야 성공률이 높은 것은 요도를 쥐고 있는 괄약근은 아랫배 골반 뼈 깊숙이 들어 있는데, 가벼운 증세는 사혈요법 만으로도 해결이 되는데, 증세가 심할 때는 괄약근의 양쪽 아래, 위에 침을 꽂으면 침은 신경선에 흐르는 전류를 누전시켜 온도를 올려 준다. 온도에 의해 혈관이 확장되고, 혈액 어혈의 농도가 묽어지고 혈관이 확장되면 피가 잘 돌게 되며, 피가 돌면 산소 공급이 원활해져 괄약근 세포가 정상적으로 활동할 수 있어 치유가 된다.

*** 생리통**

이 증상도 원인은 피의 흐름이 원활하지 못한 데 있다. 이 증상을 이해하려면 생리 때 통증이 왜 생기는가 하는 것을 알아야 한다.

쉬운 예로, 영양제인 수액을 맞을 때 침이 잘못 들어가면 금방 부어오르며 통증이 생긴다. 이때 통증이 생기는 이유는, 영양제가 들어가는 양은 많은데 비해 앞에서 미처 빠져나가지 못해 세포가 팽창되어 그 조직세포가 자극을 받기 때문인데, 생리통은 이것을 연상하면 된다.

보통의 혈관에는 항상 피가 흐른다. 하지만, 생리 때 생리혈이 흐르는 혈관은 평상시에는 막혀 있다. 생리를 할 때만 이 혈관이 사용되는데, 이때 혈관이 쉽게 열리면 통증은 생기지 않는다. 그런데, 평소 이 혈관 주변의 피의 흐름이 원활하지 못하면 생리혈이 나오는 혈관이 경직되어 피의 압력이 높아져야만 생리혈이 통과되는 혈관이 열리는데 생리혈이 통과하는 혈관이 열리기전 피의 압력이 높아졌을 때 오는 통증이 생리통이다. 이러기에, 생리혈이 나오기 전에는 생리통이 심하다가도 일단 생리를 시작하게 되면 혈관의 피의 압력이 떨어지기에 통증이 없어지는 것이다. 심한 경우에는 생리 중에도 약하게나마 통증이 계속되는 경우가 있다.

이렇게 본다면, 생리통의 직접 원인은 생리혈이 내려오는 혈관이 빨리 열리지 않은 데 있으며, 혈관이 빨리 열리지 못한 것은 그 부위에 피가 못 돌아 경직되어 있는 것이 원인이 되니, 피만 잘 돌게 해주면 생리통은 저절로 치유가 되는 것이다.

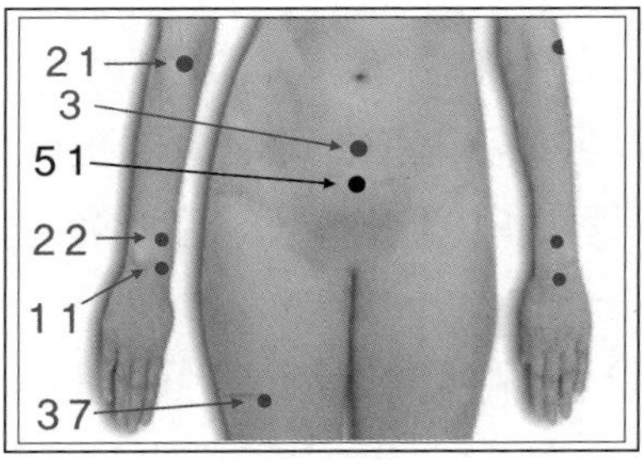

51. 생리통혈

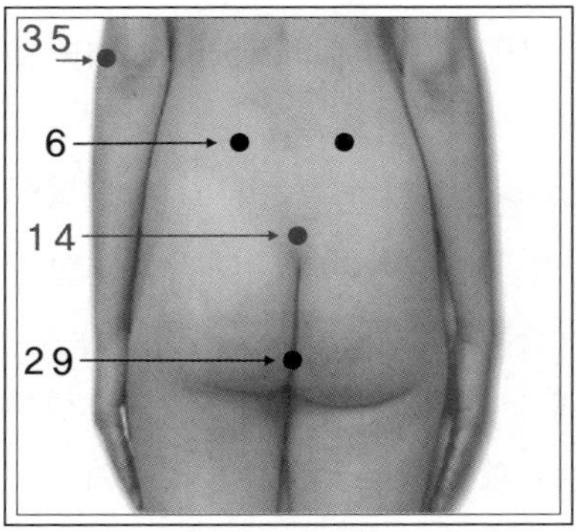

6. 고혈압혈　29. 치질혈

사혈점은 가벼운 생리통에는 51번 생리통혈과 6번 고혈압혈만을 사혈해주어도 해결이 되는 경우가 많고, 심할 때는 29번 치질혈과 침술을 함께 한다면 적어도 치유의 성공률은 95% 이상이 된다.

* 냉

냉은 무엇인가? 누구든지 피부가 살짝 벗겨지면 누런 진물이 나오는데, 질 내부의 피부가 헐거나 벗겨져서 거기서 진물이 나오는 것이 바로 냉이다. 이것을 내버려 두면 벗겨진 피부로 병원균이 침입해 자리를 잡으면 염증이 생기게 되고, 이 염증이 오래 되면 암으로 전이될 수 있다. 이 질환 역시 이곳에 피만 잘 돌게 해주면 해결이 된다.

앞에 설명한 질환은 모두 피가 못 돈 것이 원인이 되고 피만 잘 돌게 하면 치유가 되며, 사혈점과 침의 위치는 모두 같다.

나는 이러한 질환들을 치유할 때마다 답답함을 느낀다. 현대의술이 이 정도 증상조차 속 시원히 해결하지 못하고 나한테까지 와서 치유를 부탁하니 한심한 노릇이라는 생각을 종종 지울 수 없다. 현대의술이 이렇게 된 이유는 질병을 보는 시각이 잘못되었기 때문이다.

자연유산, 생리불순, 생리통, 냉 모두가 생식기 쪽으로 피만 잘 돌게 해주면 해결이 쉽게 되는 증세다. 사혈점은 모두 같다.

* **생식기에 염증 각종 혹들이 치유가 되지 않는다 하여 가볍게 자궁을 들어내는 수술을 하는 경우는, 노화를 빨리 오게 하는 지름길임을 알아야 한다.**

여성의 산부인과 증상은 자가진단이 가능하다.

일단 생리통이 있다는 것은 그 부위에 피가 못 돈다는 증거이고, 덩어리 피가 나온다는 것은 생리혈이 질 안에서 오래 머물다가 나온다는 것을 의미하며, 냄새가 난다는 것은 생리혈이 질 안에 오래 머물 동안 상해서 나오기 때문이고, 가려움증이 있다면 생리혈이 부패되어 독이 발생하여 주변이 헐어 피부가 상해 진물이 나오는 중으로 보면 된다.

피부가 벗겨진 것도 재생이 되려면, 신선한 피가 공급되어야 한다는 간단한 이치를 적용한다면, 위의 경우 어떻게 해야 되는지에 대한 해답은 금방 나올 것이다. 질 안은 항상 습기가 있어 일정 온도가 유지되므로 세균의 번식이 용이한 곳이다. 알코올로 소독하고 항생제 복용으로 치유를 하려는 생각은 인체 생명의 논리를 너무도 모르는 데서 오는 발상이다. 생리통의 근본적 원인 제거는 하지 않고 진통제로서 마취의 기능만으로 임시 처방만을 하게 되면 자연유산 자궁암의 발생율이 높다는 것을 명심해야 한다. 왜냐, 위에 모든 증세가 생식기 쪽으로 피가 못 돌아서 발생한 증세이기 때문이다. 이 부분은 〈세균학에 대한 불평〉 편을 읽어 보면, 이해가 갈 것이다.

*** 자연유산**

생리란 무엇일까? 나는 생리혈을 꿀에 비유하곤 한다. 여자들이 생리 때 죽은 피를 많이 흘리니 남자보다 오래 산다는 낭설이 있는데, 이것은 인체를 잘 이해하지 못하고 그냥 하는 말들이다. 나무가 꽃을 피우는 이유는 씨앗을 만들어 2세를 남기기 위한 행동으로, 꽃을 피워 꿀을 분비하는 이유는 꿀의 향기를 이용해 벌이나 나비를 유인하여 꽃가루를 받기 위해서이다. 그러면 인간의 생리는 어떠한 역할을 하는 것일까?

인간도 동물이니 흔한 개와 한번 비교해보자. 암캐가 생리를 하면 십 리 밖의 수캐가 모여든다. 수캐가 어떻게 알고 찾아오는 것일까? 바로 암캐 [illegible]혈의 냄새를 맡고 찾아오는 것이다. 나무가 꿀의 향기로 벌을 [illegible]해 꽃가루를 받듯이, 생리혈 또한 그 냄새를 이용해 남성을 [illegible]하여 정자를 받기 위한 수단이다. 인간과 개의 차이는 개는 [illegible]도 예민한 후각을 가지고 있는 반면, 인간은 후각이 퇴화된 것으로, 아마 인간도 태초에는 후각을 자극해 정자를 받았을 것으로 보[illegible]다.

그렇다면 여성의 생리가 불규칙하거나 없는 경우 그 원인은 무엇일까? 쉬운 예로, 과일나무도 토양의 영양분이 부족하면 해걸이를 하며 한 해는 열매가 열리고, 한 해는 열리지 않는다. 설령 몇 개 열려도 결실을 맺지 못하고 도중에 종종 낙과하고 만다. 이런 경우 모두 원인은 토양의 영양분 부족으로, 뿌리에 거름을 주고 물을 준다면 나무는 다시 제대로 꽃도 피우고 열매도 맺기 시작한다. 인간이라고 이와 같은 나무들과 다를 바가 없다. 소장을 나무로 보면 뿌리 부분으로 영양분을 흡수하는 곳이다.

3번 부위, 즉 아랫배가 찬 사람들은 장 기능이 안 좋은 사람들인데, 장 기능이 떨어져 인체에 영양분이 부족하게 되면, 생리가 불규칙해지거나 없어지거나 임신이 되어도 자연유산이 되고 만다. 그 원인을 더욱 구체적으로 살펴보면, 장 기능의 저하로 인체에 영양분이 부족하거나, 자궁 쪽으로 흐르는 혈관이 막혀 생식기 쪽에 충분한 영양 공급이 되지 못하는 것이 생리 불규칙의 원인이다. 그렇지만 이 두 경우가 모두 영양 부족으로 인해 나타난 것이다.

병원에서 검사를 해서 자궁에 아무런 이상이 없는데, 생리가 없거나 임신이 안 되거나 자연유산이 잘되는 여성의 경우, 심천 사혈요법을 이용한다면 성공률은 적어도 80% 이상이다.

치유 방법은 3번 뿌리혈-51번 생리통혈을 사혈해주면 된다. 위의 생리통, 요실금 등도 마찬가지다. 같은 방법으로 하면, 자궁의 염증, 냉, 생리불순, 자연유산 등도 모두 치유되며, 나이가 들어 생리가 끝난지 3년 이내라면, 다시 생리가 시작될 수도 있다.

*** 3번 뿌리혈과 51번 생리통혈은 거리가 가깝기에 생리통이 있는 사람은 3번 뿌리혈 대신 51번 생리통혈만 사혈을 해주어도 좋아지는 수가 많다.**

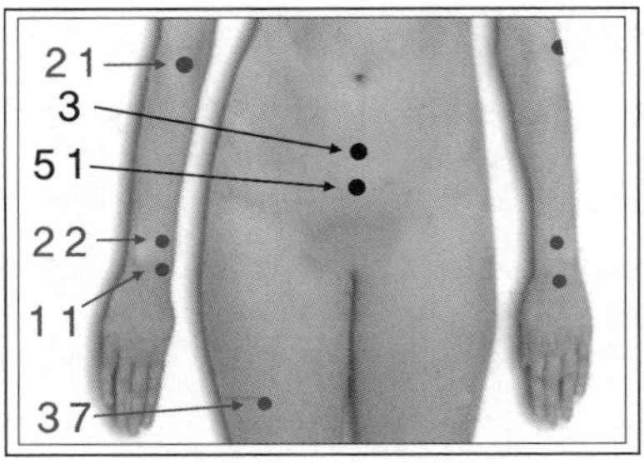

3. 뿌리혈　51. 생리통혈

(9) 간질

Q 간질병도 사혈요법으로 고칠 수 있나요?

A 일방적인 물음이라 답하기가 쉽지는 않군요. 누구든 신이 아닌 다음에야 된다, 안된다에 확신을 할 수 있는 사람은 없다고 봅니다. 하지만, 제가 쓴 앞의 논리편을 읽어 보고 정확히 이해하셨다면, 간질병이 고치기 어려운 병은 아니다 하는 것을 짐작할 수 있을 겁니다. 인체에 일어나는 어떤 현상도 원인 없는 결과는 없습니다. 이런 말을 하는 의도는, 원인에서 결과에 이르기까지 논리적 이해를 한다면, 인체의 어떠한 질병도 치유가 어렵지 않다는 이야기입니다.

간질병은 현대의학에서 아직 원인마저도 시원하게 풀지를 못한 고질병이다. 필자는 간질병에 접근하는 방법이 현대 과학의술과는 다르다. 지극히 상식적인 선에서 접근을 한다.

한번 관찰해보라. 간질병, 정신질환, 신경통, 관절염 증세가 병명만을 보면 전혀 다른 병으로 보이지만 모두 공통점이 있다. 모두가 비만 오려고 하면 증상이 심해진다는 것이다. 난 이러한 공통점 자체가 이미 위의 질병의 원인과 결과를 말해 주고 있다고 생각한다. 그러면, 이에 대한 논리적 접근을 한번 해보자. 날씨가 좋을 때와 비가 오려 할 때, 인체가 받는 환경의 차이점은 무엇인가? 비가 오려 하면 공기 중에 습기가 많아진다. 습기가 많아지면 공기 중 대기의 압력이 낮아지며, 이 대기의 압력이 낮아지면 인체를 조이는 압력이 높아진다. 이렇게 되면, 인체는 혈관이 좁아지고, 혈관이 좁아지면 피의 흐름에 장애를 받는다. 이 말은 뒤집으면, 앞에 나열한 증상이 병명은 달라도 모두 피의 흐름이 원활하지 못할 때 나타나는 증세다 하는 말이 된다. 이 말은 앞에 나열된 모든 증세가 피만 잘 돌게 해주면 치유가 된다는 말이 된다.

그러면 간질 발작을 할 때의 현상을 한번 보자. 온 몸이 전기에 감전된 듯 경직되는데, 우선 이렇게 경직되는 과정을 살펴보자. 이것을 풀기 위해서는 인체가 힘을 쓸 때 어떠한 이치로 힘을 쓰는가를 이해하면 된다. 사람은 누구나 몸에 기가 흐른다. 기란 몸에 흐르는 전류를 말하는데, 이 전류는 우리 인체를 움직이는데 사용된다. 피의 교행으로써 생성된 전류는 골수를 타고 뇌에 전달되어, 뇌에서 이 전류를 움직이고자 하는 신경선에 전류를 보내주면 전류에 의해 근육세포가 수축과 이완되는 이치로 몸이 움직인다. 간질 발작은, 뇌에서 움직이고자 하는 신경선에만 선별적, 집중적으로 전류를 보내주지 못하고, 모든 신경선에 동시에 전류를 보냄으로써 나타나는 현상이다 정의한다. 간질병의 발작을 이렇게 진단하면 간질병은 뇌가 움직이고자 하는 신경선에만 선별적 전류를 보내는 센서가 고장이 난 것이 원인이기에 오작동의 직접 원인도 해당 뇌 쪽으로 피가 못 돌은 것이 원인이다 하는 진찰이 나온다.

필자가 치유를 한 환자는 6세 때부터 16세까지 10년 동안 간질을 앓았다. 나의 해결법의 핵심은 사혈이었고, 핵심 혈은 1번,

9번, 6번이다. 그런데, 간질병을 오래 앓으면 과전류현상에 의해 모든 기능이 쇠약해져 있다. 그러므로 먼저 체력을 보강하는 것이 순서이다. 어혈이 삭는 배합에다 고단백질이면서 불포화지방산을 함유한 재료를 함께 달여 10일 이상 섭취한 다음 2번과 3번을 먼저 사혈을 해서 장 기능을 회복시키고 난 후에 1번, 9번, 6번을 사혈하면 된다. 정상이 된 이 환자는 8년이 지났는데 아직은 발작을 하지 않고 있다.

나 자신은 내가 생각하는 방법이 옳다고 생각하지만, 이 질환의 치유 경험이 적고 요즈음은 남을 물고 늘어지기를 좋아하는 사람들이 종종 있으므로, 간질병 하나만 가지고 물고 늘어져 이 책 전체를 평가하려 할 소지가 있어 더 이상의 말을 아끼려 한다.

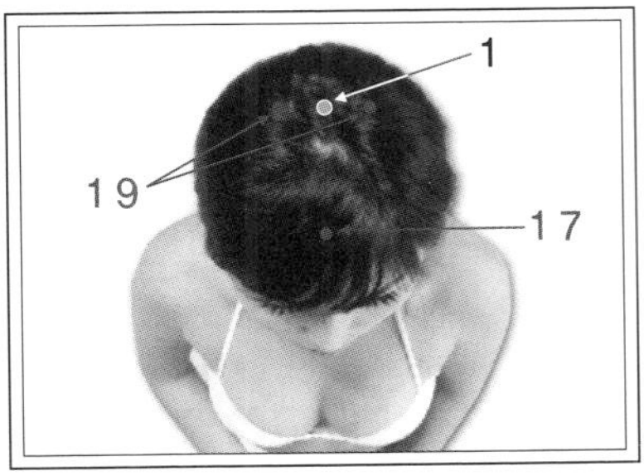

1. 두통혈

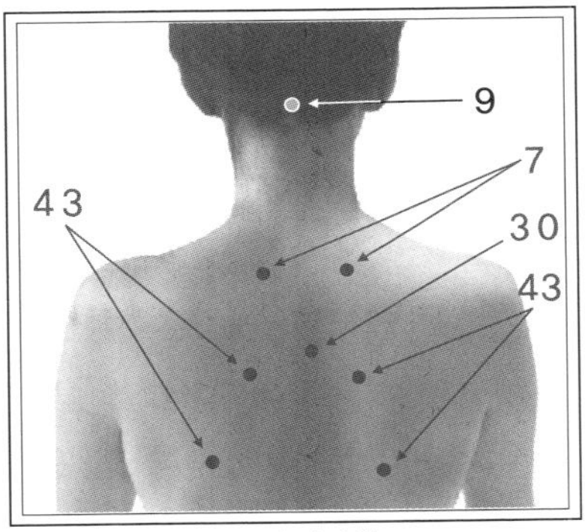

9. 간질병혈

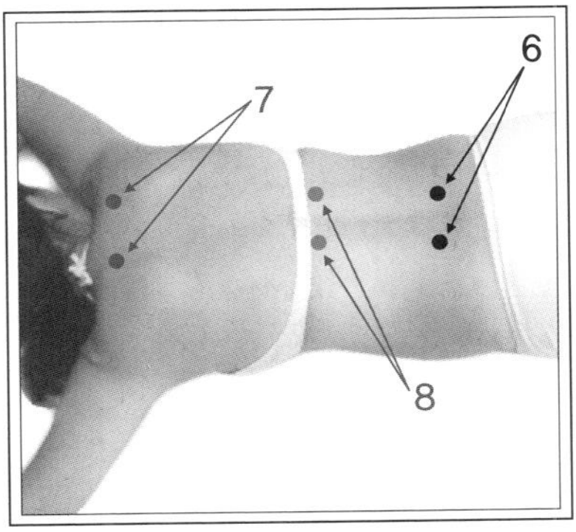

6. 고혈압혈

(10) 고혈압

Q 고혈압은 현대의술에 의하면 불치병이나 같아서 죽을 때까지 약을 먹으라고 하는데 심천사혈요법으로 가능할까요?

A 됩니다. 고혈압 증세 하나만 가지고 보면, 병도 아니라 할 정도로 잘 낫습니다. 문제는 고혈압을 생기게 한 원인입니다. 고혈압의 직접 원인은 어혈이 혈관을 막아서이니, 어혈만 뽑아 주면 막힌 혈관이 뚫려 피가 잘 돌게 되므로 당연히 치유가 되는 것입니다. 하지만, 고혈압이 될 정도로 혈관이 막혀 있다면 이미 다른 장기가 고장이 나 있는 수가 많습니다. 신장 기능저하, 간 기능저하 등. 이것을 동시에 해결하지 않고는 언제든 재발할 수 있습니다. 혈압만 떨어뜨리는 치유는 원인은 그대로 둔 채 결과만 치유한 것이 되니까요.

나의 의술을 드러내어 설명함에 있어, 대부분 수치적 설명을 하지 않고 논리로만 설명하려니 나 자신조차도 안타까운 생각이 든다. 하지만, 논리는 이치고 이치는 상식인데, 이치와 상식을 벗어난 의술은 없다고 생각한다.

고혈압은 대단히 흔한 질환이면서도 현실적으로는 만성질환이 되어 있다.

이 질환은 내가 대단히 안타까워하면서 불만이 많은 질환이다. 특히 요즈음 우리 주변에서 흔하게 볼 수 있는 질환이면서, 가장 고질적인 질환 중 하나로 되어 있다.

그러나 고혈압 하나만 놓고 보면 누구나 쉽게 고칠 수 있는 질환이라 할 수 있다. 그럼에도 불구하고 병을 키워 이로 인한 합병증을 만들어 결국은 당뇨 아니면 중풍으로 전이하는 경우를 보면 안타까움을 금할 수 없다. 현대 서양의술의 고혈압 치료제 약성 중 신경안정제는 일종의 마취제로서, 장복으로 인한 부작용은 제3의 병을 키우는 원인이 된다. 고혈압을 치유하기 위해 약을 쓰지만, 그 약이 인체에 들어와서 어떠한 약리작용으로 혈압을 떨어뜨리는지 그 논리를 이해하면 중풍이 올 수밖에 없음은 불 보듯 뻔한 일이다.

누구나 쉽게 고혈압이 올 수 있다고 하는 근거는 어디에 있는가? 우리 인체의 구조를 보면 누구를 막론하고 어혈이 생기지 않는 사람은 없으며, 이 어혈을 몸에서 완전히 녹일 기능이 있다면 우리는 아플 이유도 죽을 이유도 없다. 나이가 들면서 어혈이 몸 안에 쌓이는 것은 당연한 일인데, 인체구조상, 이 어혈이 분산되어 있으면 이러한 어혈로 인해 모세혈관이 50% 정도 막혀도 우리는 몸이 약간 뻐근하고 조금 무겁다 할 정도로 밖에는 느끼지 못한다. 단순 어혈성 고혈압 초기 증세는 어혈이 6번 고혈압혈 위치에 집중적으로 쌓인 것으로, 이때는 6번 고혈압혈만 사혈해 주면 해결이 되는데, 이치에 안 맞는 치유법으로 치유를 하기에 합병증이 오고 치유하는 데 시간이 더 걸리는 것이다.

고혈압을 글자 그대로 이해하면 혈관에 피의 압력이 높아진 것이다. 이렇게 본다면 피의 압력이 높아지게 된 원인을 제거해주는 것이 이치에 맞는 방법인데, 현실은 그렇지가 못하다. 예를 들어, 긴 고무호스를 혈관이라 가정하고 양수기로 물을 뿜는데, 압이 막힐 때와 막히지 않았을 때 압력의 차이가 어떻겠는가? 호스가 막혀서 호스 내부의 압력이 높다면 막힌 곳을 뚫어야 문제가 해결되지, 압력이 높다 해서 양수기의 회전력을 느리게 해서야 되겠는가? 현대 양의에서 권장하는 고혈압 치유제의 약성 중 혈압을 떨어뜨리는 약은 바로 신경안정제로서 마취의 기능으로 심장을 천천히 뛰게 하는 약인 것이다.

그렇다면 사혈을 하면 어떠한 원리로 혈압이 떨어지는가?

심장이 빨리 뛰고 늦게 뜀은, 혈액 속의 산소 함유량이 좌우하며, 혈액 속 산소 함유량은 다시 피의 맑기와 유속에 의해 정해진다. 인체의 혈관 분포를 보면, 동맥 끝에는 모세혈관이 연결되어 있고, 그 모세혈관은 다시 정맥과 연결되어 있다. 이것은 심장에서 피를 펌프질하면 혈액은 동맥을 타고 모세혈관의 부근에 도달되고, 모세혈관의 모세혈관 압력에 의하여 혈액의 영양분과 산소가 각 기관 부위에 공급되며, 돌아올 때는 다시 모세혈관을 따라 정맥을 타고 심장으로 연결된다는 말이다. 그러면, 동맥과 정맥의 혈관이 열려 있어도 중간의 모세혈관이 막히면 전체적 피의 유속이 느리면 몸에 산소 부족이 오고, 산소 부족이 오면 심장은 산소 공급을 위해 빨리 뛰게 된다. 결국 동맥혈관 앞 모세혈관이 막혀 앞에서 피가 미처 빠져나가지 못하는 상태에서 심장이 부족해진 산소 공급을 위하여 빨리 뛰게 되니 혈관 속 피의 압력이 높아져 고혈압이 된 것이다. 바로, 이러한 현상이 고혈압으로서,

1. 단순 어혈성 고혈압의 직접 원인은 동맥혈관 앞의 모세혈관이 막힌 데 있으며,

2. 신장과 간 기능저하로 피가 혼탁 혈액 속의 요산 수치가 높아짐으로서 피 속에 산소 함유량이 낮아져 심장이 부족한 산

소 공급을 위하여 평상시보다 빠르게 뛰는 것이 혈관 속 피의 압력이 높아진 원인이 된다. 고혈압의 발생 원인이 이렇다면 이치에 맞는 해결법은 동맥혈관 앞 모세혈관을 막고 있는 어혈을 뽑아내어 피를 잘 돌게 하여 피의 압력을 떨어뜨리는 동시에 신장과 간 기능을 회복시켜 피를 맑게 하여 혈액 속 산소 함유량을 높여주고, 깨끗하고 산소가 풍족한 혈액을 잘 돌게 하여 심장이 빨리 뛸 필요가 없게 만드는 것이다.

심장에서 뿜어져 나온 만큼 피가 혈관을 따라 잘 돈다면 혈관에 피의 압력이 높아질 이유가 없는 것이다. 심장에서는 쉬지 않고 피를 뿜어대는데 동맥혈관 앞의 모세혈관 어딘가가 막혀 피가 못 나가니 그 중간에 피의 압력이 높아질 수밖에 없는 것이다. 그러므로 올바른 해결은 막힌 곳을 뚫어 주어 피가 잘 돌게 하여 피의 압력이 떨어지게 하는 동시에, 신장과 간 기능을 회복시켜 피를 맑게 하여 혈액 속에 산소 함유량이 높아지게 하여 심장 스스로 천천히 뛰게 해서 혈압을 떨어지게 하는 것이다. 이러한 원리의 원인 해결법이 바로 '심천(心天)사혈(瀉血)요법' 이다. (심장이 빨리 뛰고 느리게 뜀은 피 속의 산소 함유량이 결정하고, 피 속의 산소 함유량 결정은 신장과 간 기능의 정도에 피의 탁도가 결정한다.)

그런데 지금 일반적으로 어떻게 치유를 하는가? 부작용을 일으킬 수밖에 없는 치유법을 당연한 듯이 행하고 있다. 현재 고혈압 치유제를 조제할 때, 혈전을 녹인다는 원리도 약간은 포함되어 있지만, 실제 비중을 많이 차지하는 조제의 원리는 심장이 빨리 뛰니 피의 압력이 높다 해서 심장을 천천히 뛰게 하여 혈압을 떨어뜨리는 것이다. 고혈압약의 핵심 기능은 두 가지다. 신경안정제 마취기능에 의해 심장을 천천히 뛰게 하는 약으로, 쉽게 말하면 약한 마취제이다. 이러한 마취기능에 의해 심장은 바보가 되어 천천히 뛰니 당연히 혈압은 떨어진다. 여기에 마취기능에 의해 신장의 이뇨기능이 떨어져 혈관이 팽창되어 피의 압력이 높아지니 이뇨기능을 회복시킨다는 목적으로 고혈압약과 이뇨제를 동시에 사용하여 외관상 임시 혈압은 떨어지지만 이러한 약들이 신장과 간 기능을 떨어트려 피가 더욱 혼탁해지면 피 속의 산소 부족이 원인이 되어 심장은 부족한 산소 공급을 위하여 빠르게 뛰니, 혈압은 다시 또 오르고, 그러면 약을 또 먹고, 약 기운이 24시간이 가면 하루 한 알, 12시간이 가면 하루 두 번 먹게 하고는 이러한 약 기운에 의해서 신장과 간의 기능이 떨어져 피가 더욱 혼탁해서 피 속에 산소 함유량이 부족해지면 심장은 갈수록 빠르게 뛰어 피의 압력이 갈수록 높아지니 갈수록 고혈압약의 마취 강도를 높여 가며, 죽을 때까지 약을 먹으라 한다. 만약 지금 먹는 고혈압약이 치유제고 치유의 효능이 있다면 한 달을 복용하든 두 달을 복용하든 약을 중단했을 경우, 약을 먹은 기간만큼 그 증세는 약을 먹기 전보다 완화되어 있어야 옳은 것이다.

하지만 약을 중단했을 때 약을 먹기 전보다, 혈압이 더 오른다면 약을 먹고 있는 동안에도 외관상 혈압만 오르지 않았을 뿐 장기의 기능은 계속 망가져 들어가고 있었다는 증거가 되는 것이다,

죽을 때까지 약을 먹어도 부작용만 없다면, 돈만 날리고 마니 별개의 문제지만, 신경안정제의 마취기능이 심장만 마취시키는 것인가 하는 것이다. 불행하게도 결코 그렇지가 않다. 몸 전체

가 마취의 피해를 보는데, 그 중 신장 기능이 마취로 인해 가장 큰 피해를 본다는 것이다. 신장은 혈액 속 소변을 걸러서 밖으로 내보내는 일을 하는데, 신장 기능이 떨어지면 이뇨기능이 떨어진다. 이렇게 되면, 피와 소변이 섞여 도는 결과가 되어 피 전체가 혼탁해진다. 혈액과 소변이 같이 돈다고 생각해보라. 이로 인해, 간 기능뿐만 아니라 연쇄적 부작용이 일어난다. 혈액이 혼탁해지면 몸속에 산소 부족 현상이 일어나고, 그로 인해 몸이 빨리 피로해지며, 혈액 속 산소 부족은 체세포의 소화 능력을 약화시켜 체세포가 먹어 치우지 못한 영양분들이 혈액 속에 축척되어 고지혈증, 콜레스테롤 수치가 높아져 그 껄쭉한 혈액이 좁은 모세혈관을 막고,

이렇게 되면 심장은 산소 보충을 위해 더 빨리 뛰고, 심장이 빨리 뛰니 혈압은 더 높아지면서 신경안정제를 더 강하게 써야 혈압이 떨어지는 악순환이 계속되다가 약의 한계점에 다다랐을 때 뇌혈관이 피의 압력을 견디지 못하고 터져 버리면 뇌출혈, 중풍을 맞고 만다.

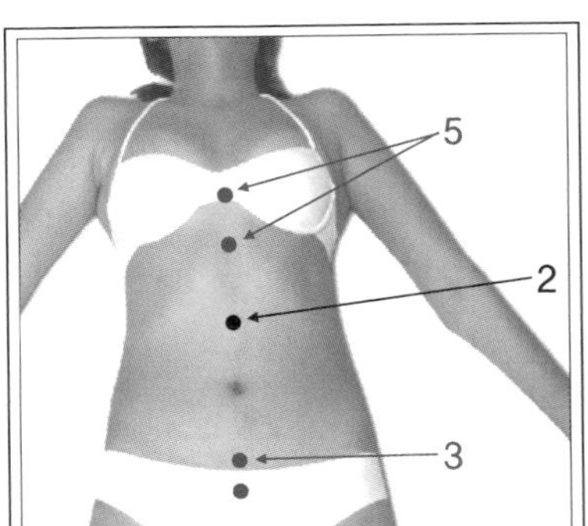

2. 위장혈

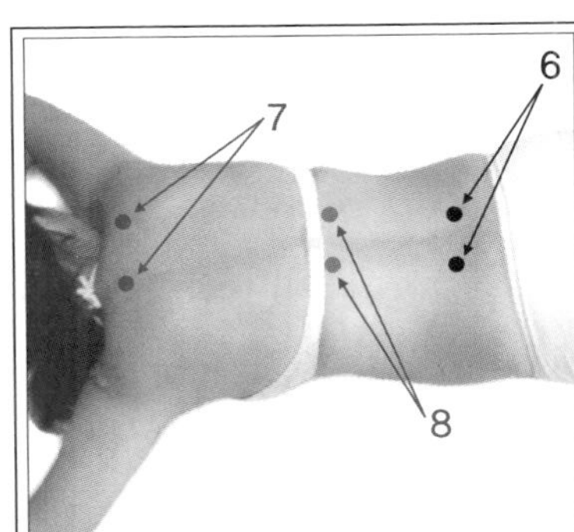

6. 고혈압혈

고혈압약, 신경통약 등을 장복하고 체중이 불어남은, 사실상 살이 찌는 것이 아니고, 신장이 마취가 되어 이뇨작용을 못해 붓는 것이라 보면 된다. 그래도 계속 복용하면 중풍 아니면 당뇨는 예약해 놓은 것이나 다름없는 줄 알면 된다. 현대 서양의술의 고혈압 치유는, 목적이야 치유를 한다하지만 그 치유 결과는 작은 병을 키워 중풍이나 당뇨병을 만들어 병을 키우는 결과를 얻고 있는 셈이다. 이러한 결과가 나오는 이유는, 이치와 논리에 맞지 않는 치유를 하기 때문이다.

앞에서 고혈압은 누구에게나 올 수 있고 집에서도 쉽게 고칠 수 있다 했는데, 집에서 한번 실험을 해보라. 단순 어혈성 고혈압은 기본사혈 2-3-6번 혈을 사혈해서 20초 이내에 반 컵이 고일 때까지, 솜으로 닦아서 못 빨아들이는 피가 없을 때까지만 사혈해주면 혈압이 떨어지고 신장과 간 기능저하로 피가 혼탁함으로 피 속에 산소 부족이 되었고, 산소 부족으로 심장이 산소 공급을 위하여 빨리 뛰어 발생한 본태성 고혈압은 2-3-6-8번 혈의 사혈이 끝나고 난 다음 약 3개월 정도 휴식기를 지나서 사혈로서 부족해진 헤모글로빈 수치가 11 정도 보충이 되는 순간 혈압은 정상으로 돌아와 있을 것이다.

고혈압약을 이미 장복하고 있는 분이 사혈을 하고자 할 때는, 6번 고혈압혈 위치에서 어혈이 대추알 크기 정도로 나오기 시작한 다음 고혈압약의 복용을 중단하는 것이 좋다.

처음 사혈을 할 때는 2일에 한 번, 피가 잘 나오면 3일에 한 번, 아주 잘 나오면 7일에 한 번씩 사혈하면 되는데, 고혈압약의 복용을 중단해서 혈압이 상승해도 일단 사혈을 해서 피만 나온다면 피가 나오는 즉시 혈압은 떨어지므로 혈압이 오를 것에 대한 두려움은 버려도 된다.

사혈 기간은 두 가지 조건이 충족될 때까지 하면 된다. 솜으로 닦아서 못 빨아들이는 피가 없을 때까지, 압을 걸어서 20초 이내에 반 컵이 고일 정도로 피가 나오는 유속이 빠를 때까지.

(11) 안과 질환

Q 저는 찬바람만 쏘이면 눈물이 나고 충혈이 되며 가렵고 갈수록 시력이 떨어집니다. 이러한 증세도 심천사혈요법으로 정상이 될까요?

A 사혈요법만으로는 다소 도움은 되지만, 문제를 다 해결하기는 어려울 것입니다. 하지만 한약과 침술, 사혈요법 등을 함께 병행한다면 치유가 될 가능성은 대단히 높을 것입니다. 문제는 시간입니다. 시력이 나쁘면 안경만 쓰면 된다고들 생각하고 있는 판에, 시력만을 위해서 안경을 벗어 버리고 사혈을 하라고 할 수 있나요?

난 그 동안 안과 질환은 다른 병을 치유하면서 덤으로 좋아지게 해주는 정도밖에는 비중을 두지 않았어요. 근시, 원시, 충혈, 가려움증도 모두 마찬가지입니다. 집에서 직접 치유할 수 없는 증세지만, 기존 의술을 하는 분한테 도움이 된다면 설명하지요.

시력은 눈의 둥글기 상태, 망막의 투명도가 결정하며, 가려움증이나 찬바람을 쏘이면 눈물이 나는 증세는 눈물샘과 눈물 하수관의 기능이 결정한다.

각 증세의 원인과 결과를 살펴보면 이것 역시 원인은 피의 흐름이 원활하지 못한 것으로, 침술과 사혈요법을 이용해 시신경으로 들어오는 혈관을 열어 주어 피의 순환만 잘 이루어지면 치유가 된다.

치유가 되는 이유는 눈을 이루고 있는 물질 역시 살아 있는 세포로서, 살아 있는 모든 세포는 45일을 주기로 2세를 남기고 떨어져 나가는 반복현상을 하는데, 2세 세포가 세포분열을 하려 해도 먹이인 혈액이 공급되지 않으면 분열을 할 수가 없다. 결론은, 망막세포가 45일 주기로 바뀌어야 할 것이 그 이상을 수면세포로 있다 보니 투명도가 떨어져 시력이 떨어지는 것이다.

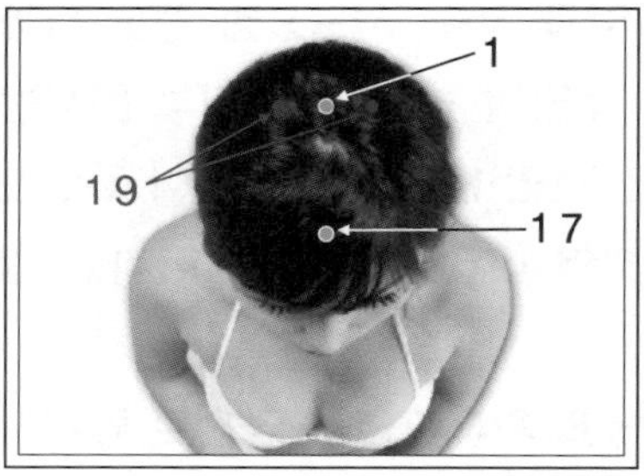

1. 두통혈 17. 시력혈

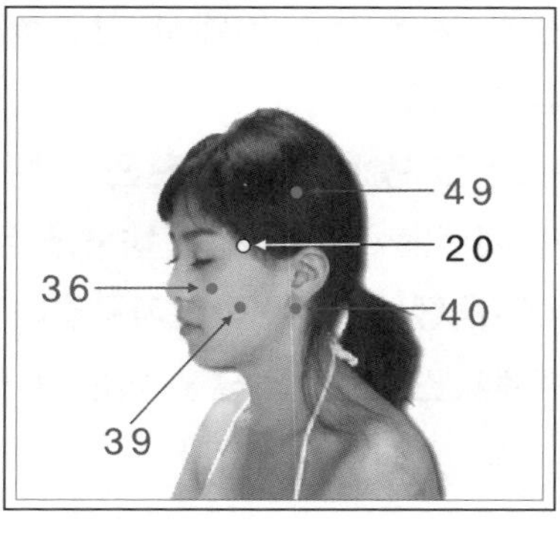

20. 시력혈

사혈요법만으로 도움이 되는 사혈점은, 먼저 1번을 사혈하고 잘 나온 다음, 17번과 20번을 사혈하는 것이다. 여기에 침만 가하면 80% 이상 좋아질 것이다.

(12) 검은 피부

Q **전 다른 사람들에 비해 피부가 검고, 몸에 뾰루지나 검버섯이 많아 고민입니다. 저의 형제들 모두가 그런데 혹시 유전이 아닐까요? 이런 경우도 심천사혈요법이 해당되나요?**

A **됩니다. 유전이라 할 수도 있고 아니라고 할 수도 있습니다. 이유는 어디까지를 유전으로 보느냐가 다르기 때문입니다. 보통 직계가족이나 형제가 같은 질환인 경우, 유전이라 표현을 하는데 이것은 절반만 맞는 말입니다. 부모로부터 물려받은 유전인자가 특정 부위의 혈관을 가늘게 분포시킨 것까지만 유전입니다.**

모든 질병의 근원은 피가 못 도는 것에서부터 시작되는데, 어혈이 쌓이면 혈관이 가는 곳부터 막히는 것은 당연한 이치입니다. 특정 부위의 혈관이 가늘면 다른 곳보다 혈관이 빨리 막혀 같은 부위의 질병을 얻게 된다는 것이지요. 하지만 혈관이 다소 가늘어도, 혈액이 깨끗하다면 혈액은 통과합니다. 유전성 질환이라도 사혈요법으로는 고칠 수 있다는 이야기지요. 말이 조금 빗나간 것 같은데, 검은 피부, 뾰루지(여드름), 검버섯 모두 원인에 들어가면 피가 못 돌아서입니다. 그러므로 사혈요법으로써 혈액 순환만 원활하게 해 준다면 없어지는 것은 당연한 이치입니다.

피부가 검은 것과 검버섯은, 45일을 주기로 바뀌어야 할 세포가 혈액 공급을 못 받아 100일도 200일도 사는 수면세포, 다시 말하면 노후세포가 증가했기 때문이고, 뾰루지가 생기는 것은 모공을 통해서 들어온 병원균이 자리를 잡고 세력을 확장하고 있는 것을 말해 주는 것이다. 이때 침입 균을 물리치는 것은 백혈구인데, 이러한 백혈구도 혈관이 막히면 염증 균이 있는 곳까지 접근할 수가 없어 염증이 자리를 잡게 된다. 심천사혈요법으로 사혈을 해주면 막힌 혈관이 뚫려 피가 돌게 되니 위의 증세가 낫는 것은 지극히 당연하다. 먼저 2번과 3번을 사혈해서 피가 잘 나온 다음, 6번과 8번을 사혈해주면 위의 증세는 치유가 되고, 간이 나빠 검은 사람도 간 기능이 회복되어 피부는 백옥처럼 될 것이다. 나는 그 동안 같은 말을 하도 되풀이하다 보니 의문을 제기하면 "3개월 후에도 그 말이 다시 나오나 봅시다." 하고 일축해 버리곤 한다.

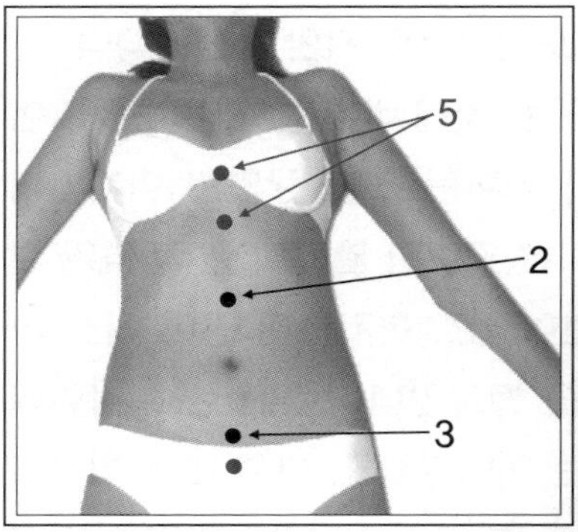

2. 위장혈
3. 뿌리혈

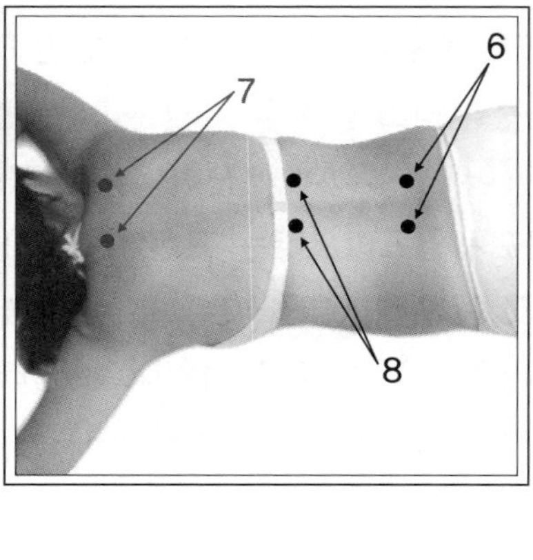

6. 고혈압혈
8. 신간혈

(13) 피부과 질환

나는 질병을 너무 세부적으로 나누지는 않는다. 같은 방법으로 해서 나을 수 있는 질환은 한데 묶기로 했다.

피부에 뾰루지가 나거나 짓무름, 지루성 피부염, 마른버짐, 검은 피부나 메마른 피부 등을 증세마다 따로 설명하고 해결법을 이야기함은 무의미하다고 본다. 인체는 염증이든 어떠한 증상이든 스스로 해결하려고 하는 자기치유력을 가지고 있다. 치유는 엄격히 말하면, 스스로 치유를 할 수 있는 여건을 조성해 주는

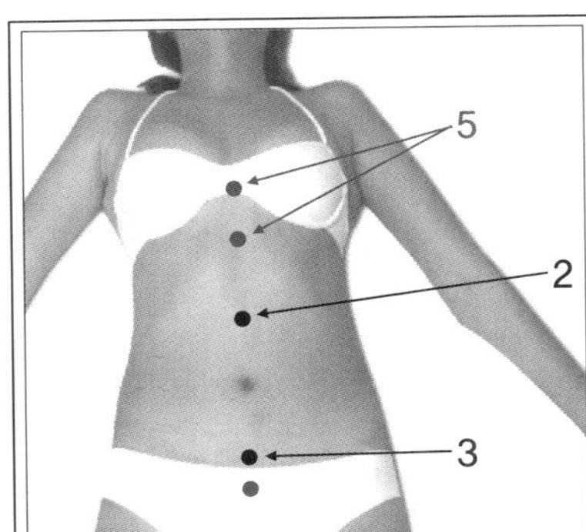

2. 위장혈
3. 뿌리혈

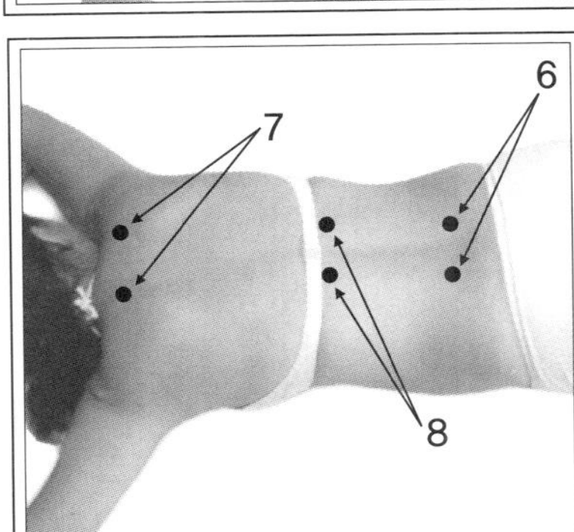

6. 고혈압혈
7. 견비통혈
8. 신간혈

것일 뿐이다. 앞의 논리편을 이해한다면, 사혈을 하면 당연히 낫는 것이지 신비할 것도 이상할 것도 없다. 부분적 염증이나 짓무름은 환부를 직접 사혈하고, 몸 전체를 백옥같이 깨끗이 하고 싶다면, 내가 환자들에게 늘 말하듯 오장육부의 기능을 원활히 해주는 혈을 사혈하면 깨끗해진다.

먼저, 서둘지 말고 수행하는 마음으로 2번과 3번을 사혈해서 피가 잘 나온 다음 6번, 8번, 7번을 사혈한다. 이 정도만 사혈을 해도 앞에 나열한 증세는 감쪽같이 없어진다. 얼굴에 난 기미나 주근깨까지도 말이다.

나는 환자에게 자주하는 말이 있다. 내가 말하는 것을 이해하고 열심히 사혈만 해준다면, 당신은 새 몸을 받는 거나 다름없다. 황당한 말같이 들릴 것이다. 하지만, 앞의 논리편을 이해하셨다면, 아 그렇구나! 할 것이다. 인체의 모든 생명체는, 정상이라면 45일을 주기로 끊임없이 바뀐다. 다시 말해, 기존의 세포와 동일한 세포를 만들어 놓고 저는 떨어져 나간다는 것이다. 기존의 세포가 모두 새로운 세포로 탈바꿈한다면, 당신의 몸은 새로운 몸이 되는 것이나 다를 바 없다.

심천사혈요법의 중요성은, 인체 스스로 제거하지 못하는 어혈을 인위적으로 제거해주는 방법이다. 사혈은 누구나 손쉽게 할 수 있고, 부작용이 적다. 자신의 병은 자신이 스스로 고치자!

(14) 협심증 증세

Q 저는 조금만 걸어도 숨이 차고, 자고 나면 잘 붓고 항상 피곤합니다. 병원에 갔더니 한 곳에선 협심증이라 수술을 해야 한다고 했고, 다른 병원에 갔더니 협심증은 아니라 해서 치료만 받았는데 아무런 효과가 없습니다. 그 동안 이 병을 치료해 보겠다고 침 치료, 기 치료, 물리치료 등 안 해본 것 없이 해보았는데 전혀 차도가 없습니다. 이런 경우도 가능한지요?

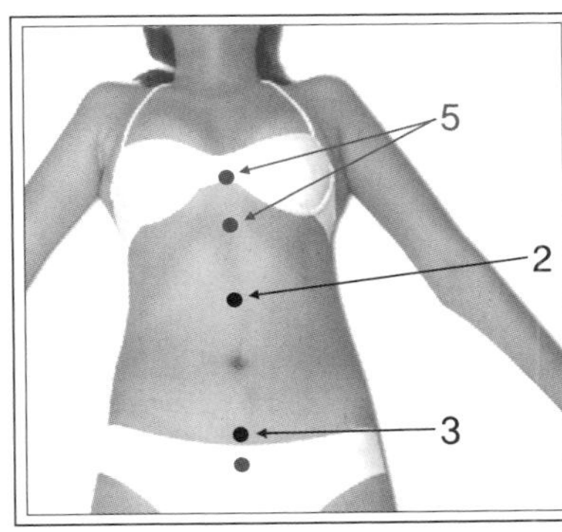

2. 위장혈　5. 협심증혈

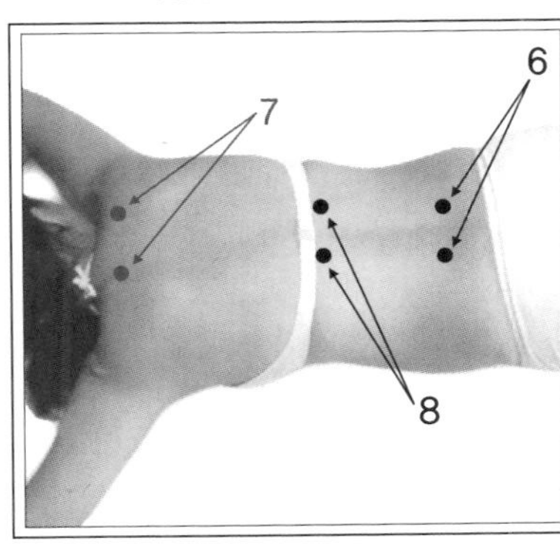

6. 고혈압혈　8. 신간혈

A 병원에서 협심증은 아니라 했으니 좋아질 가능성은 80% 이상이 될 것입니다. 하지만 치유하는 동안, 명현반응으로 일어나는 증상들로 상당히 힘들 것입니다. 이유는 신장 기능이 약하면 조혈기능이 떨어지는데, 일시적이지만 이치적으로 힘들 수밖에 없습니다. 하지만 겁은 내지 마십시오. 힘은 들어도 그로 인한 합병증은 오지 않습니다.

이러한 환자의 경우 호흡이 가쁜 증세, 어깨가 내려앉는

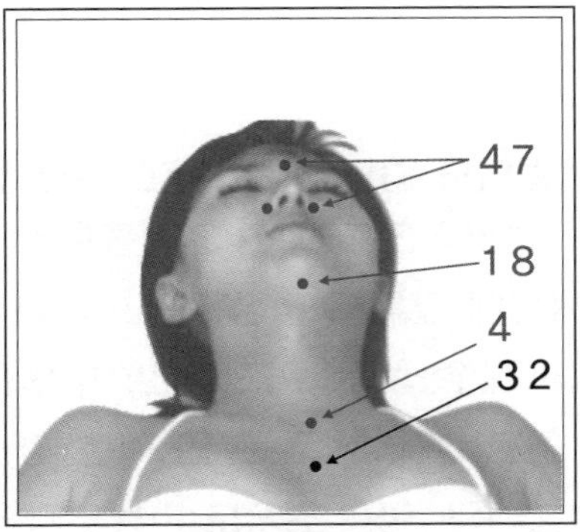

32. 기관지혈

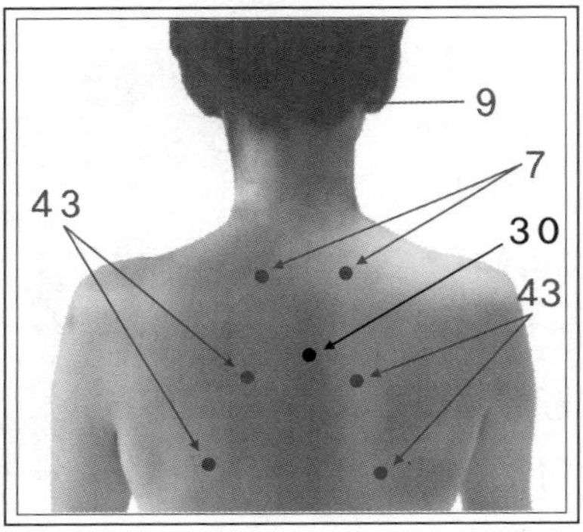

30. 급체혈

듯한 증세, 아랫배가 아픈 증세, 잘 체하는 증세, 식욕부진 등이 모두 해결되었다.

숨이 가쁜 증세만 해결하려면 2번, 5번, 32번, 6번, 8번, 30번만 사혈해주면 된다.

내가 증세마다 아무리 많은 말을 해도, 결국은 앞의 논리편을 벗어난 말은 한 마디도 없으며 결국은 "피 빼." 란 말로 요약된다. 전문적으로 의술을 배우려는 사람이라면 그 증세마다의 논리적 이치를 알아야 하지만 집에서 고치는 데만 목적이 있다면 증세와 사혈의 위치만 잘 보고 사혈하면 건강을 되찾을 수 있다.

(15) 당뇨병

나는 이 책에서 당뇨병을 별도로 다루지 않으려고 하였다. 왜냐하면 회복되는데 시간이 많이 걸리는데 시비 걸기 좋아하는 사람들이 당뇨병 하나만 끄집어내어 시비를 걸려고 할 때, 사혈을 해서 그 효과를 보여주는 데 시간이 오래 걸리면, 나의 의술 전체가 의심받을 소지가 있기 때문이다. 하지만, 이 책의 집필을 도와주시는 분의 권고로 쓰기로 마음먹었다.

당뇨병은 이러한 질환이 생기는 원인에서부터 접근해 가야 한다. 일반적으로 당뇨환자가 되기 전에 체중이 증가한다. 엄격히 말하면 붓는다는 표현이 옳은 것으로, 몸이 붓는 증세는 신장이 제 기능을 못하기 때문에 나타나는 현상이다. 당뇨병이 오는 경로를 나열하면, 먼저 신장 기능이 떨어지고 이로 인해 간 기능이 떨어지게 되며, 간과 신장 기능이 동시에 떨어지면 이로 인한 합병증으로 췌장 기능이 떨어지는데 당뇨는 이때 나타난다.

이 말은 다시 정리해보면, 당뇨가 생겼다는 것은 이미 신장, 간, 췌장 세 가지 장기가 다 나빠져 있다고 보면 된다. 신장은 소변을 걸러줌과 동시에 조혈기능을 하는데, 신장이 제 기능을 못하면 혈액 속에 요산이 많아진다. 그렇게 되면, 이 요산을 해독하는 것이 간인데, 간이 이 요산을 모두 감당해 내지 못하게 되며, 또한 음식을 통해 들어온 독성과 자체적으로 생긴 요산이 합쳐져서 혈액은 급격히 탁해지게 된다. 따라서 그러한 혈액을 영양분으로 해서 활동을 하는 장기뿐 아니라 모든 세포는 정상적인 활동은 물론, 정상적으로 인슐린을 만들어 낼 수가 없어 나타나는 것이 당뇨병이라는 것이다. 사실상 이 정도 증세까지만 해도 쉽지는 않지만 회복이 될 가능성은 높다. 그런데, 이런 상태가 지속되면 장 기능마저 떨어져서 영양분의 흡수 능력이 저하되어 체중이 급격히 줄고, 그 다음 전기로 지지는 듯이 통증이 올 때가 되면 회복하기 아주 힘들어진다. 일반적으로 외관상, 당뇨병 환자는 부어 있는 상태가 회복이 용이하고 이 병으로 인해 마른 체격이 되면 회복이 어렵다고 이야기한다.

당뇨병은 다른 병과 달리 어려울 수밖에 없는 이유가 있는데 그것은 다음과 같다.

우리가 보통 먹는 한약의 약성 중 80%는 어혈을 분해하는 약제이다. 한약을 섭취했을 경우, 어혈을 녹이는 약성이 혈액 속에 들어오면 계속 돌아야 어혈이 분해가 되는데, 당뇨병의 경우는 흡수도 잘 안 되지만 그나마 들어온 약성이 소변으로 빠져나가 어혈이 녹을 수 있는 소지가 적다는 것이다. 일반 환자와 비교해보면, 3배 정도를 섭취해야 비로소 효과가 나타나기 시작한다는 것이다. 한편, 우리 인체의 어떠한 장기든지 피의 흐름만 원활하게 해주면 기능이 회복되기 마련인데, 피가 못 도는 것은 어혈이 근본 원인이다. 어혈도 성분을 보면, 지방질과 단백질로 이루어졌는데, 이 어혈도 혈액 속에 요산이 많아지면 요산으로 인해 일부는 녹아 묽은 상태를 유지하기에 이때 사혈을 해주면 나올 소지가 있다는 것이다. 그런데, 장 기능이 저하되어 말라 있는 환자는 어혈의 농도가 너무 빽빽해서 아무리 사혈을 해도 나와 주지 않고, 나올 때까지의 시간이 너무 오래 걸리게 된다.

그렇다고 해서 해결 방법이 전혀 없는 것은 아니다. 먼저 앞의 논리편을 읽어 보고 사혈을 하면 어떠한 이치로 좋아지는지를 이해한 다음, 어혈이 잘 나올 때까지 사혈만 해주면 낫는다는 확실한 이해와 신념을 가져야 한다. 그 다음, 수행을 하는 마음으로 먼저 2번과 3번을 사혈해서 어혈이 잘 나온 다음, 6번과 8번을 사혈하여 어혈이 잘 나오면 좋아지기 시작한다. 이때 통증이 생기는 경우는 그 부위를 사혈점과 비교해보고 사혈하면 된다. 몸의 앞뒷면을 사혈하면, 아무리 심한 통증도, 그리고 썩지만 않은 염증이라면 어떠한 상처도 좋아지는데 이때 각오할 것은 사혈을 하는 동안 증세의 기복이 매우 심하다는 것이다. 왜냐하면, 인체의 어떠한 통증이나 증세도 피의 흐름에 의해 좌우되는데, 사혈을 하면 어혈이 이동을 하기 시작하여 이로 인해 갖가지 현상들이 일어나기 때문이다. 그러나 우선 고생은 되어도 이로 인해 결코 질병이 더 심해지는 것은 아니다. 그리고 당뇨병을 앓고 있는 환자는 기존 혈액의 양이 적어서, 사혈로 인해 조금만 손실을 보아도 피 부족으로 오는 증세가 심하게 나타난다. 그래서 사혈을 시작하기 전에 어혈이 녹는 처방과 함께 고단백질이면서도 불포화지방이 함유된 식품을 달여 섭취해 주면서 사혈을 해야 한다. 이 점은 〈사혈을 하기 전의 주의점〉 편을 참조하기 바란다.

현대 서양의술로 이 질환은 치유가 거의 불가능하다. 이치와 논리상 맞지 않는 치유를 하기 때문이다. 당뇨 환자라면 누구나 경험하듯이, 처음에는 몸이 무겁고 피로해 병원에서 진찰을 받으니 당뇨라는 판정을 받는다. 그 후, 병원에서 시키는 대로 음식을 조절하고 약을 복용하다 보면 급격하게 중환자가 되어 간다. 당의 수치는 떨어지지만 몸 상태는 급격히 안 좋아지고 평생 병원을 벗어나지 못하고 말게 된다. 지금의 방법에 의하면, 이러한 현상이 오는 것은 지극히 당연한 것이다.

당분이 함유된 음식을 안 먹으니 당연히 당의 수치는 떨어진다. 하지만, 당이 인체에 들어와서 하는 일을 생각해보라. 당은 모든 세포가 필요로 하는 혈액을 만드는 에너지원이다. 자동차로 보면 휘발유와 같은 존재로서, 당뇨란 자동차로 비유하면 연료탱크에서 엔진으로 들어가는 휘발유 호스가 새는 것이다. 기름이 샌다고 기름을 안 넣어 주면 어떻게 될까? 자동차야 시동을 끄고 호스를 고친 다음 시동을 걸면 되지만, 인간은 그럴 수가 없다. 당이 빠져 나간다고 해서 당을 섭취하지 않으면 인체의 생명체들은 무엇을 먹고 일을 하겠는가? 당이 빠져 나가면 그 이상을 섭취하면서 당뇨를 치유하는 것이 이치에 맞는 해결법이다. 현재 병원에서 시키는 대로 하면 급격히 체력이 떨어지는 원인이 바로 여기에 있는 것이다. 상식적으로 생각해보자. 지금 하고 있는 방법 중, 당뇨환자의 체력이 급격히 떨어져 혼수상태가 됐을 때, 초콜릿이나 사탕을 먹이면 소생한다. 그래서 당뇨환자는 이것이 비상약이다. 이렇게 소중한 당을 못 먹게 한다는 것은 같은 입으로 하는 말 치고는 앞뒤가 맞지 않는 이야기 아닌가?

그리고 당뇨병이란 췌장이 인슐린을 분비하지 못해 일어나는 병인데, 지금의 치유법의 이치가 췌장의 원래 기능을 회복하는데 있는지 묻고 싶다. 내가 알기로는, 췌장이 제 기능을 못해 인슐린을 분비하지 못하니 인슐린을 만들어 넣어주는 것이 고작이다. 인슐린을 넣어 주는 것은 응급처방으로 췌장의 원래 기능을 회복시키는 것과는 전혀 무관하다.

아마도 〈혈액 성분검사의 문제점〉 편을 읽어 보면 사혈을 하면 췌장의 기능이 왜 살아나는지 이해가 될 것이다. 단, 사혈을 하는 중에도 췌장 기능이 회복될 때까지는 늘 인슐린을 맞아야 한다.

(16) 응급사혈

〈응급사혈〉 편은 위급 시 한 두 번으로 효과를 볼 수 있는 사혈점을 소개한 것이다. 한 번의 사혈로도 효과는 보지만, 다시 재발을 막고자 하면 반드시 내가 기준하는 만큼 사혈을 해주어야 한다. 그러나 단 한 번의 사혈로 조금의 어혈만 나와도 당장의 위급은 면할 수 있다.

1. 위경련, 급체 시 : 30번 급체혈, 2번 위장혈 사혈,
2. 심장마비 : 5번 협심증혈, 30번 급체혈 사혈,
3. 뜻밖에 고열이 나고 혈압이 오를 때 : 혈압 상승만 있을 때는 6번 고혈압혈 사혈, 고열을 동반할 때는, 죽염을 혀로 녹여 먹으며 8번 신간혈 추가 사혈, 두통을 동반할 때는 1번 두통혈 추가 사혈 (전염성 질환, 몸살 등 어떠한 원인에 의해 발생한 고열이라도 0.9% 죽염수를 300CC 정도 마셔주고 8번 신간혈을 원형 1호컵 반 컵 기준 7회 정도 사혈해주면 해열된다.)
4. 무좀 : 사혈이 특효로서, 26-27번 무좀혈을 기본적으로 사혈하고, 무좀으로 인해 가려운 지점을 직접 사혈하면 된다.
5. 중풍, 의식불명, 식물인간 : 6-1-9-31번 혈을 한곳, 원형

1호컵, 반 컵 기준, 한 혈점 7회 사혈, 2일 간격 총 5회 응급 사혈.(증세발병 3일 이내 사혈을 해야 큰 효능을 나타냄.)

6. 감기초기, 쉰 목소리 : 4번, 18번 ,

7. 알레르기성 가려움증 두드러기 : 8번 신간혈 7회 사혈.

(17) 예방 사혈요법

Q 선생님 말씀을 들으니 사혈요법으로 모든 질병을 고칠 수 있다는 말씀 같은데, 사혈요법으로 질병을 예방할 수도 있을까요? 그리고 몇 살까지 사혈을 할 수 있을까요?

A 맞습니다. 내가 이 공부를 하면서 가장 아쉬워하는 부분이 이것인데, 심천사혈요법을 예방의술로 사용한다면, 한 마디로 사고가 아닌 이상 아플 이유가 없습니다.

나이는 일반 가정에서 하기에는 10세 정도부터 하는 것이 좋을 것 같고, 나의 경우는 6, 7세 정도면 부담 없이 사혈요법을 시술해도 부작용은 없었습니다.

우리 삶 속에는 원인 없는 결과는 없다. 어느 곳이 아프든 반드시 그 아픈 이유는 있기 마련이다. 어떠한 질병이든, 근본적인 원인은 반드시 어혈이 혈관을 막아 피가 못 돌아서이다. 다시 말해, 만병의 근본 원인은 어혈로, 병명이 다르고 아픈 위치가 다른 것은 단지 어혈이 쌓인 위치가 다를 뿐이라는 것이다. 그러므로 질병이 생기기 전에 이 어혈을 뽑아 버린다면 질병의 근본적 원인

물질을 제거했으니 질병이 올 이유가 없어진다.

그렇다면, 일반 사람이 고혈압, 중풍, 신부전증, 백혈병, 암, 간경화, 아토피 피부병, 당뇨, 치매 정도 병을 예방하기 위해서 사혈을 한다면 어느 곳을 사혈하면 될까?

모든 사혈점을 다 뽑으면 좋겠지만 그러기엔 너무 복잡하므로, 인체구조상 어혈이 쌓이기 쉽고 어혈이 쌓이게 되면 크게 건강에 장애를 줄 수 있는 곳을 골라 사혈을 하면 되는데, 그것은 다음과 같다.

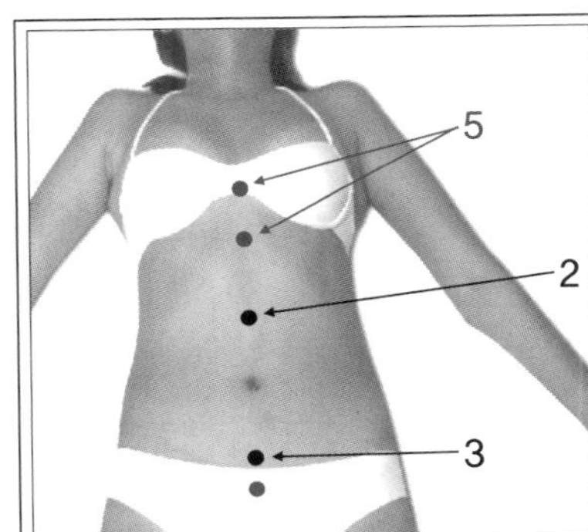

2. 위장혈　3. 뿌리혈

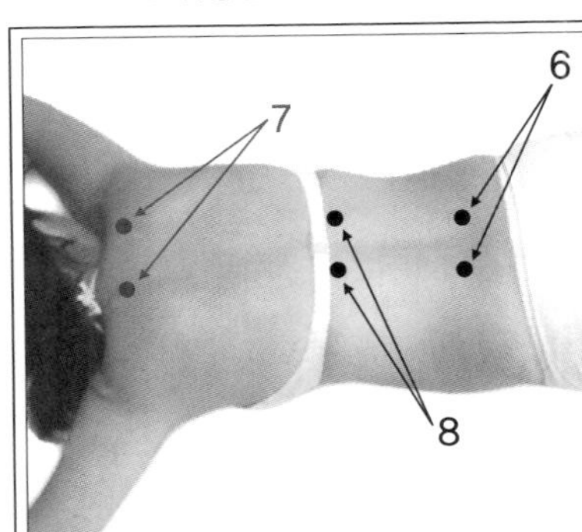

6. 고혈압혈　8. 신간혈

온 국민이 2번과 3번을 먼저 사혈해서 피가 잘 나온 다음, 6번과 8번 혈을 사혈의 순서 조혈에 필요한 조치를 잘하며 사혈을 한 다음 1-9번 혈 위치만 질병예방 차원에서 사혈해주어도 앞에 나열된 증세 95% 이상 질병 예방이 가능하며, 지금 현재를 기준으로 우리나라의 환자 70%는 없어질 것이라고 확신한다.

2번, 3번을 사혈해주면 위와 장의 기능이 회복되어 위염, 속 쓰림, 위산과다, 소화불량, 거식증, 설사, 변비 그리고 얼굴의 기미 등이 없어질 것이고, 6번과 8번의 위치를 사혈해주면 만성피로, 간 기능저하, 신장 기능저하가 회복되어 고혈압과 중풍의 두려움에서 해방될 것이다.

만약, 어릴 때부터 사혈을 습관처럼 해준다면, 남녀를 막론하고 비만에서 해방되며 피부는 윤기가 돌면서 희어지고, 노화방지에도 탁월한 효능을 볼 것이다. 이미 노화에 접어든 사람이거나 질병을 앓고 있는 사람이라 할지라도, 피부가 검은 사람은 희어질 것이고 얼굴의 기미, 뾰루지, 검버섯 등이 벗겨져 자신의 몸이 다시 회춘하기 시작한다는 것을 직접 느낄 수 있을 것이다.

나는 중병환자를 대할 때마다 입버릇처럼 만약 이 사혈요법이 진작에 대중화가 되어 초기 증세가 나타났을 때 수시로 빼주었다면, 중병이 올 이유도 없고 사혈을 하는데 지금처럼 힘이 들고 시간이 많이 걸리지도 않을 것이라고 말하곤 한다. 집안의 쓰레기도 생기는 대로 그때 그때 버리는 것과, 50년이고 60년이고 모았다가 한꺼번에 버리는 것과 어느 것이 더 힘이 들까? 어떠한 증세이든 초기 증세에 사혈을 하면, 당연히 어혈의 양도 적고 해결도 빠르다.

나는 이 글을 쓰며 이런 생각을 해 본다. 내가 하는 말은 모두가 조금만 생각을 해보면 지극히 상식적인 이야기다. 나의 말이 이해가 되지 않으면, 사혈을 해서 눈으로 직접 어혈을 보고, 상식적 생각으로 그 어혈이 모세혈관에 꼭 쌓여 있는데 피의 순환이 될 수 있겠는가를 한번 생각해보라. 만약, 자신의 눈으로 직접 보고서도 못 믿고 의심이 간다면, 나로서도 더 이상 할 말은 없다. 지금껏 세계의 그 많은 석학들이 질병에 대한 연구를 했어도, 질병의 문제를 속 시원히 풀지 못한 이유는 내가 말하는 어혈을 직접 빼내는 방법을 생각해 내지 못했기 때문이다. 직접 눈으로 보고, 그 어혈이 병의 원인이었다면 지금 하고 있는 어떠한 치유법이 그 어혈을 소멸시킬 수 있겠는가를 생각해보라. 그러면 나의 말이 이해가 갈 것이다.

나는 '심천사혈요법의 논리가 국민보건 의술의 중심이 되어 각 가정에 보급이 되어야 질병의 고통에서 벗어날 수 있다.' 라 생각하고, 11년 전부터 환자를 상대로 원인 해결의 이치를 설명하면서 집에서 직접 시술할 수 있게 하여 왔다. 그런데, 세월이 가다 보니 사혈의 이치와 논리는 없어지고, 다리 아프면 다리, 허리 아프면 허리를 사혈하는 식으로 전락해 원래 사혈요법의 효능을 10분의 1도 활용을 못하고 있는 것 같아 너무나 안타까운 생각이 들었다. 그나마 다행인 것은, 이 심천생리학을 배우려는 사람들이 점차 생겨나고 있고, 심천사혈요법으로 건강을 찾은 사람들을 중심으로 보급되고 있는 것이 다행이라 여겨진다.

이 책을 빌려 독자에게 한 가지 바람을 전하고 싶다.

나는 한때 '무면허 의사' 라는 약점으로 시달림도 많이 받은 사람이고, 이미 고발을 당해 유치장에서 2번이나 수난도 당한 사람이다. 지금의 솔직한 마음을 얘기한다면, 이 책을 집필해서 세상에 공개하는 것으로 의술을 깨우친 죄 값은 다 치렀다고 본다. 이제는 나도 나만의 사생활을 가지고 싶다.

나의 의술 논리에 대해 의심하는 마음을 갖지 말고, 직접 시술해 보면 결과는 금방 알 수 있다. 나는 산속에서 오래 살다보니 복잡한 것을 원치 않는다. 나를 직접 찾으려 하지 말고, 책 속의 내용을 자신의 몸을 대상으로 직접적인 경험을 통해 확인하기 바란다. 그래도 이 사혈요법에 의문이 간다면, 홈페이지 사혈요법 배움원을 클릭하시여 문의하여 의문을 풀기 바란다. 그리고 사혈방법을 배워 치유 효능이 입증되면 이웃에게 소개해서 온 국민이 건강한 삶을 살았으면 하는 것이 나의 작은 소망이다.

덧붙이는 말

이 세상에 남의 탓은 아무 것도 없다.
행복하거나 불행하거나 질병에 걸렸거나 모두가 자신이 보낸
마음의 파장이 되돌아와 나타난 결과이다.

1. 건강식과 음양의 이치

음과 양의 이치는 단순한 것 같지만 파고들어 보면 우주만물의 이치를 두 글자로 표현한 말이라 보면 된다. 여기서는 건강과 식생활만을 한정해서 설명하려고 한다.

우주 안에 있는 모든 것은 음과 양의 요소로 구성되어 있는데, 우리가 먹는 음식물의 성분에도 음과 양이 있다. 쉽게 표현하면,

양의 성분은 영양소로서 우리가 먹어서 피와 살이 형성되는 물질을 뜻하며, 그것을 분해하는 성분은 음이다.

이것을 맛으로 구분하면, 양의 성분은 단맛, 고소한맛, 매운맛을 지닌 것으로 이들은 인체에 필요한 영양소를 구성하며, 음의 성분은 쓴 맛과 아린 맛, 짠 맛을 지닌 것으로 지방질이나 단백질 등을 분해한다. 그리고 떫은맛과 비린 맛을 지닌 것은 중성으로 요산이나 독을 해독하는 기능을 한다. 우리가 먹는 보통 음식의 80%는 양의 성분에 속하는데, 건강식이라면 음과 양의 비율이 균형 있게 조화되어야 한다. 양의 성분이 인체를 구성하는

성분으로 필수적이지만, 양의 성분만 지나치게 섭취하면 피의 농도가 걸쭉해져 피의 흐름에 장애를 일으키기 때문이다. 다시 말해 너무 지나치게 고단백 식품만 먹으면 오히려 영양 부족으로 인한 빈혈이 올 수 있다. 혈액이 걸쭉해 돌지를 못하기 때문이다. 음양의 균형 있는 조화란, 지방질과 단백질이 적당히 함유되어 피의 흐름이 용이할 만큼 묽어진 상태를 말한다. 양의 성분은 인체에 꼭 필요한 성분이지만 지나치면 해가 된다는 이야기다.

이렇게 말하기는 쉽지만, 우리가 음식을 먹으며 이것을 조절하기란 현실적으로 거의 불가능하다. 따라서 일반인에게는 육식과 채소를 골고루 섭취하라고 한 마디로 요약해 말할 수밖에 없다.

그런데 여기에서 하나 말하고 싶은 것은 '불포화지방' 은 건강에 아주 중요하다는 점이다. 좀 막연한 얘기지만 도움이 될 것 같아 나의 경험 하나를 이야기하겠다.

나는 의술을 이치로 깨우쳤기에 사람을 보는 순간 건강을 진찰할 수 있다. 설명을 하라면 말하는 시간이 있기에 시간이 걸리지만, 순간적으로 환자를 골라서 한 사람에 3초 정도면 진찰을 마치는데, 얼마 전 일본에 갔을 때 매우 놀랐다. 같은 기준으로 진찰을 했을 때, 30대 이상이 우리나라 사람은 10명 중 7명이 환자인데, 일본 사람은 10명 중 1명 정도가 환자로 보이는 것이었다. 이러한 사실은 대단히 심각한 것이다. 일본과 한국이 무엇이 다르기에 이 정도로 건강에 차이가 날까? 궁금해서 알아본 결과, 나의 시각으로는 식생활이 제일 문제가 많음을 알게 되었다. 일본 사람들은 주로 생선류의 불포화지방을 많이 섭취하고 채소를 많이 먹고 녹차를 마신다. 거기에다 소식한다. 이 네 가지 요소가 건강의 비결로 보여졌다. 그 중 우리가 물마시듯 마시는 녹차는 건강비결의 으뜸으로 생각되었다.

대부분의 녹차는 음의 성질을 가지고 있다. 음의 성질은 지방과 단백질을 분해하는 기능을 하므로, 80%의 양의 성분을 섭취하는 일상식에 있어 그나마 음양의 균형을 맞추는 데에는 상당한 도움이 된다. 어떤 독자는 모든 사람에게 녹차가 좋으냐고 물을지 모르겠다. 그렇지는 않다고 본다. 위의 기능이 좋은 사람에게는 보약이 되고, 나쁜 사람에게는 해가 된다. 위에는 위를 보호하는 분비액이 있는데, 녹차나 쓴 맛을 가진 것은 음으로 위의 보호액을 녹여 내리는 기능을 한다. 커피도 음이므로 같은 이치로 작용한다. 따라서 위에 염증이 있는 사람은 이러한 음식을 섭취할 경우 속이 쓰리거나 따갑고 아프다. 염증을 보호하고 있는 점액이 녹으니 염증이 노출되어 자극성이 있는 물질이 상처에 직접 닿기 때문이다. 이런 사람은 발효시킨 차를 마시면 되지만, 제일 좋은 방법은 위장 자체를 고치는 것이다. 아무리 오래 된 위장병 환자도 2번 위장혈과 30번 급체혈 두 곳을 사혈해주고 낫지 않는 경우는 없다.

나는 10년이 넘게 환자를 치유해도 누구에게든지 음식에 대한 규제는 거의 하지 않는다. 먹어서 부작용이 있다면, 먹고도 부작용이 안 생기게 고치는 것이 의술이라 생각하기 때문이다. 방부제가 든 음식을 먹든 중금속을 마시든 공해에 노출이 되든 과잉섭취를 하든 이로 인해 생기는 병은 사혈요법으로 고칠 수 있다. 우리의 현실이 모든 음식을 칼로리 계산에 의해 먹어야 한다면, 아마 스트레스를 받아서 없던 병도 생기게 될 것이다.

현실적으로 어려운 것을 지키라 하기 보다는, 입에 당기는 대로 먹고 질병부터 고치라고 권해 주고 싶다. 어떤 음식이 먹고 싶다면, 그 음식 속 영양분이 인체에 부족한 성분이라 보면 된다. 여기서 한 가지 짚고 넘어갈 것이 있다. 건강한 사람은 몸에 꼭 필요한 성분을 입에서 원하지만, 건강을 잃은 사람은 꼭 몸에 해로운 음식이 입에 당긴다는 사실을 잊지 말아야 한다.

금전 만능주의로 흘러가고 있는 요즘은 우리 주변에서 마음 놓고 먹을 음식은 손으로 꼽기도 힘들 정도다. 이익을 위해서는 남의 건강쯤은 안중에도 없으니 말이다. 나는 가끔 도시에 살면서 건강하기를 바라는 것은 욕심에 불과하다고 말한다. 이러한 현실 속에서 그래도 자신의 건강을 지킬 수 있는 비결은 사혈요법뿐이다. 왜냐하면 스트레스를 받아도, 공해에 노출이 되어도, 중금속을 마셔도, 방부제를 먹어도, 항생제를 먹어도, 문제가 되는 것은 공통적으로 어혈이 생기는 것인데, 하수구가 막히면 찌꺼기를 빼주는 것이 최상이듯, 어쩔 수 없이 쌓인 어혈은 직접 빼주는 것이 제일 현명한 방법이기 때문이다.

나는 모든 사람이 질병의 고통에서 벗어날 방법을 여러분 손에 쥐어 주었다. 직접 실행을 해서 자신의 것으로 만들어 건강을 지키든 의심하는 마음으로 방치해서 고통을 받든 자신이 알아서 결정하고 선택할 따름이다.

2. 체질론 말장난

나는 기존의 한방 일부에서 당연시되고 있기조차 한 체질론에 대하여 다른 견해를 가지고 있다. 태양, 태음, 소양, 소음, 알레르기 체질 같은 용어를 쓰며, 사람마다 체질을 분리해 맞는 음식, 맞는 약재, 맞지 않는 음식, 맞지 않는 약재 운운하는데, 이러한 논리의 의술은 너무나 애매한 것으로 보인다. 다시 말해 맞을 수도 맞지 않을 수도 있다는 이야기다. 내가 알고 있는 바에 의하면, 상체의 골격과 근육이 발달했으면 태양 체질, 상체의 골격은 발달했으면서 근육이 빈약하면 태음 체질, 하체의 골격과 근육이 발달했으면 소양 체질, 하체의 골격은 발달했지만 근육이 빈약하면 소음 체질, 여기에다 몸이 냉하면 음 체질, 열이 많으면 양 체질이라고 분류하면서 그 체질에 따라 처방을 달리한다고 한다.

나의 기준은 다르다. 상체 발달과 하체 발달의 원인은 인체의 피의 흐름이 상체 쪽으로 많이 흐르느냐, 하체 쪽으로 많이 흐르느냐에 따라 발달의 부위가 다를 뿐이라고 생각한다. 그 근거는, 상체에 비해 하체가 유난히 빈약한 사람을 6번, 38번, 10번을 사혈해서 하체 쪽의 피의 흐름을 원활하게 했더니 상체에 걸맞게 하체가 살이 찌고 발달하더라는 사실에 있다. 한편, 몸이 냉한 사람과 따스한 사람의 차이는 신장 기능과 피 흐름의 차이에 그 원인이 있다. 보통 우리는 착각을 많이 한다. 자신은 몸에 열이 많아 더운 곳에서는 잠을 못 잔다고 표현하는 사람이 많은데, 사실은 더운 곳에서 잠을 못 자는 사람이 오히려 몸이 차가운 사람이다. 우리가 더위를 느끼는 온도는 자신의 현재 몸의 온도와 비례한다. 자신의 몸 온도보다 밖의 온도가 높으면 더위를 느낀다는 이야기인데, 자신의 몸 온도가 낮을수록 낮은 온도에서도 더위를 느끼고, 혈압이 오르고 땀이 난다. 인체구조의 이치상, 더운 곳에서 못 자는 사람은 이미 신장 기능이 떨어진 사람으로 쉽게 피곤하고 몸이 잘 부을 것이다. 이런 사람들은 저혈압이나 고혈압 증세 등을 가지고 있을 것이다. 저혈압 증세를 가지고 있으면 음의 체질로 분류를 하고, 고혈압 증세를 가지고 있다면 양의 체질로 분류할 것이다. 하지만 이 차이도 신장과 간 기능이 떨어진 합병증으로 어혈이 생기고 그 어혈이 5번 협심증혈 위치에 쌓이면 저혈압이 되고, 6번 고혈압혈 위치에 쌓이면 고혈압이 되는 차이점 뿐이다. 한편 고혈압 증세가 있고 열이 많다 하는 사람을 양의 체질로 분류하고, 당신은 태양 체질이니, 인삼, 녹용, 꿀 등은 체질에 맞지 않으니 먹지 말라하는 말도 공부가 덜된 말이다. 실제 이러한 사람은 앞에 나열된 식품을 먹으면 눈이 충혈되고 열이 나며 혈압이 오르는 경우도 있다. 하지만 이러한 증세의 근본 원인은 모두 신장과 간 기능이 떨어진 합병증으로 나타낸 증세로 2-3-6-8번 혈의 사혈을 마쳐 신장과 간 기능을 회복시킨 다음, 인삼, 녹용, 꿀 등을 섭취시키면 오히려 보약으로 작용을 하지 고열이나 상열이 발생하는 일은 생기지 않기 때문이다.

신장 기능이 떨어지면, 혈액 속에 요산이 많아지고 소변과 혈액이 섞여 돌아 피가 혼탁해진다.

이로 인해 어혈이 많아져서 혈관을 막는 요인이 되고 피가 혼탁하여 혈액 속의 산소 함유량이 적어져 세포 활동이 둔화되면 피의 유속은 장애가 더해진다. 이러한 이유로 피의 유속이 느려진 것이 몸이 냉해진 직접적인 원인이 된다. 몸이 냉한 증세를 방치하면 그 합병증으로 저혈압과 협심증이 나타나는데, 협심증이 나타나면 이미 막힌 혈관이 많아 생명이 위험하다. 몸이 냉한 상태로 협심증 증세는 오지 않았다면, 2번 위장혈과 3번 뿌리혈을 먼저 사혈하고, 피가 잘 나온 다음에 6번 고혈압혈과 8번 신간혈을 사혈해주면 몸의 온도가 올라가서, 더운 곳에 자야 평안함을 느낄 정도로 몸이 따스해진다. 하지만 저혈압인 사람에게 5번 협심증혈, 2번 위장혈을 사혈하면, 혈압이 더 떨어져 생명이 위독할 수도 있다. 그러나 그곳을 사혈하면 혈압이 더 떨어진다는 사실 그 자체가 그곳이 막혀 저혈압이 되었다는 증거도 되기에, 이곳을 사혈하지·않고는 저혈압의 근본 치유는 어렵다. 나는 5번 협심증혈을 사혈해 혈압이 떨어져 혼수상태가 오면, 십선혈(열 손가락 끝)을 따주며 사혈을 계속한다. 그 이유는 처음 시작할 때는 환자가 힘이 들지만, 혈관을 막고 있던 어혈이 조금씩 나올수록 그 증세가 약해진다는 사실도 이미 알고 있기 때문이다. 이곳은 집에서 사혈하면 위험부담이 크나, 현대 서양의술을 하는 분이 응용을 한다면, 저혈압을 근본 치유하는데 도움이 될 것 같아 설명을 하는 것이다.

흔히, 나이가 들면 체질이 바뀐다고 말한다. 이것은 정확히 말하자면, 나이가 들수록 많아진 어혈이 8번 신간혈 위치에 쌓여 신장 기능이 떨어지니 혈액 속에 요산이 많아져 나타난 현상이다.

이 요산이 세포를 자극해 세포가 스트레스를 받아 예민해지고, 그 예민해진 세포가 과민반응을 일으키는 지병이 된 것이 알레르기 체질이라 보면 된다.

한편, 일반적으로 나이가 들면 살이 찌는 비만의 원인은 신장 기능저하에 있다. 비만 체질의 사람이 알레르기, 저혈압, 고혈압, 당뇨인 경우가 많다.

요즈음 가끔 듣는 말인데, 나는 태양체질이고 열이 많아서 의사가 인삼, 꿀, 녹용 등은 먹지 말라 하고, 막상 먹으면 얼굴이 상기되고 혈압이 오르고 열이 나서 못 먹는다고 한다. 나는 이런 말을 들으면 화가 난다. 이러한 증세를 체질이라는 편견을 근거로 하여 이러이러한 것은 먹지 말라 함은, 인체의 질병 구조를 너무도 모르고 하는 말이다. 체질 분류를 하기 전에 위의 식품을 먹으면 왜 그러한 현상이 일어날까를 생각하여서 그 원인을 제거하여 그 식품을 먹고도 그러한 현상이 일어나지 않게 해야 올바른 의술이다. 6번과 8번을 사혈해 피가 잘 나온 다음 인삼, 꿀, 녹용 등을 먹어 보라. 그러한 현상이 일어나라 빌어도 안 일어난다. 인체의 어떠한 증세도 그 원인은 피의 흐름이 원활치 못한 것에 있다. 그리고 그것은 어혈 때문이다. 심천사혈요법의 논리는 질병의 근본을 다스려 주는 방법, 인체의 원래 기능을 회복시켜주는 방법이기에 치유가 되면 재발되지 않는다.

최근 들어 중풍, 고혈압 환자가 너무 많으며, 이 질병이 오는 연령도 낮아지고 있다. 의료 체계가 이대로 가면 이러한 환자가 갈수록 많아지는 것은 지극히 당연하다. 질병을 고친다는 것이 결국 병을 키우는 결과가 되고 마니까. 나는 나에게 치유를 받는 분한테 장담하는 말이 있다. 심천사혈요법으로 치유를 받은 사람은 고혈압, 중풍, 치매는 절대로 오지 않는다고 장담한다. 질병이 오는 원인 그 자체를 근본적으로 뽑아 버렸으니까.

3. 고정관념을 깨자

인간이 살아가면서 신념을 갖는다는 것은 대단히 중요하다. 사람은 누구나 자기 나름대로의 마음의 잣대가 있다. 그러나 이러한 마음의 잣대는 깨우침의 척도에 따라 모두 다르다. 사물을 보고 평하는 마음의 자가 모두 같다면, 누구나 의견이 같을 것이니 싸울 일이 없다. 하지만, 누구나 사물을 평할 때는 자신의 깨우침의 잣대로 고정관념화되어 사물을 평하기에, 서로의 의견이 다르고 그로 인해 왕왕 다투게 되는 것이다. 그래서 고정관념이란 사물에 대한 자기 나름대로의 자기 깨우침의 정도라고 보면 될 것이다.

고정관념은 한번 자리를 잡으면 바뀌기가 어려운 것이다. 누구나 자신이 배워 알고 있고, 경험한 대로 사물을 평하니 말이다. 하지만, 세상은 넓고 깨우침은 무한한 것인데, 내 지식만이 옳다고 고집하는 것도 대단히 어리석은 생각임을 알아야 한다. 보다 큰 깨우침을 얻기 위해서는 고정관념의 아집에서 벗어나야만 한다.

나는 현대의술을 보면서 매우 안타까움을 느낀다. 서양의학이 들어온 지도 벌써 백 년이 넘었다. 서양의학의 치유 방법으로 그 동안 할 만큼 해 보았을 것이다. 그리고 자신의 의술이 어떠한 의술인지, 약을 투여하면 어떠한 이치로 치유가 되는지 생각도 해 보았을 것이다. 어떠한 약이든 치유가 되면 치유가 되는 이치가 있고, 치유가 안 되면 안 되는 이치가 있는 것이다. 이젠 그만큼 해 보았으면 현재의 서양의학적 의술로는 치유가 안 된다는 것쯤은 알만도 할 텐데 끝까지 고집을 하는 이유는 무엇일까? 그 동안 한 공부가 아까워서일까? 아니면 쉽게 돈을 벌 수 있기 때문일까? 이것도 아니라면 생각해보라. 지금하고 있는 의술이 치유를 위한 의술인가, 아니면 현상유지를 위한 의술인가? 결론은 한 마디로 현상유지도 안 되는 의술이다. 이렇게 말하는 근거를 간단히 살펴보자.

첫째, 인체의 어떠한 성분이 부족해서 질병이 생겼다 하더라도, 그 성분을 만들어 넣어주는 것은 치유가 아니고 현상유지밖에는 될 수 없다. 치유라 표현을 하려면, 부족한 성분을 스스로 만들어 낼 수 있게끔 기능 자체를 회복시키는 것이다. 그런데 현대의술이 기능 자체를 회복시키는 의술인지 묻고 싶다.

둘째, 관절염이나 위염 등과 같은 만성적 염증질환을 치유하는 데 있어, 항생제나 진통제의 투여는 이치에도 안 맞는 치유 방법으로, 오히려 증세를 악화시킬 뿐이다. 인체의 구조상, 염증이 생겼다면 그곳은 이미 피가 못 도는 곳으로, 만약 피가 잘 돌았다면 혈액 속에 사는 백혈구가 염증균을 잡아먹어 염증이 생길 이유가 없다. 다시 말해 염증이 있는 곳은 피가 못 도는 곳이며, 항생제를 먹이든 주사를 놓든 그 성분은 혈액 속에 섞여 혈관을 따라 도는데, 혈관이 막혀 피가 못 도는 이상 어떻게 약 성분이 염증이 있는 곳까지 갈 수 있겠는가? 이것은 상식적 생각으로도 이치에 안 맞는 의술이다. 게다가 신경안정제나 마취제, 진통제 등은 치유제가 아니라는 것쯤은 이미 누누이 설명한 바 있다.

셋째, 현대의학에서 말하는 신경성 질환은 더 엉뚱하다. 서양의학에서는 모든 질병을 성분학적 수치로 분석하려 하는데 마음도 성분학적 수치로 설명이 가능한가? 인간은 엄연히 마음과 육신으로 되어 있으며, 마음은 육신을 다스리고 육신은 마음을 다스리는 구조로 되어 있다. 그런데, 마음은 빼고 육신의 성분학적 수치만 가지고 치유를 한다는 것은 반만 가지고 전체를 치유한다는 것이나 다름이 없으니, 이 자체가 이미 이치에 맞지 않는 의술이다.

현대의술로써 우울증, 마음이 초조하고 가슴이 답답하며 불안한 증세를 치유하면 치유의 성공률은 얼마나 되며 치유의 기간은 얼마나 걸릴까? 서양의학으로는 세계의 의사가 다 나와서 치유를 한다 하더라도 자신있게 치유를 장담하는 사람이 없을 것이다. 하지만, 난 시술로서도 치유의 논리로도 누구와도 겨루어 치유해 보일 수 있다.

나한테 현대 순환장애 계통의 양의의 의술을 평해보라면, 양손에 쥐고도 모르는 격일뿐만 아니라, 그 내용은 방대한 반면, 치유의 핵심 알맹이는 아주 미약하다고 하겠다.

의술이 질병을 고치는 것을 목적으로 한다면 이제는 기존 의술의 고정관념에서 벗어날 때도 되었다. 난 지금 이 순간도 꿩 잡는게 매라고 질병을 고치는 것만 가지고 말하라면, 의학 박사로

면허를 가진 열 사람보다 나한테 6개월 정도 배운 일반인이 병을 더 잘 고친다고 자신한다. 만약, 서양의학 박사학위를 가진 의사 백 명이 고혈압 환자 한 사람을 치유하고, 나 혼자 고혈압 환자 한 명을 치유해보라면 누가 이길까? 물론 내가 이긴다고 쉽게 말할 수 있다. 왜냐하면 박사학위가 아무리 많아도 같은 내용을 보고 배운 의사이니 의술의 내용이 같을 것이고, 따라서 의사의 수와는 관계없이 서양의술로는 고혈압을 재발하지 않게 근본적으로 치유할 수 없기 때문이다.

우리는 의술을 생각할 때, 의술이 왜 존재하는가 하는 그 목적부터 생각해야 한다. 의술이 병을 고치는 것이 목적이라면 현대 의술은 당연히 각성해야 하며, 의술이 돈을 벌기 위해 존재한다면 이대로도 좋을 것이다. 나는 현대 서양의술로써 순환기 장애성 질환을 고치는 데 있어, 의대 10년을 공부해서 나오면 어떠한 질병을 얼마나 고칠 수 있는지 묻고 싶다. 내용은 방대해 10년을 공부해도 다 못 배울 내용을 가지고, 그 간단한 만성두통, 만성 위장병 하나 못 고치고 만성병이니 신경성 질환이니 병명만 지어댄다. 10년을 배우고도 못다 배울 방대한 내용의 의술을 가지고 인체의 질병을 얼마나 고칠 수 있는지 묻고 싶다. 나는 간단한 논리 하나로 50가지 이상의 증세를 재발하지 않게 치유한다. 나는 대체의학으로 나의 '섭리의술' 을 권하고 싶다.

'섭리의술' 이란, 의술의 논리를 말하는데 이 논리는 양의든 한의든 받아들이기만 하면 응용이 가능하다. 내가 이런 말을 한다는 자체만 가지고도, 현대의술은 각성해야 한다. 현대의술은 이치와 논리가 없는 의술이다. 질병에 접근할 때 증상과 답만 가지고 파고들면, 내용은 많아지고 질병이 더욱 복잡해질 수밖에는 없다. 어떠한 질병이든 이치와 논리로 파고들면, 내용도 단순하고 치유도 빠르다. 이치와 논리는 자연의 섭리로서, 인간도 자연의 일부이기에 자연의 섭리인 이치를 무시하고는 어떠한 질병도 치유가 안됨을 명심해야 한다. 서양의학으로 백 년을 넘게 해보았다. 이젠 서양의학으로 모든 질병을 다 치유할 수 없다는 사실을 알았을 것이다. 지금이라도 서양의학이 가장 발달되고 입증된 최고 의술이라는 고정관념의 아집을 버려야 한다.

4. 상식으로 살자

이 책을 보다 보면 상식이란 단어가 많이 나온다. 상식이란, 논리적으로 보편타당한 것으로 너무도 합당한 이치이기에 누구나 쉽게 이해할 수 있는 지혜를 말한다. 그런데 어찌된 일인지 상식적으로 이해가 안 가는 치유법을 당연한 듯 행하고 있으니 다시 생각해 볼 일이다.

▶ 시력이 떨어지면, 누구나 간 기능이 떨어지면 합병증으로 시력이 떨어진다고 말한다. 그러면 시력을 회복시키려면 간 기능을 회복시켜야지 눈만을 치유한다고 간 기능이 회복될 것인가?

▶ 소장의 영양분 흡수기능이 떨어지면, 얼굴이 메마르고 기미가 낀다. 기미가 생긴 직접 원인은 소장의 영양분 흡수기능이 떨어진 것이 원인이라면, 얼굴의 기미를 없애기 위해서는 소장의 영양분 흡수기능을 회복시켜야 된다는 것은 상식이 되는데, 소장의 기능 저하는 그대로 둔 체 얼굴 표피를 박피하고 약을 바른다고 소장의 영양분 흡수기능이 살아나 기미의 근본적 원인치유가 될까?

▶ 두통이 오는 직접 이유는 뇌 속의 산소 부족이다. 뇌세포가 산소 부족으로 질식을 하면 두통이 오는데, 지금 먹는 두통약은 무엇인가? 마취로 두통을 못 느끼게 하는 약이다. 마취로 두통을 못 느끼게만 하는 약이 뇌 쪽으로 들어가는 막힌 혈관을 열어 피를 잘 돌게 하여 산소 공급을 원활하게 하는 기능이 있을까?

▶ 사십견, 오십견은 그 부위의 근육세포 모세혈관 속에 어혈이 혈관을 막아 피가 못 도니, 근육세포가 산소 부족으로 질식하여 경직되어 이완이 안 되어 일어나는 통증이다. 이렇다면 상식으로 생각을 하여도 모세혈관을 막고 있는 어혈을 뽑아내 버려 피를 잘 돌게 하여 근육세포가 신축 이완이 잘되게 하여 근육을 움직여도 통증이 오지 않게 해주는 것이 상식적인 복원 방법이다.

그런데 지금 치유하고 있는 방법은 어떤가? 현재의 여러 종류의 치유 방법들이 통증을 느끼는 근육세포 사이 모세혈관을 막고 있는 어혈을 얼마 정도나 소멸을 시킬 수 있는 지, 현재 이러한 상식적 시각으로 치유를 하고 있는지를 짐작할 수 있을 것이다.

피를 못 돌게 하고 근육세포를 경직시키는 주범, 모세혈관 속 어혈만 뽑아내버리면 간단히 해결될 것을! 인체의 모든 근육통은 모세혈관을 막아 피를 못 돌게 하여 근육을 경직시킨 주범, 어혈만 뽑아내 버리면 통증이 사라지고 복원되는 것은 상식이 된다. 관절염의 직접 원인도, 관절에 골수 부족이 되어 뚜걱 거리는 소리가 나고, 관절이 닳아져 퇴행성 관절이 된 직접 원인도 그 부위의 모세혈관을 어혈이 막아 피가 못 돈 것이 직접 원인이다.

그런데 상식의 생각을 기준 하여도 혈관을 막은 근본 원인인 어혈은 그대로 둔 채, 아프니 마취제 먹고, 염증이 있으니 항생제를 먹이고, 골수가 부족하다고 인공 골수를 넣어주는 방법이 막힌 혈관이 열리고 피가 잘 돌아 스스로 복원될 수 있는 효능이 있는지 생각을 해 보라는 것이다.

지금 치유 방법은 상식으로 생각해도 치유가 아니다. 양의학적 시각 판단으로는 치유지만 그 치유 결과는 작은 병을 키워서 수술을 할 수 밖에는 없게 만드는 의술일 뿐이다.

하지만 관절염 약을 오래 복용시키면 다양한 병을 만들어내서 보다 큰 수술도 해야만 할 상황이 올 수 있을 것이다. 한편 풍치의 근본 원인은 치석의 생성으로 인한 염증과 잇몸의 피의 흐름이 원활치 못하기 때문이다. 지금의 치과 치유법은 잇몸에 피를 잘 돌게 해야 한다는 사실은 생각조차 못하고 있다. 염증이 있으니 항생제를 복용하라고 한다. 항생제를 복용한다 치자. 그러나 결국 치유는 약 성분이 피와 함께 염증 부위에 미칠 수 있는 곳까지만 가능하다. 그런데 피가 못 가는데 항생제의 약 기운이 어떻게 염증부위까지 가고 침입 세균이 먹고 죽을 수 있다는 말인가? 피가 못 가면 약 기운도 못 간다는 상식의 생각만 하여도, 관절염, 위염…, 몸 안의 모든 염증을 항생제 위주로 치유를 하는 발상이 잘못되었음이 보일 것이다.

현대 서양의술에는 이런 식으로 상식에도 안 맞는 사례가 셀 수도 없이 많다. 그러니 질병이 안 낫는 것은 당연하다. 이렇게 말도 안 되는 시술을 하면서, 조그만 증세마저도 신경성이니 만성질환이니 하는 이름을 붙이고 한술 더 떠 이것을 기준으로 다른 의술은 입증이 안된 의술이니 어쩌니 한다. 입증은 환자의 질병이 낫는 것보다 더 확실한 것이 없다. 원래 병이란 작은 병이 커서 큰 병이 되는 것이다. 위염일 때 사혈을 하면 위암까지 가지 않는다. 이젠 상식으로 말이 안 되는 의술, 고집 좀 그만 부리자.

5. 사혈을 하면서 느끼는 아쉬움

사혈의 장점은 만병의 근원이 되는 어혈을 직접 몸 밖으로 빼내는 데 있지만, 특정 부위에 있는 어혈은 직접 빼낼 수가 없다.

약으로 어혈을 녹인다고 하지만 어혈을 녹이는 약성의 한약도 결국은 생혈 속에 함유되어 돌면서 어혈의 농도를 묽게 해주는 것이다. 그러기 위해서는 어혈과 생혈이 맞닿아야만 어혈이 녹을 수 있는데, 어혈이 장기 깊숙한 곳에 있고 또 그 어혈 층이 두껍다면, 결국 어혈이 막힌 곳의 앞쪽과 뒤쪽을 사혈하면서 약 성분에 의해 어혈이 녹아 나오기를 기다리는 수밖에 없다. 이럴 때 어혈이 녹는 한약을 섭취하면서 한편으로 막힌 혈관에 초음파의 파장을 보내 어혈이 빨리 분해 되게 도와준다면 효과는 더욱 빠를 것이다. 이렇게 한다면 당뇨병, 중풍, 신부전증에 효과가 클 것으로 보이지만, 현 의료법으로는 꿈도 꿀 수 없는 현실이다. 또 협심증이나 조혈기능이 떨어지는 환자는 현대 서양의학의 조혈기능 보강 의술과 병행해서 한다면, 한 단계 나은 효과를 볼 수 있을 것이다. 하지만, 의술이 상술인 요즘 세상에서 이것을 기대하는 것은 꿈이리라. 그 동안 많은 환자를 치유하며 느낀 아쉬운 점이 너무나 많다. 나름대로 구상한 장비를 만들어 사용만 해도 지금보다 사혈 기간이 많이 단축이 될 텐데…, 알면서도 하지 못하는 아쉬움은 매우 크다. 우리의 의료법은 기득권을 가진 사람에게 이권을 보장하는 법이지 새로운 의술을 탄생, 발전시키는 것과는 거리가 멀다. 의술이 발전하려면, 의술도 실명화되어야 하고, 다양한 의술이 서로 경쟁해서 그 중 효과가 좋은 것은 국가차원에서 지원, 발전시키고 대학교육 등을 통해 적극적으로 대중화시키는 형태가 되어야 한다. 서양의술이 이 땅에 들어온 지 백 년이 넘은 지금까지도 그 흔한 위장병이나 두통 하나 해결을 못하는 의술이 무엇이 뛰어나다고 고집을 하는지 정말 모를 일이다. 나의 시각으로 보기에는 현대 서양의술은 공부를 위한 의술이지 병을 고치는 것과는 거리가 멀다. 지금이라도 우리의 전통의술과 자생적 의술이 발전할 수 있는 체제로 바뀌고 서로 경쟁할 수 있는 체제로 만들어야 의술이 발전한다. 한의는 한의대로, 양의는 양의대로, 민의는 민의대로 경쟁하고, 국가는 그 중 치유에 효과가 좋은 것을 대학을 통해 권장하여 대중화하는 체제가 되면, 질병 치유의 효능이 떨어지는 방법은 자연 도태되고 보다 나은 의술이 선택되어 체계화되는 계기가 될 것이다. 어떠한 치유 방법이든 선택은 환자 자신이 하면 된다. 국민은 누구나 자신이 치유를 받고자 하는 데서 치유를 받을 권리를 보장 받을 수 있어야 한다. 법으로 양의, 한의 두 길만 만들어 놓고 다른 것은 안 된다는 논리는 맞지 않는 것이다.

현재 나의 생각과 유사한 생각을 가진 사람들이 많을 것이다. 불법 무면허란 용어는, 허가를 안 내주니 불법인 것이고, 면허를 가진 사람만이 좋은 의술을 갖고 있다는 생각은 결코 이치에 맞다고 볼 수 없다. 서양의술의 자격증은 서양의술을 배웠다는 증표는 될 수 있어도 의술의 자격증이 질병도 잘 치유한다는 개념과는 전혀 관계가 없는 것이다. 의술이 병을 고치는 데 목적이 있다면, 병을 잘 고치는 사람이 대우를 받는 체제가 되어야 마땅하다. 의술을 행하는 사람의 마음가짐도 현재처럼 환자의 확보를 법으로 보장 받으려 하지 말고, 의술의 실력으로 환자가 모이게 해야 한다. 우리의 현실이 환자가 없어서 병원 영업이 안 된다는 것은 망발이다. 치유를 해 봐야 별 효능이 없으니 참고 견디는 것이지, 낫는다는 보장만 있으면, 병원은 발 디딜 틈도 없이 환자는 몰려올 것이다. 왜냐하면, 현실적으로 우리 국민 30세 이상을 기준으로 보면 60% 이상이 환자이기 때문이다.

6. 콜레스테롤, 혈전, 고지혈증, 어혈

콜레스테롤, 혈전, 고지혈증, 어혈이란 단어는 자주 들어보았을 것이다. 하지만 부르는 이름이 다르다 하여 성분학적으로 그 성분이 다른 것은 아니다. 굳이 분류를 하자면 같은 성분을 두고 혈관에 흐르는 피 속에 함유하였으면 고지혈증, 굵은 동맥이나 정맥혈관 벽에 절어 붙어 있으면 콜레스테롤이나 혈전이라 부르고, 모세혈관에 쌓여 움직이지 않으면 어혈, 적당한 농도 즉, 모세혈관을 통과하기에 적당한 농도일 때는 체세포들의 영양분인 식량이 된다. '이렇게 구분을 하면 굳이 분류할 필요가 없지 않느냐?' 하는 의문도 갈 것이다. 하지만 과학의 시각으로 혈액 성분 분석을 하였을 때 육안으로 알아 볼 수 있는 제일 흔한 증세가 혈액의 농도가 걸쭉해진 고지혈증 증세다.

인체의 생리현상을 이치로 풀지 않고 성분학적 시각으로만 접근하면 고지혈증, 콜레스테롤 수치가 높은 증세는 만병의 원인으로 보인다. 왜냐? 고혈압, 저혈압, 협심증, 심근경색, 돌연사, 중풍, 심장마비 이러한 증세의 환자 모두 혈액검사를 하면 고지혈증 또는 콜레스테롤 수치가 높게 나오기 때문이다.

문제는 성분검사로 이러한 수치가 높다는 것을 확인하고는 앞에 나열된 모든 증세가 콜레스테롤 수치가 높은 것이 질병의 발병 원인이라 진단하고 끝을 내면, 콜레스테롤 성분을 녹이려는 쪽으로만 생각이 기울고, 단순히 '콜레스테롤 성분이 많이 함유된 식품을 적게 먹어야 된다.' 하고 생각이 멈출 수 있다. 이러한 결론 끝에 나올 수 있는 치유법이란 약으로 콜레스테롤 성분을 녹이려 하는 방법, 또는 콜레스테롤 성분이 많이 함유된 식품은 먹지 말고 운동을 많이 하라, 하는 것으로 끝을 맺을 수 있다. 인체의 생리구조상 이러한 시각 접근은 치유법도 예방법도 되지 못하고 끝없이 환자를 양산할 수밖에는 없다.

왜냐, 고지혈증, 콜레스테롤 수치가 높아진 직접 원인은 신장 기능이 떨어짐으로 연쇄적으로 일어난 합병증인데, 증세의 근본적 원인은 보지 못하고, 원인에 의한 결과만 놓고 치유법을 찾으니, 영원히 끝나지 않는 싸움에 빠지고 만다. 왜냐? 사람이 살아 있는 한 음식은 먹을 수밖에는 없고, 장에서 흡수한 영양분을 체세포가 소화능력을 잃어 먹어 치우지 못한 영양분이 혈액 속에 축적된 것이 고지혈증 또는 콜레스테롤 성분이 높다고 진찰하기 때문이다. 여기에 어혈이 생기는 과정을 함께 연계해보라. 현재의 고정관념 시각으로 순환기 장애성 질병을 치유한다는 생각 자체가 모순이다.

하지만 과학적 시각만이 올바른 의술이라는 고정 관념만 버리고 새로운 각도, 인체의 생리이치는 먹이사슬의 연결고리로 되어 있다는 시각으로 접근해보라. 고지혈증, 콜레스테롤 수치가 높아진 직접 원인은 신장 기능이 떨어진 합병증이기에 신장 기능만 회복시키면 저절로 복원된다는 것은 상식의 생각이 된다. 신장 기능이 떨어진 직접 원인은 신장 쪽으로 들어가는 혈관이 막혀 혈류가 적게 들어간 것이 원인이라 했다. 인체의 생리 현상을 새로운 각도에서 본다면 8번 신간혈 위치에 쌓인 어혈을 뽑아내어 피만 잘 돌게 하는 방법으로 고지혈증, 또는 콜레스테롤 수치가 높은 증세는 근본치유가 가능하다. 이러한 시각을 갖는다면, 앞에 나열된 고혈압, 협심증, 심장마비, 저혈압, 중풍 등 순환기장애로 일어날 수 있는 모든 증세는 완벽하게 예방이 가능하고 치유도 어렵지 않다.

고지혈증, 콜레스테롤 수치가 높아지게 된 근본 원인을 치유하지 못하니, 혈액이 고지혈증이 되어 혈관이 막히고 피가 못 돌아 연쇄적 합병증으로 일어나는 증세가 앞에 나열된 증세인데, 각 증세의 근본 발병원인 자체는 보지 못하고, 각 증세마다 병명의 이름을 따로 붙이고, 병명마다 다른 약으로 치유를 한다고 치유가 될 수 있는지 생각을 해보라는 것이다. 앞에 나열된 모든 증세의 환자가 모두 고지혈증을 갖고 있고 콜레스테롤 수치가 높은 것은 모두 신장 기능이 떨어지면 연쇄적 일어나는 합병증이기 때문이다.

고지혈증 또는 콜레스테롤 수치가 높은 증세를 가장 빠르고, 안전하고 재발을 하지 않게 치유하는 방법은 청국장환을 섭취시키며 2-3-6-8번 기본 사혈을 해주는 방법이다.

문제는 기본 사혈을 하려면 많은 노력과 인내력이 필요하다는 것이다. 하지만 현재 사혈을 하지 않고 재발하지 않게 완벽히 복원할 수 있는 방법이 있느냐? 하는 것이다. 하수구가 막혀 물이 내려가지 않으면 찌꺼기를 빼내는 것이 가장 완벽한 해결책이고, 어혈, 혈전이 혈관 벽에 절어 붙고 모세혈관을 막아 순환기 장애성 질병이 발생한다면 혈전이 생긴 직접 원인, 신장 기능 자체를 회복시켜 근본적으로 다시 혈전이 생기지 않게 하여 주는 방법이 가장 올바른 방법이고, 이미 어혈이 생기고 그 어혈이 모세혈관을 막아서 피가 못 돌때는 어혈을 직접 몸 밖으로 빼주는 방법이 가장 완벽한 해결책이다.

하지만 막상 현대의학의 모순점을 알고 사혈의 중요성은 알지만 심천사혈요법으로 2-3-6-8번 혈을 순서에 맞게 사혈하기에는 많은 시간이 걸리고, 형편상 당장 사혈을 할 수 없을 때는 임시 응급 방편으로 청국장환을 3개월 정도 섭취를 한 후 병원에 가서 혈액 검사를 해보라. 고지혈증, 콜레스테롤 수치가 정상으로 돌아와 있고 피의 농도가 맑아지니 혈액 속 산소 함유량이 높아져 만성 피로는 현격히 줄어들 것이다.

만약 청국장환만으로 고지혈증이 치유가 되지 않을 때는 요산해독제를 함께 섭취를 하면 고지혈증 또는 콜레스테롤 수치는 정상으로 돌아와 있을 것이다.

하지만 이것은 어디까지나 원인에 의한 결과에만 효능을 나타낸 것이기에 청국장환을 계속 섭취할 때만 나타나는 현상으로 청국장환 섭취를 3개월 정도 중단하면 다시 원 위치로 돌아갈 확률은 80% 정도 된다. 이러니 형편상 당장 사혈은 할 수 없고 고지혈증 또는 콜레스테롤 수치가 높아 다른 합병증의 발병 위험이 높은 사람이 임시 방편용으로 섭취를 해야 한다.

고지혈증, 콜레스테롤 성분을 녹이는 방법은 여러 가지가 있다.

지방, 단백질을 분해할 수 있는 성분을 소량씩 장기 섭취를 하면 서서히 녹아내리기 마련인데, 쓴맛이나 일종의 신맛, 떫은맛 나는 약초를 장기 섭취해도 되고 양약처럼 화공 약품으로 산을 제조해 섭취해도 녹아내린다.

문제는 화공 약품은 인체에 피해를 줄 위험이 높고 약초를 장기적으로 달여 섭취하기는 번거로움이 많아, 난 그 방법을 성분학적 음양이론으로 접근하여 자연식품으로 혈전과 요산을 동시에 녹이는 방법을 택했다. 그 적용 논리의 설명은 책 3권(약성의 음양이론과 처방 원리 편)에 상세히 설명이 되어 있으니 이곳에서는 간단히 설명을 하련다.

인체의 구성원은 아주 작은 미생물인 체세포로 구성이 되어 있다. 이 작은 미생물체는 혈전, 콜레스테롤 성분을 녹이기 위하여 각종 화공약품을 만들어 복용시키면 아무리 잘 만들어도 치명적 손상을 입을 위험이 높다. 너무 강하게 녹이면 혈전이 떠돌다 다른 혈관을 막을 위험이 있기에 가장 안전한 방법은 시간이 조금 더 걸리더라도 자연의 섭리와 음양이론의 약리이치로 접근해서 서서히 녹여 내리는 방법이다. 인체의 먹이사슬 연결고리는 앞 생명체가 먹고 난 배설물을 다음 생명체가 먹이로 먹는 연결고리라 했다. 인체를 구성한 모든 생명체는 작은 미생물체다. 이러한 생명구조에서 제일 안전한 방법은 비슷한 미생물의 배설물을 성분학적 음양이론으로 접근하여 이용하는 방법이다. 그 방법 중 하나가 콩을 삶아서 발효시키면 작은 미생물들이 갉아먹고 배설을 하는데 그 배설물을 이용하면 된다는 것이다. 삶은 콩을 미생물이 갉아먹고 배설하면 그 배설물은 일종의 산 성분으로 바뀌는데 그 산은 혈액 속의 고지혈증, 콜레스테롤 성분을 분해하는 기능을 한다. 여기에 콩 속의 지방이나 단백질은 미생물의 소화 발효과정에서 제2의 성분으로 바뀌는데, 그 성분은 기름이 기름을 잘 분해시키듯이 혈액 속의 혈전보다 한 단계 낮은 불포화 성분이라서 여기에 몇 가지 한약재를 끓여 농축시켜 첨가하면 혈전을 녹이고 혈액 속의 독성분까지 동시에 중화시킬 수 있는 기능을 동시에 할 수 있다. 여기에 혈액 속에 고지혈증, 지방, 단백질의 농도가 높아진 직접 원인은, 체세포가 영양분의 소화 능력이 약화되었기 때문이고, 체세포의 소화 능력이 떨어진 직접 원인은 혈액 속에 요산 수치가 높아짐으로 해서 산소 부족이 원인이니, 요산해독제를 함께 섭취하여 혈액 속 요산을 해독하여 피 속에 산소 함유량을 높여 주어서 체세포의 소화 능력 자체를 활성화시켜 준다면 그 효능은 배가 될 것이다.

하지만 이 역시도 신장 기능 자체를 회복시키는 기능은 약하기에 사혈을 하지 않고는 근본적 신장 기능 자체를 회복시키는 방법은 되지 못한다.

▶ 청국장환, 요산해독제는 시간 상 2-3-6-8번 혈을 사혈할 수 없을 때에 임시 응급 보완책으로 섭취하는 것을 잊지 말아야 한다.

마음 같아서는 청국장환, 요산해독제 만드는 방법을 상세히 적고 싶지만 그 동안 심천사혈요법을 보급시키며 지켜본 바, 공부와 사혈요법의 교육적 보급에는 등한시하고 처방전만을 외워서 장사를 하겠다고 이익만을 쫓는 경향이 많고, 여기에 그치지 않고 자신의 장사 행위를 합리화시키기 위하여 나를 역으로 비방하는 쪽으로 작용하기에 앞으로는 대리점들의 교육을 통해서만 발표하기로 하였다. (그 일환으로 청국장환, 요산해독제 제조법은 책에는 공개하지 않기로 하였다.)

하지만 경제적 부담이 큰 처방전은 가급적 공개를 하여 집에서 적은 비용으로 책만 보고도 자신이 직접 만들어 먹을 수 있게 할 것이다.

막상 처방전과 제조과정을 공개하지 않으니 원고를 쓰는 필자 자신도 힘이 빠지지만 심천사혈요법을 각 가정에서 한 사람 정도는 시술을 할 수 있게 보급하기 위해서 또 배움원은 무면허 치유행위자가 아닌 보급을 위한 교육의 장소로 유도하기 위해서는 통제의 힘이 필요하기에 이러한 조치를 취하게 된 점 넓으신 아량으로 이해를 부탁드립니다.

▶ 심천사혈요법은 진리와 이치 의술이고 한약, 침술, 심천사혈요법은 하나의 진리 법에 의해 같은 논리로 연결된 의술입니다. 책이나 월간지에 제조방법이나 재료를 밝히지 않은 것은 심천생리학의 제조방법이 아님을 밝혀둡니다. 전국에 심천사혈요법을 하는 사람이 많다보니 그 중 일부가 상업적 금전 이득만을 위하여 교육적 지도는 하지 않고 심천사혈요법의 효능만을 내세워 여러 가지 고가의 약들을 권한다는 말들이 전해 옵니다. 이 점을 참고하시고 착오 없도록 하시기 바랍니다.

▶ 제가 심천사혈요법을 보급하는 분명한 취지는 숨어서 몰래 하는 무면허 의료행위자를 양산하기 위함이 아닙니다. 책을 보시

고 공감하시는 분들에게 올바른 심천사혈요법 시술법을 교육하여 '자신의 건강은 자신이 지키자.'를 위함입니다. 그런데 책에 제조방법을 공개하다 보니 제각각 본인이 만든 제품을 제가 만든 것처럼 중구난방으로 가격을 정하여 팔고는 그것도 모자라 이름도 모르는 처방의 약을 자기 마음대로 만들고는 마치 내가 처방전을 내준 약처럼 팔고 있으며, 부작용이 나면 그 책임은 심천사혈요법으로 돌리고, 이제는 그것도 모자라 심천생리학을 앞 단어 심천자만 빼고 자신의 의술인양, 중국에서 배워온 의술인양, 저의 의술이 중국에서 건너온 의술인양 진실을 왜곡하고 다니는 실정이 되고 말았습니다. 현재 심천사혈요법학회 차원에서 중국대학에 직접 가서 교육을 하고 수료증까지 내주고 있는 현실에서 이러한 행위는, 심천생리학을 중의학으로 만드는 매국행위나 같은 행동입니다. 단순히 체육관의 넓은 공간을 이용하여 보급하는 것이 유리할 것 같고, 표면에 나서는 것이 싫어 학회 회장 책임을 맡겨 놓았더니, 이제는 공부가 많이 되어 책임을 맡은 것처럼, 다른 이름의 유사 사혈요법 단체를 만들어 상업을 목적으로 저의 이름을 도용하여 많은 사람을 현혹하고 다니는 실정이 되고 말았습니다.

이 자리를 빌어 분명히 해두는 것은 책의 내용대로 시술을 하면 심천사혈요법이 되고 심천생리학의 30%도 이해하지 못한 상태에서 임의로 변형시켜 시술하는 행위는 심천사혈요법과는 무관함을 알려 드립니다.

심천사혈요법 책과 홈페이지(www.simcheon.com)로 들어오시면 최근의 올바른 교육 정보를 얻을 수 있습니다.

책을 마치며

지금 현재 우리에게 주어진 건강과 환경은, 모두 우리가 그 동안 살며 쌓아온 삶의 과정의 결과가 현실로 나타난 것이다. 행복하거나 불행하거나 질병에 걸렸거나 모두가 자신이 보낸 마음의 파장이 되돌아와 나타난 결과이다. 이 세상에 남의 탓은 아무것도 없다. 자신이 쌓은 업을 과보로 받게 되어 있다. 자신의 잘못으로 쌓여진 업의 결과를 깨우치지 못하고 남의 탓이라고 원망을 하면, 남은 나를 위해 해줄 수 있는 것이 없는데도, 나는 끝없는 불만에 휩싸여 죽음에 이를 때까지 남을 원망하며 살 수밖에 없다. 남이 나에게 하는 모든 행동은 본인이 보낸 마음의 파장이 되돌아오는 것임을 알면, 남으로 인해 스트레스를 받는 일은 없을 것이다. 남이 나를 칭찬하든 욕하든 모두가 나에게 비롯된 결과적 현상이다. 나로 인해 상대가 화를 내며 나를 욕했다면, 당연히 그 사람을 화나게 한 원인 제공자인 본인이 미안한 생각이 들어야 할 텐데, 도리어 화를 내며 스트레스를 받는다면 얼마나 어리석은 일인가? 스트레스는 나의 몸과 마음을 병들게 하는 원인의 하나이다. 지금의 나의 건강과 상황은 본인이 만든 결과이고, 지금부터 쌓은 업은 나의 미래를 결정한다. 지난날 어리석음으로 쌓여진 어혈은 사혈요법으로 소멸할 수 있지만, 앞으로 쌓일 어혈을 만들지 않는 길은 스트레스를 받지 않아 마음의 평화를 얻는 것뿐이다. 그 길은 참선 수행으로 나 자신의 실상을 알고, 마음을 다스리는 지혜를 터득하게 되면 저절로 열릴 것이다.

우리 인체의 구조는 원래 혈액 순환이 원활해질 수 있는 여건만 갖추어 준다면, 아플 이유도 죽을 이유도 없는 구조로 되어 있다. 어혈은 마음에 상처를 입어도, 물리적 상해를 입어도, 중금속을 마셔도, 화학적 독성물질을 마셔도 생긴다. 만병은 이 어혈이 혈관을 막아 피가 못 돌아서 나타나는 증세일 뿐이다. 어떤 것이 원인이 되어 나의 몸에 어혈이 쌓여 질병이 생겼든 간에 심천사혈요법의 논리로 빼주면 없앨 수 있다.

나는 우리가 질병의 고통에서 벗어날 수 있는 길을 알려 주었다. 지혜의 눈으로 이해해서 이 사혈요법을 이용해 질병의 고통에서 벗어나든, 의심의 눈으로 불신해 고통을 받든 독자 자신이 선택할 나름이다. 나는 이 책을 공개하는 것으로 의술을 깨우치게 된 죄 값(?)은 다했다고 본다.

이 책의 논리를 당신이 다 이해했다면, 고혈압, 저혈압, 위장병, 위경련, 두통, 탈모, 기미, 관절염, 통풍, 사십견, 풍치, 속 쓰림, 설사, 변비, 수족냉증, 무좀 정도의 증세는 질병도 아니라 할 정도로 여겨져야 한다. 사실 이 정도 증세도 쉽게 고치지 못한다면 의사란 말을 하지 말아야 한다. 질병을 고치는 것은 어려운 것이 아니다. 어쩌다 잘못된 서양의술이 들어와 질병을 고친다고 질병을 키우는 꼴이 되어 버렸다. 지금쯤은 의술을 모르는 사람이나 아는 사람이나 현대 서양의술이 많은 문제를 안고 있다는 사실은 깨닫고 있다. 그런데, 현 의료체제가 바뀌지 않는 것은, 의술이 이권사업이 되어 기존에 이권을 가진 사람들이 이권을 놓지 않으려 하는 구조적인 문제 때문이지 현대 서양의술이 옳아서는 아니다. 이 잘못된 의술이 계속되면, 결국 우리 세대 뿐 아니라 우리의 다음 세대까지도 잘못된 의술의 피해자가 될 것이다.

돈보다도 명예보다도 소중한 것이 건강이다. 잘못된 마음은 남도 망치지만, 자신도 망침을 알아야 한다. 현대 서양의술의 발달로 몇 억짜리 장비를 들여 진찰을 받았다 하자. 설사 질병이 있다함을 안다고 한들, 고칠 수 있느냐 하는 것이 문제다. 어떠한 약이든 인체에 들어가면 약리작용이 있다. 이 약리작용에 대한 논리가 이치에 합당하고 약이 부작용이 없어야 한다. 하나를 얻고 둘을 잃는 약은 약이 아니라 독약이다. 서양의학이 잘못되었다는 사실은 현실의 많은 사례들이 말해주고 있다. 미국 의사의 파업으로 6개월 동안 의사가 환자를 보지 않으니, 그 동안 사망률이 65%가 줄었다고 한다. 약이 질병을 고치기 위한 목적으로 만들어졌고, 그 효능이 목적과 일치한다면 약을 먹은 만큼 건강해져 있어야 한다. 그러나 현실은 그렇지 못하다. 의술이 이대로 간다면 얼마 안 가서 전 국민이 피해자가 되어 환자가 되고 말 것이다. 이제는 기존 의술의 고정관념의 틀에서 벗어나야 한다. 누구를 막론하고 자신의 몸에 직접 심천사혈요법으로 시험을 한 사람이라면, 질병이 낫는다는 그 사실 자체에 대하여는 반론을 펴지 못할 것이다. 그리하여, 심천사혈요법이 민간요법으로 대중화만 된다면, 현재의 의료 비용을 1/10로 줄이고도 우리나라 환자의 60% 정도는 없어질 것이다.

부록

인체를 보는 새로운 시각 "심천생리학" 이란

□ 제목 : 심천생리학 논문 13편
새 희망의 복지는 의료시장이 바뀌어야 국민이 산다.
□ 일자 : 2015. 03. 28

필자 시각으로 "심천생리학"을 한마디로 표현하라면 현대의학이 의식하지 못하여 방치한 50% 의학을 보완하는 의술이다 말해주고 싶다.

상식, 진리, 이치란 당연하게 이해할 부분들인데, 너무도 당연하여 망각해 버리는지 의문이다. 과학이 발달하여 달을 거쳐 별까지 가는 세상에서 왜 조그만 인간의 몸뚱이 생리이치 하나 파헤치지 못하여, 눈뜬장님처럼 당연하게 예방되고, 당연하게 치유가능한 증세들이, 난치병으로 분류되고, 고통을 당하는지 신비한 일이다.

이러한 현상은 아이러니하게도, 과학의 의료장비 발달이 원인제공이다 말하면 독자는 어떻게 받아들일까? 의료장비 발달로 해부학적, 성분학적 인체를 너무 세분화하다 보니 그 내용이 방대하여, 그 내용을 외우는 과정만도 벅찬데, 질병의 진행과정 생리이치에, 자신의 치유 행위 약리기능 생리이치를 합리적 사고력으로 비교할 생각 자체를 못 하였을 것이다 이해하고 싶다.

필자시각으로 현대의학을 보면, 인체를 해부학적 세심하게 분류하여 한 부분씩은 1-100까지 다 알고 있기에, 100가지 학문을 한 부분씩 끊어서 질문하면 1 다음 2까지는 다 아는데, 1 다음에 하나만 건너뛰어 3을 물으면 모르는 황당한 의학지식이 되어 버렸다.

필자는 이 부분에서 현대의학은 답을 양손에 쥐고도 모른다 표현한다. 이 결과가 현대의학은 노력은 많이 하고, 결과는 초라한 결정적 원인 제공이다 말해주고 싶다. 그럼 노력은 많이 하고 결과는 초라한 원인은 무엇일까?

필자는 이 부분을 일깨워 주고 싶고, 현대의학이 망각하여 빠트리고 있는 진단시각 50% 부분을 보완하여 주고 싶다는 마음이 이 논문 핵심주제다.

현대인이 가장 먼저 버려야할 부분은, 과학의 특성은 인체를 한 부분씩 끊어서 세심하게 파헤치는 쪽으로는 강한데, 생리이치 전체를 연결하는 부분….

한 장기의 기능저하가 연쇄적 합병증을 일으켜 나가는 과정을, 연결 진단하는 시각은 제로(zero)에 가깝다 하는 부분을 먼저 인정하고 들어가야 한다.

이 부분이 중요한 이유는, 질병진행은 한 장기의 기능 저하가 연쇄적 합병증으로 진행이 되는데, 진단시각과 치유시각은 한 부분씩 끊어서 대응을 하면, 소 잃고 외양간 고치는, 치유 효능에서 벗어날 길이 없다.

필자는 이 부분을 현대의학에서 빠진, 생리이치와 화학반응의 이치, 진단시각 50%를 보완해야 완전한 의술이 되어서, 재발하지 않는 치유가 가능하다는 점을 일깨워 주고 싶다.

인체를 생리이치의 시각으로 진단하면, 순환기 장애 질병 대부분은 완치가 가능한 증세들이다. 잘못된 진단과 잘못된 방법으로 치유를 하여왔기에, 작은 증세를 악화시켜, 수술과 죽음으로 몰아갈지, 결코 치유 방법 자체가 어려워서 만은 아니다.

다만 출발부터 생리이치 진단시각 50%가 빠진, 반쪽 진단시각으로 발전시킨 학문이기에, 일부가 아닌, 대부분의 현대의학이 반쪽 공부가 되어, 일일이 지적하는 자체가 민망한 마음이 들 정도다 하기에, 이 논문은 비방목적이 아닌, 인체를 새로운 각도에서 바라봐야하는 강한 메세지 정도로 열린 마음으로 심천생리학을 바라보았으면 하는 마음이다.

그럼 현대의학이 답을 양손에 쥐고도 눈뜬장님이다 하는 내용이, 얼마나 광범위한지, 고정관념화 된 현실을, 기준으로 질병이 악화되는 증세의 순서로 풀어보자.

1. 만성피로와 고지혈증

먼저 현대의학 진단과 치유 속에, 만성피로와 고지혈증은, 신장 기능이 떨어진 합병증이니, 신장 기능 자체를 회복시켜야 만성피로와 고지혈증이 완치가 된다는 진단시각이 있느냐 묻는다면, 현재도 없다. 진단시각이 없다면 그 진단에 근거한 치유 방법이 없는 것은 당연한 것이다.

이 진단은 성분학적, 한 부분씩 끊어서 외우는 공부 속에는 나올 수 없는 진단시각이고, 인체를 생리이치의 시각으로 진단을 해야, 진단이 가능한 부분이다.

이 부분에서 재미있는 현상은 한 부분씩 끊어서 질문하면, 모두가 아는 상식의 내용인데, 연결만 하면 모르는 황당함이 발생한다. 예를 들어 1 다음에 2까지는 알고 있는데, 1 다음 3만 되어도 연결지식과 이해력이 없다는 점이다.

예를 들어 질문과 답변을 하여보자.

▶ **만성피로**

① 혈액에 산소 포화도가 떨어질수록 만성 피로도가 강하겠지요? 당연하지.

② 그러면 혈액에 요산 수치가 높을수록 산소 포화도가 떨어지겠지요? 당연하지.

③ 그렇다면, 또한 신장 기능이 떨어질수록 요산 수치가 높아지겠지요? 당연하지.

④ 그럼 왜? 그동안 만성피로는 신장 기능을 회복시켜야 완치가 된다는 치유는 하지 않고, 피로회복제만 복용시켰나요? 물으면 어떻게 답변을 할까요?

▶ **고지혈증**

① 만약 소장에서 흡수한 각종 영양분을 인체의 각 세포들이 모두 소화 연소시켰으면 고지혈증은 발생할 수 없었겠지요? 당연하지.

② 그러면 체세포가 혈액 속 산소 포화도가 부족하지 않았어도 소화 연소능력이 떨어질 수 있을까요? 아니지.

③ 그렇다면 혈액 속 산소 부족은, 요산 수치가 높은 것이 원인 제공이다 맞나요? 당연한 말이죠!

④ 우리 인체의 생리구조상 신장 기능이 떨어지지 않고도 요산 수치가 높아질 수 있을까요? 아니지.

⑤ 그러면 왜 그동안 고지혈증은 신장 기능이 떨어진 합병증이니, 신장 기능 자체를 회복시켜야 완치가 된다, 진단하고 신장 기능 회복치유를 하지 않았나요? 뭐라고 답변을 할까요? 그럼 신장 기능 저하의 원인은 알고 있나요? 모른다. 그럼 신장 기능 회복치

유 방법은 개발되어 있나요? 없다.

⑥ 그러면 고칼로리 음식을 줄이는 것, 운동을 많이 하는 것, 혈전용해제 복용 효능이, 신장 기능 회복 기능이 있다고 생각하나요? 아니다.

⑦ 왜! 그동안 신장 기능 저하의 원인도, 치유 방법도 몰랐다 인정할 수 있나요? 예! 할까요? 알고는 있었지만 힘이 들것 같아 치유는 하지 않았다 할까요? 아이러니한 공부, 황당한 답변, 마음으로는 맞는데, 실행을 하긴 믿음이 가지 않는 현상, 바로 이것이 생리이치와 화학반응의 이치, 진단시각 50%가 빠져 있기에 나타나는 부작용이라 합니다.

▶ 고혈압

현재 전 세계 어디를 가도, 고혈압은 신장과 간 기능이 떨어진 연쇄적 합병증이다 진단하고, 신장과 간 기능 자체를 회복시켜야 고혈압이 완치된다, 진단하고 치유하는 학문이 있나요? 없다.

현재까지도 고혈압약은 죽을 때까지 관리차원의 약을 복용해야지 완치는 불가능하다 하는 것이 고정관념이다. 하지만 이러한 고정관념을 가진 의사에게 질문하면 재미있는 현상이 일어난다. 말로는 맞는 질문이다 답변은 하면서 손으로는 진단과 다른 약성의 처방을 하면서도, 그 잘못됨을 아는 의사는 없다.

※ 그러면 답변 따로, 처방 따로 부분을 지적하여 볼까요?

제1항

가. 동맥혈관 끝 말초모세혈관을 어혈이 막아버린 상태에서 심장이 혈액을 뿜어대면 혈관의 피의 압력이 높아지겠지요? 당연

하지.

나. 그럼 동맥혈관 끝 말초모세혈관을 막고 있는 어혈을 녹여서 뽑아내버리면 혈압이 떨어지겠지요? 당연하지.

다. 그럼 그 부분은 왜 그대로 방치하고, 신경안정제 마취의 강제기능으로 심장을 천천히 뛰게 하여 혈압을 잡으려 하지요? 글쎄요! 할까요.

라. 그럼 고혈압약의 약성이 떨어지면, 혈압은 또 오르고, 또 약 먹이고, 죽을 때까지 약을 복용해야만 된다는 사실 아나요? 알고 있다.

제2항

가. 그럼 심장이 빨리 뛸수록 혈압은 높아진다. 맞나요? 당연하지.

나. 그럼 혈액 속 산소 포화도가 적을수록 심장박동이 빨라진다. 맞나요? 당연하지.

다. 그럼 혈액 속 요산 수치가 높을수록 산소 포화도는 떨어진다. 맞나요? 당연하지.

라. 그럼 신장 기능이 떨어지지 않고도 혈액 속 요산 수치가 높을 수 있을까요? 아니지.

마. 그럼 신장 기능을 회복시켜 요산 수치가 떨어짐으로 산소 포화도가 높아지면, 심장은 마취를 하지 않아도, 스스로 천천히 뛰고, 혈압도 떨어 지겠지요? 당연하지.

제3항

가. 그럼 어혈(혈전)없이도 말초모세혈관이 혈압이 높아질 정도로 막힐 수 있을까요? 당연히 없지.

나. 그럼 신장과 간 기능이 떨어지지 않고는 요산(약산), 탄닌산(중산) 수치가 높아질 수는 없겠지요? 당연하지.

다. 그럼 중산인 탄닌산의 산화작용이 혈액 속 지방과 단백질이 화학반응으로 응고된 물질이 어혈이다. 이 부분은 이해가 되나요? 글쎄요!

라. 그럼 우유에 식초(산)를 섞으면 우유 속 지방, 단백질이 응고되는 현상처럼 혈액 속 지방, 단백질이 중산(탄닌산)과 화학반응에 의해 응고된 물질이 어혈이다 하는 부분은, 글쎄요 할까요? 아니면 이해했다 할까요?

제4항

가. 그럼 신장 기능 저하 요산(약산), 간 기능 저하 탄닌산(중산) 수치가 높아질수록 혈액 속 산소 부족은 심화되고, 산소 부족이 심화될수록 심장박동은 빨라지고, 심장박동이 빠를수록 혈압은 상승한다. 이해할 수 있나요? 예.

나. 그럼 말초모세혈관을 많은 양의 어혈이 막을수록 혈압은 상승한다는 진단은 이해되나요? 예.

제5항

가. 그럼 현재 고혈압 증세에 복용시키는 혈전용해제, 신경안정제, 이뇨제의 약리기능이, 피를 맑게 해독하여 혈액 속 산소 포화도를 높이는 약리기능이 있다고 생각하나요? 아니다.

나. 그럼 말초모세혈관을 막고 있는 어혈 소멸의 약리기능은 있나요?

그것도 없다.

다. 그럼 신장과 간 기능 자체를 회복시켜 새로운 어혈형성을 막는 치유 효능은 있나요? 없다.

제6항

그럼 현재 고혈압약 중, 심장이 빨리 뛴 원인 산소 부족, 말초 모세혈관이 막혔기에 피의 압력이 높아진 원인 어혈소멸, 본질적 신장과 간 기능 회복, 어느 한 부분에도, 원인치유에 효능이 없는 약이다 인정할 수 있나요? 예~할까요? 아니면 글쎄요 할까요?

제7항

그럼 심천생리학이 복합진액을 섭취시켜, 어혈을 녹이고 불려 피를 맑게 하고, 조혈에 필요한 영양 보충을 하여 피 부족의 부작용을 막으며 8-6번 혈의 사혈을 마치면, 신장과 간 기능 자체가 회복되기에 피가 맑아지면, 산소 포화도가 높아지기에 심장 스스로 천천히 뛰면, 혈압은 저절로 떨어진다. 마음으로 믿음을 가질 수 있나요? 이 부분에서도 생리이치의 진단시각이 없으면 믿음은 가질 수 없다.

이렇게 한 부분씩 끊은 생리이치 1 다음 2까지의 단 답은 답변도 하고 인정하면서도, 이 생리이치를 연결하여 1 다음 3-5 떨어진 질문은 답변이 불가능하다. 고혈압은 신장과 간 기능이 떨어진 합병증이다 하는 진단을 하려면, 현대의학에서 빠진 생리이치 진단시각 50% 부분, 신장 기능 저하 하나가 연쇄적 합병증을 일으켜 나가는 과정 생리이치 부분을 이해하지 못하면 진단시각도, 치유시각도 나올 수 없다.

▶ **당뇨병**

당뇨병은 췌장세포가 인슐린 생산 부족으로, 혈액이 걸쭉한 엿물처럼 끈적끈적한 상태가 되기에 순환기장애 종합병원이라 진단하면 된다.

건강한 맑은 혈액이 유지되려면 혈액 속 약 520가지 정도의 각 영양분들이 작은 미립자 상태로 따로 따로 떨어져 돌아야 피 흐름이 용이하기에 건강이 유지될 수 있다.

췌장세포의 배설물인 인슐린은, 일종의 산으로, 혈액 속 다양한 영양분 피복을 약하게 응고시켜, 미립자 상태로 따로 떨어지게 하여 체세포들이 자신이 필요한 영양분을 골라먹기 편하게 하면서 피를 묽어지게 하여 피 흐름에 결정적 도움을 주는 역할을 한다.

당뇨병이란 이 중요한 역할을 하는 췌장세포의 배설물인 인슐린 성분이 변형되거나, 배설되지 않아 혈액 전체가 끈적끈적한 엷은 엿물처럼 엉겨 붙은 혈질이 되어, 혈액 순환 장애 합병증이 당뇨병이기에, 당뇨병이 있다 함은 순환기장애 종합병원이다 진단하면 된다.

당뇨병을 예방하고 치유하려면, 당뇨병이 발병하는 생리이치를 정확하게 진단하여 근본 원인 자체를 치유한다는 시각이 확립되지 않으면 연쇄적 합병증 차단이 불가능한 증세다.

당뇨병 특징은 초기 기복당뇨에서 출발하여, 악화된 증세가 고착당뇨이기에, 초기 기복당뇨에서 완치하지 못하여, 고착당뇨가 된 경우는 심천생리학으로도 완치가 힘들다.

이 표현 속에는 초기 당뇨, 기복당뇨는 완치가 가능하다는 진단이 되기에 초기 당뇨의 발생 원인을 찾아, 초기 기복당뇨 때 치유를 해야, 고착당뇨-발가락절단-발목절단-뇌경색-알츠하이머-협심증-신부전증으로 악화되는 연결고리를 차단할 수 있다는 진단이 내포되어 있다.

당뇨 초기 기복당뇨는 신장과 간 기능이 떨어진 합병증으로 산도가 높아지면, 그 합병증으로 혈액 속 산소 포화도가 떨어지고, 산소 부족이 췌장세포의 소화 연소능력을 떨어트려, 췌장세포의 비정상 배설물, 변형된 인슐린 배설이 초기 당뇨이고, 기복당뇨다 하는 것이 심천생리학 진단시각이다.

이러하기에 초기 당뇨인 기복당뇨 발병초기에 신장과 간 기능을 회복시켜 피를 맑게 해주면, 혈액 속 산소 포화도가 높아지는 즉시, 췌장세포는 소화 연소능력이 회복되기에 정상으로 소화시킨 배설물인 인슐린이 배설되기에 그 즉시 당 수치가 정상으로 돌아온다.

혈액 속 산소 부족이 초기 당뇨 원인 제공이다 하는 근거는 간단하다. 사람의 피로감 척도는 혈액 속 산소 포화도가 결정한다. 초기 당뇨를 잘 관찰해보면, 피로감이 심할수록 당 수치는 올라가고 컨디션, 즉 몸이 가벼울수록 당 수치가 떨어지는 현상이, 산소 부족이 초기 당뇨 원인 제공이다 하는 증거다.

이 초기 기복당뇨 시기에는 복합진액, 철분, 염분을 섭취시켜 피 부족을 막으며 8-6번을 사혈하여 신장과 간 기능을 회복시키면, 그 즉시 고혈압과 함께 당 수치는 정상으로 돌아온다.

하지만 초기 기복당뇨 때, 치유시기를 놓쳐 어혈이 췌장의 말초모세혈관을 막아 고착당뇨가 되면, 심천생리학으로도 치유가 어렵다.

※ 심천생리학 진단시각을 살펴보면,

첫째 : 고지혈증은 신장 기능이 떨어진 합병증이오.

둘째 : 고혈압은 신장과 간 기능이 떨어진 합병증이오.

셋째 : 초기 기복당뇨병은 신장과 간 기능이 떨어진 합병증으로 산소 부족이 췌장세포의 소화 연소능력을 떨어트린 합병증이, 초기 기복당뇨다 설명을 하고 있다. 이 진단 속에는 초기당뇨 시기에만 심천생리학을 적용하여 8-6번 혈만 사혈해도 만성피로, 고지혈증, 고혈압, 초기 당뇨는 동시에 치유된다는 말과도 같다.

만약 이 부분에서 심천생리학의 진단시각과 치유 방법이 잘못 되었다면 위 설명대로 만성피로, 고지혈증, 고혈압, 초기 당뇨가 동시에 완치되는 치유 효능은 나타나지 않아야 한다. 하지만 이 단계에서 치유를 시작하여도 90% 이상 완치효능을 보인다면 심천생리학이 정답이다 말할 수 있을 것이다.

※ 그러면 이 부분에서도 질문을 하여 보자.

당뇨병은 만성피로-고지혈증-고혈압-당뇨 순서로 악화되는 질병이기에 당뇨 환자 대부분은 인슐린, 혈전용해제, 고혈압약을 동시에 복용시키고 있을 것이다. 그럼 이 약의 약리기능 중 신장기능 회복, 간 기능 회복, 췌장 기능 회복과, 피를 맑게 하는 해독의 약리기능이 있느냐 질문한다면? 그 즉시 전혀 관련이 없는 약이다 할 것이다.

이 부분이 생리이치 진단시각 50%가 빠져 있기에 만병의 원인 제공은 그대로 방치한 채 결과치유 효능의 약만 복용시키니, 죽을 때 까지 약을 먹을 수밖에 없게 만드는 부분이다.

과학적으로 입증을 마친 약….

고지혈증에 혈전용해제, 고혈압에 신경안정제, 당뇨에 인슐린, 부종에 이뇨제 등은 10-20년을 장복시켜도, 완치된 입증 사례는 없을 것이다.

오히려 이 약을 장복하고 있는 동안도 각 장기의 기능은 지속적으로 떨어지기에 각 증세가 악화되어 수술을 한 사례는 수없이 입증되었어도, 완치된 입증사례는 제로(zero)에 가까울 것이다.

이것이 현대의학 속에는 생리이치와 화학반응의 이치 진단시각 50%가 빠져 있기에 나타난 초라한 치유결과 성적표다.

※ 그렇다면 이 부분에서도 생리이치의 질문을 하여 볼까요.

1. 췌장세포가 정상의 인슐린 생산부족이 당뇨병 맞지요? 예.
2. 그러면 신장과 간 기능이 떨어져 혈액 속 산도가 높지 않아도 혈액 속 산소 부족이 될 수 있을까요? 아니요.
3. 그럼 혈액 속 산소 부족이 되지 않고도 췌장세포의 소화능력을 떨어트릴 수 있을까요? 아니요.
4. 그럼 췌장의 말초모세혈관을 어혈로 막지 않고도 췌장으로 피가 못 돌게할 수 있는 방법 있을까요? 당연히 없지요.
5. 그럼 신장과 간 기능이 떨어지지 않아, 산도가 높지 않아도, 혈액 속 지방, 단백질이 우유에 식초를 넣으면 응고되듯, 산과 화학반응이 일어나지 않아도 어혈이 생길 수 있을까요? 아니요.
6. 그럼 먹는 약이든 주사약이든 인슐린의 약리기능이, 피를 맑게 하는 해독기능, 어혈을 소멸시키는 기능, 신장과 간 기능을 회복시키는 기능, 췌장 기능 자체를 회복시키는 약리기능이 있을까요? 당연히 없지요.

이렇게 한 부분씩 끊어서 질문하면, 답변이 가능한 지식을 가지고 있으면서도, 초기 당뇨가 신장과 간 기능이 떨어진 합병증으로, 산소 부족이 원인 제공이기에, 초기 당뇨는 신장과 간 기능을 회복시켜야 치유가 된다는 생각은 하지 못한다.

▶ 간경화

간경화를 심천생리학 생리이치로 진단을 하면, 신장 기능 저하의 합병증으로 간 기능이 저하되었고, 신장과 간 기능 저하로 혈액 속에 누적된 요산(약산), 탄닌산(중산) 수치가 일정수치로 화학반응이 일어날 꼭지점 수치에 도달하여 강산 혈질이 되었고, 신장 기능 저하 고지혈증 혈질이 간 속의 말초모세혈관을 막아 유속이 느려진 상태에서, 시간이 지날수록 약산–중산–강산하고 높아진 강산이, 간의 말초모세혈관 속 지방, 단백질 성분은 녹이고, 철분, 석회질, 칼슘, 콜라겐 성분 등과 화학반응을 일으킨 물질이, 간의 말초모세혈관 일부나 전체에 형성되어, 돌처럼, 콜라겐처럼 경직된 증세가 간경화다 하는 것이 심천생리학 진단시각이다.

※ 이러한 생리이치의 진단시각 기준은

1. 신장 기능 저하, 산소 부족이 고지혈증을 유발시킨다는 진단시각.
2. 고지혈증은 간의 말초모세혈관의 피의 유속을 느리게 한다는 진단시각.
3. 산소 부족은 간세포의 소화 연소능력을 떨어트려 혈액 속에 간이 먹어 치우지 못하여 누적된 탄닌산(중산)의 밀도를 높인다는 진단시각.

4. 말초모세혈관이 막혀 피가 돌지 못하면, 고인 물은 시간이 지날수록 부패하듯, 막걸리-식초-썩은 혈질, 약산-중산-강산 하는 식으로 산도가 높아 진다는 진단시각.
5. 청산가리가 아무리 독성이 강해도 치사량을 먹어야 사람이 죽든, 산도 화학반응이 일어날 꼭지점 수치에 도달해야, 화학반응에 의해, 담석처럼도, 콜라겐처럼도 경직되는데 이 현상을 화학반응 이치라 진단하는 시각.
6. 간경화를 유발시킬 산도에서 조금만 더 산도가 높아지면 간암이 발생한다는 연쇄적 합병증을 일으켜 나가는 생리이치 과정을 종합한 진단이 심천생리학 간경화 진단시각이다.

   이러한 진단시각은 인체를 한 부분씩 끊어서 성분학으로만 접근하면, 나올 수 없는 진단이다. 생리이치의 연결진단, 한 장기의 기능 저하가 연쇄적 합병증을 일으켜 나가는 과정의 생리이치와, 산에 의한 화학반응의 이치공식을 합쳐야, 나올 수 있는 진단이기에 현대의학이 바라보면, 소설을 쓰느냐 반문할 수도 있는 부분이다. 하지만 이 소설 같은 생리이치와 화학반응의 이치공식 속에 만병의 진행과정이 숨어 있기에, 이 부분의 진단시각을 이해하지 못하면, 진단시각 50%가 빠진 것이 되기에, 결국 만병의 원인은 그대로 두고 결과치유만 하는 것이 되기에, 현재처럼 끝나지 않는 치유 함정에 빠져, 재발을 반복하는 치유에서 벗어나지 못한다는 점을 명심하여야 한다.

   이 부분에서 생리이치와 화학 반응의 이치를 요약해주면,

※ 생리이치란,

1. 혈액 속 요산 수치가 높아질수록 산소 포화도는 떨어진다는

진단시각.

2. 산소 부족이 심화될수록 체세포의 소화 연소능력 저하된다는 진단시각.
3. 체세포의 소화 연소능력이 떨어질수록, 체세포가 먹어 치우지 못한 영양분이 혈액 속에 누적되어 고지혈증을 유발시킨다는 진단시각.
4. 산소 부족이 심화될수록 심장박동이 빠르고, 심장박동이 빠를수록 혈압이 상승한다는 진단시각.
5. 산소 부족이 면역기능을 떨어트리는 쪽은, 고열을 유발시킨다는 진단시각.
6. 산소 부족이 체세포의 소화 연소능력을 떨어트리는 쪽으로 작용되면, 자동차 매연처럼, 질소가스의 배출량이 늘어나 요산 수치를 높게 하고 체온 저하를 유발시킨다는 진단시각 등을 생리이치라 한다.

※ 화학반응의 이치란

산의 종류, 산의 강도에 따라, 다양한 형태로 표출이 되는데, 인체 내에 병적 축적된 산은, 크게 3 종류로 구분을 한다.

1. 약산 생성이론

① 다양한 체세포들이 다양한 성분을 소화시키는 과정에서 나오는 불완전 연소물질 질소가스가 액체화된 물질을 포괄적으로 약산(요산)이라 표현한다.

② 이 '약산' 은 혈액 속 산소 포화도가 떨어질수록 많은 양이 배출되며, 신장 기능이 떨어질수록 혈액 속에 누적된다.

③ 영양 칼로리가 높은 음식을 섭취할수록, 혈액 속 산소 부족이 심화될수록 산성도가 높은 요산이 배출된다.

2. 중산 형성이론

① 식물이 자신의 몸을 동물이나 곤충으로부터 보호받기 위하여 소화과정에서 배출되는 불완전 연소물질 질소가스를 액체화시켜 산으로 저장한 성분으로, 맛으로는 신맛, 떫은맛, 쓴맛, 아린 맛을, 탄인 성분 또는 중산 또는 외부유입 산으로 표현한다.

② 혈액 속에 이 성분의 밀도가 높아져 화학반응 꼭지점 수치에 도달하여 화학반응이 일어나면 칼슘이 형성된다.

③ 이 탄인(중산)성분은 인체 내에 다양하게 정상 영양분으로도 사용되지만, 그 양이 혈액 속에 지나치게 누적되고, 강산과 화학반응이 일어나면 병적 변이물질 형성재료가 되며, 이 탄인 성분을 대표적으로 많은 양을 먹어 치우는 장기는 간이다.

④ 간세포가 이 탄인 성분을 먹고 소화시키고 난 배설물이 담즙이다.

⑤ 이 담즙이 십이지장을 통해 장속에 들어가면, 외부 유입 산 해독, 장속의 질소가스를 해독을 하며, 담즙이 질소 산을 해독하는 과정에서 화학반응 중에 대변색이 노란색으로 바뀌며, 대변 속 질소가스 해독작용이 대변 냄새를 줄이는데 결정적 역할을 한다.

⑥ 이 생리이치를 역으로 풀어주면, 간 기능 저하로 담즙생산기능이 떨어지면 대변색이 검어지며, 방귀 냄새가 역해진다는 표현이 되니, 이 부분을 진단하여 간 기능을 예측 진단할 수 있다.

⑦ 담즙이 질소가스를 해독하여 방귀 냄새를 줄이는 기능은, 건강과 직결된다. 이 부분을 보완하기 위한 것이 '청국장환' 이다.

⑧ 간 기능 저하로 담즙생산이 줄어들어 장속의 질소가스의 해독기능이 떨어지면, 그 질소가스가 장의 모공을 통해 혈액 속으로 침투하면 혈액 속 산소 부족과 요산 수치를 높이며, 그 질소가스가 모공을 통해 배출되면 얼굴이 황달처럼 누런빛으로 변하며, 만성피로와 고지혈증이 유발되고, 신장과 간 기능을 저하시키는 연쇄적 합병증의 촉매 역할을 한다.

⑨ 이 담즙의 해독기능 화학반응 생리이치 합병증을 풀어본 다음, 간 기능 저하로 담즙생산이 떨어진 뒤에 나열된 연쇄적 합병증을 차단하기 위한 것이 '청국장환' 이다.

※ 장속의 질소가스 해독기능은 다양한 생리기능을 활성화시키기에 '청국장환' 을 꾸준히 섭취하며 자세히 관찰해보면 다양한 변화들이 일어날 것이다.

① 대변이 황금색으로 변하는 기능이 나타난다.

② 방귀 냄새가 줄어든다.

③ 황달처럼 얼굴이 노란경우, 노란혈색이 정상으로 돌아오는 기능이 나타난다.

④ 세탁할 때 흰 속옷이 누렇게 변하는 경우, 세탁물의 노란빛이 사라지는 기능이 나타난다.

⑤ 만성피로와 고지혈증 증세가 동시에 호전되는 기능이 나타난다.

⑥ 변비, 소화기능이 향상되는 기능이 나타난다.

⑦ 체세포 소화 연소능력 향상은, 체지방 소화 연소물질 배설

양 증가로 소변색이 진황색으로 진해지는 변화가 나타난다.

⑧ 이 기능을 이용하여 '청국장환' 과 혈색에 따라 중산해독제나 요산해독제 중 하나를 선택하여 함께 꾸준히 장복 섭취하면, 누렇거나 검은 혈색이 정상으로 돌아오며, 자신도 모르는 사이 복부 체지방이 빠지는 기능으로 나타난다. 연쇄적 합병증의 생리 이치, 화학반응의 해독원리 이치, 하나만 응용하여도 이렇게 다양한 증세를 호전시키는 기능으로 이용이 가능하다.

필자는 이 부분을 맥 차단이라 하는데 이 뜻을 이해하기는 쉽지 않을 것이다. 신장 기능 저하 산소 부족이, 원인이 되어 간세포가 이 탄닌산 성분을 먹어치우지 못하여 혈액 속에 누적된 신맛, 떫은 맛, 쓴맛, 아린 맛의 산을, 포괄적 탄닌산 또는(중산)이라 표현하기에, 심천생리학에서는 (중산)을 외부유입 '산' 이다 분류한다.

3. 강산 생성논리

약산과 중산수치의 농도에 따라, 혈질의 산도에 따라 다양한 병적변화 변이물질 ㉮ 단순어혈 ㉯ 섬유종 물질어혈 ㉰ 담석 물질어혈, 물혹, 비지종, 섬유종, 담석, 간경화 물질 등 다양한 비정상 병적 변이물질이 형성되며, 이 강산이 암의 원인물질이다 진단한다. 이 산의 종류와 '산' 의 구분은 1-100까지도, 1-1000까지도 성분학적 분류가 가능할 것이다.

하지만 심천생리학은 교육의 편의를 위하여 크게, 신장 기능 저하 요산은(약산), 간 기능 저하로 누적된 타닌산은 (중산), 약산과 중산수치가 화학반응을 일으킬 꼭지점 수치에 도달하여 화학반응에 의해 변형된 혈질을 칼륨혈질(강산)이다. 큰 틀에서 3단계로 분류한다.

※ 산도별 생리변화는

㉮ 약산은 혈액 속 산소 부족을 초래하고,

㉯ 중산의 산화작용은 각각의 영양분 피복을 녹여, 대량 어혈 형성, 변이물질 원료 쪽으로 작용하고,

㉰ ① 강산이 흐르는 혈액 속 지방, 단백질을 산화작용으로 녹이는 쪽으로 작용한 증세는 악성빈혈, 재생 불량성 빈혈을 유발시키는 쪽으로 작용하고,

② 강산의 산화작용이 체세포의 피부를 녹이는 쪽 작용은, 각종 암, 백혈병, 말기 암 통증, 복수 원인 물질로 작용하고,

③ 강산의 산화작용이 철분, 석회질, 칼슘, 콜라겐 성분과 화학반응을 일으켜, 간의 말초모세혈관에서 응고되면, 콜라겐 성분 배합비율에 따라, 콜라겐형 간경화, 또는 담석형 간경화가 발생한다.

④ 강산의 산화과정이 뼈를 녹이는 쪽으로 작용하면, 골다공증, 류마티스 관절염, 대퇴골 골두 괴사증이 발생하고, 신경선의 피복을 녹여 뇌파누수 쪽으로 작용되면, 근육신경마비 쪽으로 진행되고, 신경선 합선 쪽으로 나타나면, 수전증, 체머리, 틱 장애, 알츠하이머 쪽으로 질병이 발생한다.

⑤ 하지만 이 강산도 정상조직의 뼈, 신경선, 인대, 머리 등 인체의 다양한 정상조직을 생성 변형시키는데 화학반응 총 매체 역할로도 사용된다.

모든 물질을 변화시키는 과정을 화학반응 이치라 하는데, 인체 정상 조직도 병적 변이물질도 산의 화학반응에 의해 변화된다는 것이 심천생리학 기초시각이다.

이 생리이치와 화학반응의 이치 공식 50%를 빼고, 간경화 한 부분만 끊어서 진단하면 어떻게 될까?

간경화 발병 원인은 모르겠고, 간이 돌처럼, 콜라겐처럼 굳어 있으니 간경화요 하고 멈추면, 그 부위가 일부면 일부만 수술, 전체면 이식수술이 최선의 치유 방법이다 하는 생각에서 머물고 많다.

이 진단 속에는 간경화의 발병 원인 진단시각이 없기에, 간을 그대로 두고 재생시키는 치유학문이 나올 수가 없다.

다만 통계학으로 접근하면 만성간염 환자 중에서 간경화, 간암이 많이 발생하니, 만성간염을 잘 치유하여야 간경화, 간암을 예방할 수 있다고, 애매모호하고 황당한 진단이 나온다.

왜 황당한 진단이 되느냐는 건 간단하다. 현대의학 속에는 생리이치 진단시각 50%가 빠져 있기에, 간염 진단 역시, 간에 자리 잡은 세균이나 바이러스 종류가 무엇이냐를 먼저 따져, 세균이나 바이러스를 죽이는 살균기능의 약으로 치유하는 것이 원인치유다 단순한 진단을 한다.

이 진단 속에는 간염의 발병 원인 생리이치, 신장 기능 저하의 합병증 고지혈증, 혈액 속 산소 부족이 간염 원인 제공이라는 진단시각 자체가 없기에, 간염 발생 원인 환경인, 신장 기능 회복과는 전혀 관련이 없는, 세균이나 바이러스를 죽이는 살균기능의 약만 처방하며 간염이 치유가 되면, 그 기능이 간경화, 간암을 예방할 수 있다는 황당한 진단을 한다.

신장 기능저하 연쇄적 합병증이 고지혈증–간염–지방간–간경화–간암으로 악화되는 과정 중 중간, 고지혈증 다음단계에서 세균이나 바이러스가 간에서 자리 잡은 증세가 간염이다. 세균이나 바이러스를 죽이는 살균기능과, 고지혈증–지방간–간경화–간암으로 악화되는 과정 중 간염약이 이 진행을 막는 효능과는 전혀 관련이 없다는 지적이다.

간염약의 약리기능이 신장 기능을 회복시켜 고지혈증 증세를 치유하는 기능이 있거나, 피를 맑게 하는 환경개선 치유 효능이 있다면, 사정이 달라진다.

화학반응의 이치 진단시각이 되면, 아~ 사람이 저렇게까지도 미련할 수도 있구나, 저 발표를 당연하게 받아들이는 기준시각은 무엇일까? 의문이 간다.

※ 의료인, 일반인 모두에게 질문을 하여 보겠다.

1. 간염 치유약의 약리기능은 세균이나 바이러스를 죽이는 살균기능만 하는 약이지요? 당연하지.
2. 만약 간염을 유발시킨 세균이나 바이러스가 인체에 침투한 즉시, 항체인 백혈구가 모두 잡아먹어 치웠어도 간염이 발생할 수 있었을까요? 당연히 없지.
3. 그럼 간염이 발생하였다는 자체는, 면역기능이 떨어져 있다는 증거이지요? 당연하지.
4. 그럼 만성간염은 면역기능이 떨어진 상태에서 세균이나 바이러스가 침투하여, 간의 말초모세혈관이 막혀 피가 돌지 못하기에, 항체접근이 어려운 사이, 세균이나 바이러스가 간에서 자리 잡고, 세력을 키운 증세가 간염이다. 맞나요? 당연하지.
5. 그럼 만성간염은 혈관이 막혀 피가 돌지 못하는 곳에 자리를 잡고 있기에 세균이나 바이러스 죽이는 약을 장기 투여하여도, 그 약성이 환부에 도달되지 못하기에 약을 장복할 수밖에 없고, 약을 먹어도 쉽게 치유가 되지 않으니 만성간염이다라는 진단

시각이 맞나요? 당연하지.

6. 그럼 간염도 간의 말초모세혈관이 막힌 것이 원인 제공이요, 간경화, 간암도, 간의 말초모세혈관이 막혀 피가 돌지 못하였기에, 시간이 지날수록 약산–중산–강산하고 높아졌고, 강산의 산화작용, 화학반응이 간경화, 간암을 유발시킨다는 진단이 아니다 할 자신 있나요? 없다.
7. ㉮ 그럼 현재의 간염약의 약리기능이, 강산을 해독하는 기능이 있나요? 없다.

㉯ 그럼 간의 말초모세혈관을 막고 있는 어혈을 소멸시켜 피를 잘 돌게 하는 약리기능은 있나요? 없다,

㉰ 그럼 신장 기능을 회복시켜 피를 맑게 하여, 산소 포화도를 높여주어 고지혈증 치유와, 면역기능을 회복시켜주는 약리기능은 있나요? 없다.

8. 그럼 현재의 간염 치유와 간경화, 간암 예방과는 전혀 관련이 없다는 심천생리학의 지적 아니다 할 자신 있나요? 없다 할까요? 아니요 할까요!

심천생리학의 생리이치 진단이 되면 간경화는, 신장 기능 저하 산소 부족이 간세포의 소화 연소능력을 떨어트려, 간세포가 먹어 치우지 못하여 누적된 '탄닌산' 인 철분, 석회질, 칼슘 등이 강산의 화학반응에 의해 간세포가 경직된 것이 간경화다 진단을 하게 되면, 탄닌산(중산) 해독과, 강산 해독으로는 간경화 진행을 막고, 이미 굳어진 부분은 응고 원리를 역으로 풀어서, 녹이고 불려 빼내 버리고….

간 기능저하의 원인은 신장 기능 자체를 회복시키면 수술을 하

지 않고, 간을 그대로 두고 재생치유를 하여도 간경화 초기 정도는 90% 이상 완치가 가능한 증세다.

필자는 이 부분을 두고 간경화, 간암에 간 일부를 수술로 잘라내었다고, 전체를 이식하였다고 그 치유 효능이, 간경화의 발생원인 제공 장기인 신장 기능 자체를 회복시키는 기능이 있느냐, 피를 맑게 하여 화학반응이 일어나지 않게 하는 기능이 있느냐, 이 부분의 치유 효능이 없다면 간경화의 발병 원인 제공은 그대로 두고, 결과인 간경화, 간암, 부위만 잘라낸 것이 되니, 재발이나 악화는 시간문제가 되지 않느냐 공박하는 것이다.

※ 그럼 현대의학의 간경화 치유와 양약의 약리기능에 대한 질문을 하여 볼까요?

1. 간경화 간암에 피를 맑게 하는 해독기능의 약이 있나요? 없다.
2. 간경화로 경직된 부분을 녹이거나 불려 간세포가 재생할 공간을 확보해주는 약리기능이나 치유 효능 기법이 있나요? 없다.
3. 그럼 신장 기능 자체를 회복시켜 본질적 산도를 낮추어주어 혈액 속 산소 포화도를 높여주는 약리기능의 약은 있나요? 없다.

※ 하지만 한 부분만 끊어서 진단하는 현대의학 시각이 되면 일단 써볼 약은 많다.

1. 간경화 상태에서 산소 부족에 의해 면역기능 저하로 세균이나 바이러스 감염으로 고열이 발생하면 항생제나 스테로이드.
2. 강산이 산소 부족을 초래하여 심장박동이 빨라 혈압이 상승하면 신경안정제.
3. 강산의 농도를 묽게 희석시키기 위하여 체세포가 수분을 끌어

모아 부종이나 복수가 차이면, 주사기로 빼내거나, 이뇨제.
4. 강산의 산화작용이 체세포나 신경선을 녹여 통증이 발생하면 진통제나 마약, 과연 이러한 약리기능이 간경화의 발병 원인 자체를 치유하는 효능의 약리 기능이 있을까요 하면, 전혀 없다가 명답이다.

※ 간경화가 강산의 화학반응이 원인 제공이라면!
1. 그동안 탁혈이 강산이 간경화, 간암 원인 제공 물질이다 진단한 경험은 있는가? 없다.
2. 그럼 강산을 해독하는 처방의 경험은 있나요? 없다.
3. 그럼 강산 해독처방은 알고 있나요? 모른다.
4. 그럼 지방간, 간염, 간경화, 간암이 간에서 발병하였어도 그 원인 제공은 신장 기능이 떨어진 합병증이다 진단하고, 신장 기능 회복치유를 해본적은 있나요? 없다.
   진단시각 자체가 없으니 그동안 중산, 강산을 해독하여 피를 맑게 한다는 처방과 신장 기능 자체를 회복시키는 치유는 발전시키지 못한 것이 당연한 결과다.
   심천생리학은 만병이 신장과 간 기능이 떨어진 합병증으로 피가 혼탁해지면, 탁혈, 산의 화학반응이 만병의 변화 중심이라 진단하기에 피를 맑게 하는 해독 처방을 발전시켜 왔다. 해독은 약산해독제, 중산해독제, 강산해독제로 해독, 영양과 어혈을 잘 나오게 하는 처방은 복합진액으로 나누어 처방을 발전시켜 왔고, 심천생리학을 인정하고 교육의 틀을 마련하여 주면 처방전 자체를 공개 교육하겠다 말하고 있다.

피를 맑게 하는 처방, 병적 변이물질을 녹이고 불리는 처방은, 화학반응의 생리이치 공식을 이해하지 못하면 처방이 불가능한 학문이다. 현대의학은 이 생리이치와 화학 반응이치 진단시각 50%가 빠져 있기에, 만병의 진행과정 원인 진단도, 원인치유도 불가능하였기에, 완치 의술과 예방의학이 발전하지 못한 것이다.

필자는 이러한 진단시각을 기초하기에, 물혹, 비지종, 섬유종, 암이 왜 생기는 줄 아느냐, 이 병적 변이물질이 발생한 원인 자체를 모르기에, 그대로 방치한 채, 혹만 조기에 발견하고, 조기에 수술로 잘라낸다고, 그 혹이 발생한 원인치유 효능이 있다고 생각하느냐 반론하는 것이다.

조기발견, 조기수술이 예방이라 현혹하여 놓고, 실제는 전신마취, 항생제, 진통제, 항암, 방사선 치료로 융단 폭격을 하여서, 인위적으로 피를 썩은 혈질로 악화시켜서 실제는 중환자를 양산하면서, 그 행위가 예방의학이라 현혹할 수 있느냐 공박하는 것이다.

이 공격이 과하다면, 수술을 하기 위해서는 피할 수 없는 전신마취, 항생제, 진통제, 항암, 방사선 치료가 결코 신장과 간 기능을 저하시키거나, 피를 더욱 혼탁하게 하지는 않는다 자신 있게 말할 수 있는 의료인이 있을까 의문이다.

시행착오를 겪지 않는 의료인이 되려면, 적어도 만병이 발병하는 생리이치 과정 자체를 먼저 이해한 다음, 자신의 치유 행위, 자신이 투여하는 약의 약리기능이 생리 이치적 원인치유에 효능이 있는지, 결과치유에만 효능이 나타나는 강제기능 약인지 정도는 알고 처방을 해야 한다. 그래야만 부작용 없는 치유, 재발하지 않는 치유 방법이 발전할 수 있는 것이다.

▶ 각종 암

현재 “암” 하면 “암”자만 붙여도 공포대상이 될 것이다. 심천생리학 역시 암은 강산이 원인 제공이 되어 발병하는 증세로 보기에 치유가 쉬운 병이라고 단정하지도 않지만 그렇다 해서 불치병이라고 하지도 않는다. 이 표현 속에는 현대의학의 암 치유 방법에 대해 큰 불만이 숨어있다. 그동안 암에 대한 강의를 할 때면 마음 따로, 표현 따로인 경우가 많았다.

머릿속 진단시각과, 필자의 처방능력과 환경, 환자에 따라 대처환경이 다르기에 논쟁대응에 자신이 없었기 때문이다.

하지만 의술도 학문이고 새로운 학설 제시 쪽으로 본다면 25년의 연구와 임상 경험이 가볍지는 않을 것이다. 맑은 피만 잘 돌게하여 주면 암은 스스로 복원 치유된다는 심천생리학의 진단시각과, 현대의학의 항암과 방사선 치료로 체세포의 생식기를 파괴하여 암세포 분열을 막자하는 치유 방법과는 반대의 치유 개념이다.

특히 암 수술 후 항암이나 방사선 치료를 마친 다음 복수나 말기 암 통증이 발생한 상태에서, 마지막 사혈을 해보고 싶다 문의를 하면, 병원에 가서 인위적으로 불알 까놓고 와서, 이 상태도 사혈을 하면 자식 낳을 수 있느냐 하는 말과 같기에, 불같은 마음에 화가 일어난다.

필자의 암 진단시각과 치유시각이 잘못되었다면, 초기 암이라 해서, 항암이나 방사선 치료를 하지 않았다 해서 70-80% 정도 치유가 되지 않아야 한다.

췌장암과 담낭암만 빼고, 암 진단초기에 심천생리학을 적용하면 90% 이상 완치가 가능하다하는 심천생리학이 오진을 하고 있는지, 현대의학의 진정한 암 5% 미만의 치유 효능이 오진인지 따져봐야 한다.

그동안 현대의학의 암 치유 방법과 치유 결과를 지켜본 25년의 임상경험은 심천생리학의 진단시각이 정답이라는 신념을 버릴 수가 없다. 특히 현대의학의 항암이나 방사선 치료에 대하여 승복하는 마음이 들지 않는다.

큰 틀에서 현대의학과 심천생리학을 비교하면, 현대의학은 원인을 방치한 채, 공격만을 위한 치유 쪽으로 치우쳐 있고, 심천생리학은 방어, 원인치유 쪽으로 치우쳐 있다. 이 부분이 서로 보완해야 할 부분이다.

심천생리학의 특성은 방어와 원인치유이기에 자세히 관찰해보면, 세균이나 바이러스 질환에는 죽인다는 살균처방 표현이 없고, 통증에는 마취처방이 없고, 각종 혹이나 간경화, 암은 녹이거나 스스로 사라지게 한다 하지! 수술로 잘라낸다는 표현이 거의 없다.

※ 방어와 원인치유의 시각이 되면, 만병은 피가 혼탁하고, 혈관이 막혀 피가 돌지 못한 것이 원인 제공이 된다. 이 단순한 진단 표현이 만병의 원인치유 핵심이 된다.

1. 해독처방으로 피를 맑게 한다.
2. 어혈을 녹이고 불려 잘 나오는 처방을 한다.
3. 말초모세혈관을 막고 있는 어혈을 뽑아내서 피를 잘 돌게 하여 준다.
4. 어혈을 뽑아낸 양 만큼 생혈이 만들어 지는데 필요한 영양분 보충을 하여 준다.

심천생리학 치유 개념 속에는 이 4가지를 벗어난 주장은 없다. 이러하기에 심천생리학은 약이 아닌, 순수한 식품이 정확한 표현이 된다. 그런데 아이러니하게도 약이 아니기에 안전성이 높고 대중화의 장점이 되기도 한다.

하지만 현대의학은 방어와 원인치유가 아닌 공격치유이기에 약성이 강제기능이어야 한다. 살균, 마취, 진통제, 이뇨제, 스테로이드, 혈전용해제처럼 강제기능의 약성 대부분은 강산성 독성이기에, 정확한 용량을 처방하지 않으면, 부작용이 심하다는 공통점이 있다. 다른 표현으로는 정확한 용량처방이 필요할수록 강제기능의 약성이고, 독성이 강하다 이해하면 된다.

강제기능의 약성, 강산성의 약성 대표적 부작용은 부종, 복수, 악성빈혈, 말기 암, 통증이다.

하지만 방어와 원인치유의 핵심은 피를 맑게 하는 해독처방이 주가 되기에, 역으로 법제과정을 거쳐 강산성 독성을 제거하여 효소화시키기에, 정량은 하나인데 실수로 10을 섭취해도, 경제적 손실과 배부른 정도 손실이며, 영양분 보충 쪽은 약한 설사정도 부작용이기에, 순수 식품이 정확한 표현이 된다.

결국 현대의학과 심천생리학 논쟁의 핵심은 원인치유, 피를 맑게 하는 해독치유가 올바른 치유 방법이냐? 결과치유, 강제기능 약성치유가 올바른 치유 방법이냐 하는 차이점뿐이다.

두 가지 특성은 큰 차이가 난다.

현대의학 강제기능 약성은 치유 즉시 효과는 나타나지만, 부작용이 심하기에 갈수록 증세가 악화되어 약의 가지 수와 강도를 높이는, 끝나지 않는 싸움이 되며, 심천생리학 방어와 원인치유는 재생 복원치유 효능이기에 각 장기 기관이 복원되는 시간과, 꾸준한 노력이 필요한 것이 약점이다. 하지만 끝나는 싸움, 쉽게 재발하지 않는 치유 효능이기에 현대의학에 승복하지 못하는 것이다.

※ 심천생리학의 방어와 원인치유 효능을 살펴보자.

1. 심천생리학도 췌장암과 담낭암은 치유가 힘들고, 치유 효율이 떨어지는 약점이 있다.
2. 하지만 폐암, 위암, 뇌종양 초기 정도는 해볼 만하고, 말기 암은 힘들다.
3. 반면 간암, 대장암, 전립선암, 갑상선암, 자궁암, 방광암, 설암, 유방암, 치주암, 피부암 등 초기 정도는 만만하고, 중(中)기 까지도 해 볼만 하며, 말기 암은 힘은 들어도, 현대의학의 항암이나 방사선 치료만 하지 않은 상태라면, 현대의학보다는 치유 효능이 월등하게 높다 확신하고 있다.
4. 혈액암, 혈종암, 직장암 등 정도는 진단 즉시, 양약과 항암이나 방사선 치료만 하지 않았다면 거저먹기 치유다 하는 것이, 심천생리학이 암 치유 효율을 보는 시각이다.

   가. 이 표현 속에는 많은 내용이 함축되어 있다.

   ① 암 발생 부위가 사혈치유 효능 사정권에서 가까운가 먼가하는 차이.

   ② 암 치유 해당 사혈점 특성이 어혈이 잘나오는 곳에 있느냐? 어혈이 잘나오지 않는 곳에 있느냐 하는 차이.

   ③ 사혈로 새로운 말초모세혈관이 30% 정도 열릴(약 3개월)동안 수명유지가 가능한 환자냐 하는 차이.

   ④ 조혈기능 회복식품 소화능력이 남아 있느냐 하는 차이가 암 치유 효능을 결정하고 심천생리학 적용기준이 된다.

나. 혈액암, 혈종암, 직장암 등은 거저먹기 치유다 표현하는 근거는

① 암 발생 원인물질, 강산을 해독하는 처방이 있기 때문이다.

② 혈액암과 혈종암, 직장암의 특성은 해독약성 도달이 쉽기 때문이다.

③ 맑은 혈액유지의 치유, 신장과 간 기능 회복 치유점, 8번 신간혈, 29번 치질혈은 비교적 어혈이 잘 나와 주는 특성 때문이다. (이 부분에서 관심을 가져야할 부분은 모든 암에, 피를 맑게 한다는 해독처방은 동일한 부분이다)

사혈을 해보면, 평균적 어혈이 잘 나오는 곳과, 어혈이 쉽게 나와 주지 않는 곳은 대부분 동일하다.

다. 심천생리학의 모든 논문 핵심은

① 진단시각과 치유시각이 일치하여야 한다는 주장.

② 현대의학 속에는 생리이치와 화학반응의 이치 진단시각 50%가 빠져 있기에 구조적으로 완치의 치유 효능은 나올 수 없다는 주장.

③ 현대의학에서 빠진 50%의 진단시각이 심천생리학 속에 있으니 심천생리학과 현대의학이 합치면, 의학발전과 치유 효능을 크게 향상시킬 수 있고 의료비 부담에서도 상당 부분 벗어날 수 있다는 주장이 핵심주제다.

심천생리학 시각으로 현대의학을 바라보면 아이러니하게도 과학문명 발달이 원인 제공이 된다. 의료장비 발달로 해부학, 성분학이 너무도 발달하다보니 그 내용이 방대하여 약의 종류와 양을 외워서, 적당량 적용하기도 바쁜데, 자신의 치유 행위, 처방약의 약리기능이 원인치유에 효능이 있는지, 결과치유에 효능이 있는지, 알아보려는 의문조차 없어 보인다.

이러한 현상은 현대의학 특성 때문이다. 인체를 한 부분씩 끊어서 기능적 외운 공부 속에는 한 장기의 기능 저하가 연쇄적 합병증을 일으켜 나가는 생리이치와, 화학반응의 이치 진단시각 자체가 없기에, 인체 전체를 바라보고 진단하는 기준이 자리 잡을 수 없다. 문제는 현대의학 진단 속에 빠진 50% 부분이 자연의 생리이치 부분이기에 난해하고 진리, 이치, 상식으로만 표현이 가능하다는 점이다. 현대의학처럼 수치적 나열이 불가능하다는 표현이다. 현대의학을 기준하여 현재의 치유 방법을 바라보면, 외형상은 발전한 과학의술로 보일 것이다. 필자 역시 기술적으로는 발전하였다 인정한다.

하지만 심천생리학 시각으로 보면 의료인 시각으로도, 일반인 시각으로도 황당한 바보생각이 너무도 많은데, 그 잘못됨을 판단하는 기준인, 자연의 법칙 진리 법이 배제되어 있기에 아는 사람도 그 잘못됨을 지적하는 사람도 거의 없다.

라. 필자는 이 부분도 암이라는 질병을 예를 들어 풀어보고 싶다.

심천생리학은 암의 발생경로를, 신장과 간 기능이 떨어진 합병증으로, 혈질이 약산–중산–강산하고 흐르는 피의 산도가 높아진 상태에서, 말초모세혈관이 많이 막힌 순서로 피의 유속이 느려지면, 가장 말초모세혈관이 많이 막힌 부분이, 가장 산도가 높은 곳이 되며, 강산의 산화작용, 체세포의 피부를 녹이는 기능이, 체세포에게 생명의 위협을 주면, 죽기 전에 2세를 많이 남기려는 자연의 본능이, 비정상으로 세포분열을 빠르게 하여 혹이 형성된 증세가 암이다 진단한다. 이 내용을 함축하면 강산, 즉 썩은 혈질이 암 발병원인 물질이다는 주장이다. 하지만 현대의학 속에는 이 생리이치 원인진단이 없다.

냉정한 표현을 하여보면 암세포가 있으니 암이다. 암세포는 정상세포보다 세포 분열속도가 빠르고, 혹을 구성한 것이 암이다. 암세포는 죽이거나 잘라내 버리면 치유가 된다. 하지만 이 개념의 치유가 재발을 반복하니, 추가된 치유 방법이 항암이나 방사선 치료로 체세포 생식기를 파괴하여 암세포 분열을 막아보자 하는 곳에서 멈추어 있다.

이 단편적인 진단과 치유 속에는, 암 발생 원인 진단시각도, 원인치유 시각도 확립되어 있지 않다.

마. 심천생리학의 진단시각이 되면

① 신장과 간 기능을 회복시켜 흐르는 피를 맑은 혈질 유지치유를 해야 한다.

② 이미 탁해진 강산 혈질은 해독처방으로 피를 맑게 하여야 한다.

③ 암 발생 위치는 피가 돌지 못한 것이 강산 혈질이 된 원인이기에 암 발생환부에 피를 잘 통하는 치유를 하여, 고인 물을 흐르게 하면 맑아지듯 암 발생 부위의 산도를 떨어트려주는 치유가 암 3대 치유의 핵심이 된다.

하지만 현대의학 암 치유 방법 속에는 생리이치 진단시각이 없기에, 위 3대 치유 효능 핵심이 100% 빠져 있다.

생리이치의 진단시각이 빠진 현대의학 시각이 되면, 암세포는 정상세포에 비해 세포분열이 빨라 비정상 혹이 되니, 그대로 방치하면 암세포 조직의 혹이 커져 사망할 수 있다. 암 재발을 막기 위해서는 항암이나 방사선 치료로 체세포의 생식기를 파괴하여, 세포분열을 막아 재발을 막아야 한다. 여기서 한 단계 더 발전시킨 진단이, 암은 조기에 발견해서 조기에 수술로 잘라내는 것이, 암 예방의 지름길이다.

바. 생리이치의 심천생리학 진단시각이 되면, 현대의학의 고정관념 진단이 얼마나 황당한지 반론하여 볼까요?

① 조기에 발견되는 암은 원인 없이 발병할 수 있다 생각하나요? 아니다.

② 조기에 발견하고 조기에 수술로 잘라내면, 그 치유 기능이 암 발생 원인치유에 효능이 있다고 생각하나요? 아니다.

③ 그럼 암 3-4기에 발견하고 치유할 때는, 암 발생 원인치유를 한다고 생각하나요? 아니다.

④ 그럼 암은 조기에 치유하여도, 말기에 치유를 하여도 암 발생 원인치유와는 전혀 관련이 없다 맞나요? 맞다.

심천생리학 생리이치의 진단시각이 되면, 그 많은 시간, 그 많은 돈을 들여 공부를 하고도 저렇게 멍청이 급수 따기도 힘들 것이다 하는 생각 안 할 수가 없다.

여기에 더욱 황당한 일은 잘못된 진단, 잘못된 치유 방법이기에 치유 효능이 떨어지고, 합병증이 생명을 단축시킨다는 사실을 수없이 지켜보면서도, 감정이 없는 로봇인지, 같은 행동을 하는 것도 모자라, 이제는 그 황당한 치유 효능까지 부풀리는 모습을 지켜보면, 그 잘못됨을 지적하지 않을 수가 없다.

이 부분을 필자에게 간단하게 양심의 소리로 표현하라면, 암이 아닌 증세를 암이라 포장해서 암 치유 효능으로 부풀리고, 환자를 현혹하지 마라! 간단하다.

생리이치적 진정한 암인 경우와, 암 발생 원인을 합치면, 현대의학의 암 치유 방법으로는 완치가 불가능한 구조다. 수술을 하기위한 전신마취, 염증을 막기 위한 항생제, 수술 후 통증을 잡기위한 진통제, 수술 후 항암이나 방사선 치료가, 3중 4중으로 인체에 치명타를 입히는 방법이기에, 수술 후에는 암 발병, 원인물질, 탁혈이 더 악화되기에 진정한 암인 경우라면 수술 후 1년 생존율을 기준하라면 제로에 가까울 것이다.

그럼 현재의 암 치유 통계는 무엇이냐 묻고 싶을 것이다. 그 것은 암이 아닌 일반 혹이나 섬유종을 암이라 진단하고, 아주 약한 항암이나 방사선 치료를 한 후 살아남은 사람을 암 환자 치유 효능에 부풀린 수치다 평가한다.

그럼 이 강한 공박 근거는 무엇이냐 묻고 싶을 것이다. 이 부분에서 문제는, 생리이치 진단시각 기준이 없으면, 필자의 근거 제시가 얼마나 공감될지 의문이다.

암은 썩은 혈질, 강산이 원인 물질이다 하였다. 강산은 현재 난치병 대부분의 원인물질이 된다. 말기 류마티스, 근육신경마비, 간경화, 백혈병, 말기 신부전증, 알츠하이머, 골다공증, 난치성 섬유종, 피부병 등인데, 각 증세의 차이는 몸 전체의 산도가 높은 것이냐, 부분적 산도가 높은 것이냐에 따라 병명이 달라지는데, 강산의 원인 제공 대표적 증세는, 몸 전체의 산도가 높을 때 발병되는 빈혈, 또는 재생불량성 빈혈이다.

이 표현의 핵심은 "악성빈혈도 강산이 원인 제공이요, 암도 강산이 원인 제공이기에, 진정한 암은 악성빈혈을 동반한 상태에서 진단받은 암이라야 진정한 암이다 기준을 할 수 있다는 주장이다."

악성빈혈을 동반한 진정한 암인 경우, 현재 위 나열된 방법으로 치유를 한 경우의 통계를 내어보면, 수술 후 6개월 이내에 재발 또는 복수가 차며, 말기 암 통증이 나타나며 98% 이상 1년 이내에 사망한다는 표현이다.

이 표현의 근거 제시는 다양하다. 먼저 큰 틀에서 설명은 인체의 생리 구조와 화학반응의 이치공식을 기준하면, 신장과 간 기능이 떨어질수록 산도는 높아지고, 산의 강도 1 다음 2부터 병이며, 10이 되면 사망을 한다 할 때, 물혹, 낭종은 산도 5에서–비지종은 산도 6에서 – 섬유종은 산도 7에서 – 담석, 간경화, 악성 빈혈은 산도 8에서 – 암은 산도 9에서, 말기 암 통증, 복수가 차는 증세는 산도 10에서 발생하며 사망에 이른다 할 때,

악성 빈혈을 동반한 상태, 흐르는 피의 산도 8에서 암 수술 후, 항암이나 방사선 치료 후, 말기 암 통증이나 복수가 찬다면, 수술 부작용이 산도 8을 산도 10으로 악화시켰다는 증거가 되는 것이다.

이 표현은 악성빈혈이 없는 상태, 산도 6에서 섬유종을 암이라 진단하고 수술을 하는 경우는 산도 6을 7–8로 악화시켜도 살아남아도, 산도 8 이상 악성빈혈을 동반한 상태에서 진단받은 진정한 암은, 현대 암 치유 방법상 수술 후유증이 곧바로 산도 9–10에 도달하게 하기에, 그대로 방치한 결과보다, 수명이 단축될 수밖에는 없다는 지적이다.

(암 수술 전에는 복수, 말기 암 통증이 없었는데, 항암이나 방사선 치료 후 부종, 복수가 차거나 말기 암 통증이 발생하면 치료 부작용이다)

여기에 강산의 산화작용이 암 원인 물질이다 하는 근거는 또 있다.

혈액 속 철분과 강산이 화학반응을 일으키면 혈색은 검푸른 빛으로 변하게 되는데….

㉮ 암 세포분열 속도가 빠를수록, 암 발생 부위의 검푸른 빛이 강하다는 점.

㉯ 암이 발생한 검푸른 피부 밖, 붉은 빛을 띠는 현상도, 강산의 산화작용이 말초모세혈관 벽을 부식시켜 약화시켰기에 팽창되어, 붉어질 수 있다는 생리이치까지 합하면, 강산의 산화작용이 암 발생 원인 물질이라는 진단을 부정하기 어려울 것이다.

※ 여기에 필자에게 묻지 말고, 암 치유 전문 의사에게 물어도, 암 수술 후 항암이나 방사선 치료를 하게 되면, 수명이 단축된다는 근거는 질문으로 알아 볼 수 있다.

1. 암 수술 후 항암이나 방사선 치료는 왜 하는 것이지요?

   답변 : 암 재발을 막기 위해서 합니다. (현대지식은 여기서 끝

이다)

2. 그럼 항암이나 방사선 치료 효능원리가 무엇인가요?
   답변 : 강한 빛을 이용하여 체세포의 생식기를 파괴하여, 암세포 분열을 막기 위해서 합니다.
3. 그럼 먹는 약, 항암, 방사선 치료 시, 암세포의 생식기만 선별적 파괴가 되나요? 암세포 주변만, 또는 몸 전체가 피해를 입나요?
   답변 : 현재 암세포의 생식기만 선별적 파괴하기 위하여 노력은 하지만 그 단계까지는 발전하지 못하였습니다.
4. 그럼 부작용이 심한 항암이나 방사선 치료는 한 번에 끝내지, 왜 여러 번 나누어 반복하나요?
   답변 : 기계성능이 약해서 그런 것이 아니라, 한 번에 강하게 하면 그 부작용이 너무 크기 때문입니다.
5. 그럼 강하게 한번으로 끝내나, 약하게 여러 횟수로 나누어서 하나 체세포 생식기 파괴 목적은 같나요? 답변 : 예
6. 그럼 항암이나 방사선 치료를 성공적으로 잘하였다는 표현은 암세포 또는 주변 세포의 모든 생식기를 완벽하게 파괴시켰다는 말과 같나요? 답변 : 예
7. 그럼 체세포의 생식기가 파괴된 세포도 세포분열이 가능하나요? 답변 : 세포분열은 불가능합니다.
8. 그럼 복원치유란, 병적 잘못된 세포나 수명이 다한 세포는 세포분열로 떨어져 나가고, 새로운 세포분열을 통해 정상세포가 그 자리를 매워야 복원치유라는 진단은 맞나요?
   답변 : 맞습니다.
9. 그럼 항암이나 방사선 치료 효능으로 체세포의 생식기가 파괴

된 세포도 세포분열이 가능하나요?

답변 : 당연히 세포분열은 안 되지요.

10. 그럼 항암이나 방사선 치료 후, 살아남은 사람은 체세포의 생식기가 파괴되지 않았다는 뜻 아닌가요?

    답변 : 글쎄요. 할까요? 체세포의 생식기가 파괴되지 않아 살았다 할까요.

11. 그럼 항암이나 방사선 치료 목적이 체세포의 생식기를 파괴하여 암세포 분열을 막기 위한 목적인데, 체세포의 생식기가 파괴되지 않아 사람이 살아남았다면, 치유 목적과 위배되는 치유 결과가 아닌가요?

    답변 : 글쎄요. 할까요? 그것까지 생각할 필요가 있을까 답변 할까요?

12. 그럼 항암이나 방사선 치료는 부작용이 큰 것을 알기에, 아주 약하게 형식적으로 했다. 맞나요?

    답변 : 글쎄요. 할까요? 아니면 안 할 수는 없으니 습관적 형식으로만 한다 할까요.

13. 그럼 항암이나 방사선 치료 목적, 체세포의 생식기를 파괴하여 암세포 분열을 막는다는 취지와 위배되는 치유 결과가 아닌가요?

    답변 : 글쎄요. 할까요? 어차피 다 죽을 환자 그것까지 생각할 필요가 있느냐 항변할까요?

14. 그럼 항암이나 방사선 치료 효능으로 일부 체세포라도 생식기가 파괴되어 노후세포가 늘어나면, 신진대사 능력 저하로 혈 질은 더욱 탁해져 암 원인물질, 혈질만 더 강산성화된다는 지적 아니다 할 자신 있나요?

암 재발을 막기 위하여 항암이나 방사선 치료를 강하게 하여 암세포나 주변 세포의 생식기를 모두 파괴하여 버리면, 사람도 불알을 까면 자식을 낳지 못 하든, 당장의 암 재발은 막을 수 있을 것이다.

하지만 세포분열이 일어나지 않기에 노후세포만 늘어나, 신진대사 기능 저하로, 산도 7 탁혈을, 산도 9-10으로 더욱 악화시킨 부작용이, 타 부위에 암을 촉발시키는 원인 제공, 복수, 말기 암 통증 등의 원인 제공을 하여 수명단축을 부른다는 공박, 부정할 수 있나요?

여기에 암 발생 원인물질이 강산이기에, 산도가 조금 더 높아져 산화작용이 체세포의 피부를 녹이면 말기 암 통증이 오는데, 그 통증을 없애 준다고, 진통제, 모르핀, 마약을 강하게 투여하며 통증을 참지 말고 자주 맞으란다.

어차피 죽을 환자 빨리 죽더라도 당장의 고통을 덜어 주자는 데는 공감한다.

하지만 암도, 말기 암 통증도 강산이 원인 제공인데, 진통제, 몰핀, 마약, 모두 강산성 약성이기에, 당장의 통증은 줄겠지만, 산도가 높아진 만큼 통증이 강화되는 부작용은 수명단축 죽음으로 막아지나요?

※ 그럼 심천생리학의 치유시각으로 질문을 하여 볼까요.

① 그동안 암은 썩은 혈질, 강산이 원인 제공이다 진단하여 본적 있나요?

답변 : 아직은 암이 발생하는 원인이 과학적으로 분명하게 밝혀진 사실은 없다.

② 그럼 강산 혈질이 암 발생 원인물질이다 진단한 적이 없으니, 강산을 해독하여 피를 맑게 하는 처방을 한다거나, 신장과 간 기능을 회복시켜, 맑은 혈질을 유지시키는 치유나, 암 발생부위를 피를 잘 돌게 하여 준다는 의미의 치유를 하여 본 적 있나요?

답변 : 없다.

③ 그럼 인체의 모든 생명체는 스스로 살아남는 방법을 깨우쳤기에 존재하고, 스스로 복원 치유할 환경만 조성하여 주면 인체는 스스로 복원 치유가 된다는 진단시각이 아니다 확신 할 수 있나요?

답변 : 아니다 할까요? 경험한 바 없다 할까요?

이 부분에서 정리를 해야 할 부분은, 썩은 강산 혈질이 암 유발 물질이라는 생각을 못해, 잘못된 방법으로 치유를 했기에, 암이 치유되지 않아 공포의 대상이 되었지, 혈질 개선, 피를 맑게 하여 주는 쪽에서 암 치유 접근을 하였어도, 암이 현재처럼 공포대상이 될 수 있었을까? 수술을 하기 위한 전신마취-항생제-진통제 항암이나 방사선 치료 부작용이 죽음을 앞당겼기에 암이 공포의 대상이 되지 않았는지 의문을 가져야 한다.

인체의 생리구조는 초기에 신장 기능 저하는 약산, 중간에는 간 기능 저하로 중산으로 이 상태까지 악화되어도 신장과 간 기능을 회복시키지 않고 방치하면, 그 다음은 암, 원인물질로 강산혈 질이 되는 순서다. 이 공식을 이해하면,

1. 초기 신장 기능 저하 약산 상태에서 1차 치유 기회가 있고.

2. 약산일 때 신장 기능 회복 기회를 놓쳐 간 기능 저하로 중산 혈 질이 되어도, 간 회복치유의 2차 치유 여유가 있고.
3. 강산까지 악화되어도, 강산 해독처방이 확보되면, 3차 치유 기회가 남아 있기에 암은 공포의 대상이 될 수 없는 증세다.

이 표현은 강산이 암 발생 원인물질이라는 신념만 가져도, 암 발생 부위의 피만 맑게 해주면 치유가 된다는 답이 나오기에, 암이 현재처럼 두려운 대상이 될 수는 없다는 지적이다.

※ 그럼 심천생리학 치유시각을 질문해 볼까요?
1. 그동안 썩은 혈질 강산의 산화작용이 암 원인 제공이니 이 강산을 해독하여 피를 맑게 하여 암 치유를 하여 보았는가?
   답변 : 아니다! 그럼 할 줄 아는가? 답변 : 모른다.
2. 그럼 신장 기능 저하의 합병증이 간 기능 저하인데, 신장 기능 저하의 원인을 알고, 신장 기능 회복 치유는 하여 보았는가?
   답변 : 아니다. 그럼 치유 방법은 아는가? 답변: 모른다.
3. 혈액 암, 혈종 암, 역시 썩은 강산 혈질이 원인 제공이기에 강산만 해독하면 그 즉시 치유 효능이 나타나는 증세이기에, 강산 해독처방의 기술만 있으면 95% 이상 완치 가능한 병이다. 이러한 처방을 하여 보았는가?
   답변 : 아니다. 그럼 할 줄 아는가? 답변 : 모른다.
4. 그럼 암을 비롯한 모든 병적 변이물질, 혹들은, 말초모세혈관이 막혀 피가 돌지 못하는 곳에서 발병한다는 진단이 아니다 답할 자신 있는가? 답변 : 없다.

5. 그럼 말초모세혈관이 막힌 시간이 길어질수록 산도가 높아진다는 진단이 아니다 답할 자신은 있는가?
   답변 : 없다.
6. 그럼 흐르는 혈관 속 정맥혈과 말초모세혈관이 막혀 피가 돌지 못하는 곳의 산도는 다르다 하는 진단이 아니다 할 수 있는가? 답변 : 없다.
7. 그럼 환부 쪽으로 피를 잘 돌게 해주면 산도가 떨어진다는 진단이 아니다 할 수 있는가? 답변 : 없다.
8. 그럼 위에 나열된 진단시각으로 진단하고 치유해 본 경험은 있는가? 답변 : 없다. 치유 방법은 아는가? 답변 : 모른다.

적어도 이 물음에 자신 있게 답할 자신이 없다면, 심천생리학을 비방할 자격이 없는 것이다. 심천생리학이 현대의학 진단 속에는, 생리이치와 화학반응의 이치 학문 50%가 빠진, 반쪽 학문이기에, 완치 효능이 있을 수 없다하는 지적은 당연한 것이다.

고지혈증에 혈전용해제, 세균이나 바이러스 감염에 항생제, 통증에 진통제, 마약, 부종에 이뇨제, 염증은 항생제나 수술, 과연 이러한 약의 약리기능이 병의 근본 원인치유에 효능이 있다 자신 있게 말할 자신 있는가 묻고 싶다.

이 편협된 반쪽 의술지식을 기준하여, 이 기준에 맞지 않으면 과학적 입증이 안 된 의술이다 하고 매도해버리는 모습을 지켜보고, 순환기장애 질병은 심천생리학 치유 효능이 90% 이상이라 할 때, 5%도 따라오지 못하는 의술을 기준으로, 지푸라기라도 잡을 다급한 환자를 상대로 유혹한다는 비방을 듣다보면, 5% 치유 효능 의술이, 90% 치유 효능 의술을 비방하는 황당한 마음이 든다.

필자입장에서 그동안 너무도 많은 공격을 받다 보니, 다소 과격한 표현도 하지만 25년이 넘는 임상경험은 현대의학 치유 방법에 대해, 그대로 인정하기에는 양심이 허락하지 않는다.

여기에 항암이나 방사선 치료 후, 복수가 차거나, 말기 암 통증으로 고통 받는 환자를 마주하고, 심천생리학으로도 치유가 불가능하다 하는 환자를 접하면, 불같은 화가 일어난다. 왜냐?

왜! 말기 암으로 악화되어 죽음 직전에 도달하였는지, 그 과정 원인 자체를 알고 있기 때문이다. 급속한 악화 원인을 아는 시각으로 보면 화나는 마음이 일어나는 것이 정상일 것이다.

※ 그럼 새로운 각도에서 보아야 할 화두를 제시해 보겠다.

1. 강산의 산화작용이 암 발생 원인 제공이고, 강산의 산화작용이 세포의 피부를 녹이는 통증이 뇌에 전달된 것이 말기 암 통증이라면, 현재 말기 암 통증에 사용하는, 진통제나 마약으로 통증을 못 느끼게 하는 약리 기능 치유 방법이 합당한 방법이냐를 먼저 따져보자.
2. 그 다음, 과연 말기 암 통증에 진통제나 마약 밖에는 쓸 약이 없다고 확신하는지 마음 정리부터 해보자.
3. 이 부분에서 생각을 바꾸면, 강산이 암을 유발시키고, 강산의 산화작용이 체세포의 피부를 녹일 때 통증이, 말기 암 통증, 복수의 원인 제공이라면, 강산을 해독하여 피부를 녹이지 못하게 하는 약리기능으로도, 통증을 줄이고 복수 원인물질을 해독할 수 있다는, 필자의 주장이 무엇을 두고 하는 말인지 심도 있는 고민을 해야 한다.

암 발생 원인물질 강산 해독은 신장과 간 기능 회복, 환부 쪽의 피 유속을 빠르게 하는 치유 개념이, 무엇을 기초하여 도출된 학문인지 심도 있는 고민을 해보면, 심천생리학 치유시각이 확립된다.

▶ 자신의 건강 체크 기준점

이 부분은 자신의 현재 건강척도를 올바른 진리의 눈으로 보라 하는 차원에서 적는다. 생리이치 진단시각 50%가 빠지면 얼마나 황당한 일이 발생하는지 예를 들어보자.

평소 필자가 환자에게 자주 듣는 말이 있다. 난 병원 검사결과 혈질도 정상, 혈압도 정상, 당뇨 검사도 정상, 심장, 신장, 간, 뇌 등 다 정상인데, 이상하게 몸이 잘 붓고 숨이 가빠서요. 몸이 붓고, 숨 차는 증세만 치유가 가능한지요? 아주 가볍게 생각한다.

위 질문이 어떻게 들리나요?

인체의 생리구조는 몸이 붓고, 숨 차는 증세가 발생하려면, 필연적 신장과 간 기능이 떨어지고, 고지혈증–고혈압–당뇨를 거처 협심증 초기 정도는 도달을 해야 몸이 붓고, 숨 차는 증세가 발병 할 수 있다.

이 환자 역시 혈전용해제, 고혈압약, 당뇨약을 한줌씩 10년 이상 장복하지만, 약을 복용하는 동안은 정상 수치니, 정상 수치는 걱정할 것 없고, 부종과 숨 차는 증세만 치유되었으면 좋겠다는 질문인데, 만약 양의에게 이 질문을 했다면, 이뇨제와 신경안정제를 추가했을 것이다.

그러면 이뇨제 추가와 신경안정제 추가해서, 당장은 붓기가 빠지고 숨 차는 증세가 멈춘다 하자. 하지만 인체의 생리구조는 그 다음 합병증이 신부전증, 뇌경색, 암 등 증세가 추가하였다면, 또 약 추가요 할 텐가?

부종과 숨 차는 증세를 막으려면, 8-5-30-6번 혈을 사혈하여, 신장과 간 기능을 회복시켜 양약을 먹지 않고도, 고지혈증, 고혈압, 당뇨, 협심증 초기 증세 자체를 치유해야, 그 다음 합병증 부종과 숨 차는 증세가 치유되는 것이다. 이 황당한 건강지식이 대중화되어있다.

자신의 현재 건강척도 기준점은 아무 약도 먹지 아니하고 있는 상태나, 약을 먹고 있다면 약을 중단한 후 15일 정도 지난 상태에서, 약기운이 모두 빠져나간 후 표출된 증세가, 자신의 현재 건강척도 기준점이 될 수 있는 것이다.

왜냐? 양약의 약리특성은 원인치유가 아닌 결과치유 강제효능이기에, 양약 복용 중에도 자신만 모르고 있었을 뿐, 해당 장기의 기능은 수술이 필요할 때까지 악화되는 과정 중에 있기 때문이다. 강제기능의 약 복용 중, 건강 수치는 자동차 기름 떨어지면 엔진이 멈추듯, 자신의 현재 건강척도 기준과는 전혀 무관하다.

마치 건달자식이 부모의 용돈으로 사는 모습을 보고, 능력 있는 사람이라 볼 수 없듯이, 스스로 돈 벌수 있는 능력 자체를 키우는 치유 효능…, 각 장기 기관의 본래기능 자체를 회복시키는 효능이어야, 진정한 원인치유의 효능이라 말할 수 있다.

※ 진정한 의미의 원인치유란?

1. 고지혈증은 신장 기능 회복치유.
2. 고혈압은 신장과 간 기능 회복치유.
3. 당뇨는 췌장 기능 회복치유.
4. 세균이나 바이러스 감염 증세는, 면역기능 강화, 피를 맑게 하는 해독 쪽이나 신장과 간 기능 회복치유.
5. 심장이 빨리 뛰어 혈압이 상승해도, 신경안정제의 강제기능이 아닌, 피를 맑게 하는 해독기능으로, 혈액 속 산소 포화도가 높아져 심장 스스로 천천히 뛰어 혈압이 정상으로 돌아오는 치유.
6. 근육통은 마취의 진정기능이 아닌, 어혈을 뽑아내서 피가 잘 돌기에 근육의 유연성이 살아나 통증을 없애는 효능 치유.
7. 말기암 통증, 통풍성 통증, 풍치성 통증은 진통제, 모르핀, 마약 등이 아닌 강산 해독으로 통증의 근본 원인치유.
8. 부종은 이뇨제의 강제기능이 아닌, 강산을 해독하여 수분을 끌어 모을 원인치유를 하거나, 신장 기능 자체를 회복시키는 치유 효능이야 말로 위 치유 효능만이 원인치유의 효능이라 말할 수 있을 것이다.

※ 현대의학의 순환기 장애 질병에 복용하는 약성 대부분은, 양약의 강제약성이 아니고도 대처방법이 있다.

이 부분에서 다른 점은 현대의학의 약리기능 대부분이 강제기능이라면, 심천생리학은 원인치유 개념이기에

1. 피를 맑게 하는 해독기능은 요, 발, 탄, 인으로
2. 어혈, 병적 변이물질을 녹이고 불려, 사혈 시에 잘나오게 유도
3. 어혈을 빼낸 양만큼 생혈이 만들어지는데 필요한 영양분 보충 기능은 영, 철, 염으로…

이 3대 요소가 원인치유 핵심이며, 독성의 강제기능이 아닌 해독, 어혈불림, 영양 보충 등의 의미이기에 현대의학 양약의 부작용에 비하면 그 부작용은 제로(zero)에 가깝다. 감사합니다.

2015. 3. 28

심천생리학 심천사혈요법 창시자
세계명인 심천 박 남 희

각종 심장질환

□ 제　　목 : 심천생리학 논문 3편
□ 발표장소 : 제3회 국제 한 · 중 사혈요법 심포지엄
제5회 중국침구학회 자락 및 부항전문 위원회 심포지엄
제1회 국제심천사혈요법 심포지엄 발표논문
□ 발표일자 : 2009. 07. 24

심천생리학은 인체의 생리구조를 먹이사슬 연결고리로 보며, 한 장기의 기능이 떨어지면 연쇄적 합병증이 발병하는 생리과정을 이해하는 공부라서 심천사혈요법 1, 2, 3권의 책을 보지 않고, 한 부분만 끊어서 쓴 논문만을 보면 이해하기 어려운 부분이 있다. 모든 질병은 그 증세의 발병 원인을 어떠한 시각 기준으로 진단하느냐에 따라 치유 방법이 달라지기에, 이 논문에서는 증세의 발병 원인 진단시각과 치유시각이 현대의학과 어떠한 부분이 다른지 그 다른 부분에 대해 기존의 고정관념을 깨는 계기가 되었으면 하는 바람으로 쓴다.

심천생리학을 기준하면 의료장비나 수치, 눈으로 볼 수 있는 모든 증세는 결과이고, 그 결과에 대한 근본 원인은 생리이치와 화학반응 이치가 원인 제공을 한 결과물이기에 성분학적, 사진학적 눈에 보이는 결과가 아닌 원인 자체를 치유해야 재발하지 않는 완치가 가능하다 주장하는 학문이다.

※ 이 뜻은 각종 심장질환, 심장의 외형적 변화, 심혈관 막힘 증세가 의료장비 진단으로는 심장에서 발병했지만, 근본적 발생 원인 제공은 신장과 간 기능이 떨어진 합병증으로 어혈이 생성되었고, 그 어혈이 심장 자체의 모세혈관을 막고 있느냐 또는 인체의 동맥혈관 끝 어느 부위의 말초모세혈관을 막고 있느냐에 따라, 다양한 질환이 발병하기에 다양한 심장질환들이 심장에서 발병하였다하여 심장만을 수술이나 약물요법으로 치유하는 방법으로는 부작용 없는, 재발하지 않는 완치가 불가능하다는 내용이 이 논문의 핵심 주제다.

심천생리학을 심도 있게 이해하려면 모든 증세에 동일하게 적용되는 심천생리학 시각의 생리이치 공식 정도는 이해를 한 다음 논문을 읽어야 심도 있는 이해가 될 것이다.

1. 신장 기능저하가 되지 않고는 간 기능저하는 발생할 수 없다는 생리이치가 무엇을 두고 하는 말인지 (약산)
2. 간 기능저하가 되지 않고는 각종 질병을 유발시킬 정도의 다량의 어혈이 외적 요인이 아닌 이상, 생성될 수 없다는 어혈생성 화학반응의 이치 공식이 무엇을 두고 하는 말인지 (중산)

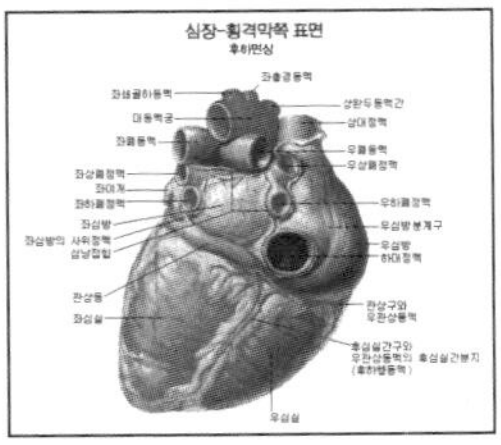

3. 신장과 간 기능이 떨어질수록 약산과 중산 수치는 높아지고, 산도가 높아질수록 혈액 속 산소 포화도는 떨어지고, 산의 화학반응에 의해 응고되는 어혈(혈전)의 양이 급속하게 늘어나며, 혈질에 따라 화학반응 물질이 달라진다는 화학반응 이치.

4. 어혈이 인체의 말초모세혈관을 막고 있는 상태에서 심장이 혈액을 펌프질할 때 일어날 수 있는 생리이치.
5. 혈액 속 산소 포화도가 떨어질수록, 심장박동이 빨라지고 혈압은 상승한다는 생리이치.
6. 산소 부족에 의해 심장이 다소 빨리 뛰어도, 동맥혈관 끝 말초모세혈관이 어혈로 막고 있지 않으면, 피의 유속이 빨라지는 쪽으로 나타나지, 혈관에 피의 압력이 높아지는 쪽으로 나타나는 경우는, 동맥혈관 끝 말초모세혈관이 막혔기 때문이라는 생리이치.
7. 산소 부족에 의해 심장박동이 다소 빨라도, 심장 앞 대동맥혈관이 유연하게 팽창되고 그 끝 말초모세혈관이 막히지 않은 이상, 심장이 피를 뿜어낸 힘이 되돌아와 심장에 부딪치지 않는 이상, 심장세포가 불안함을 느끼거나, 심장 판막손상은 일어날 수 없다는 생리이치.
8. 인간은 뇌가 생각을 하는 것이 아니라, 체세포의 생각이 뇌에 전달되면 전두엽 통합 뇌에서 한 생각으로 정리하고, 영혼(자아의식)이 체세포의 생각을 판단하여 신경선을 통해 뇌파, 전류를 통해 정보를 주고 받는다는 생리이치.
9. 말초모세혈관을 막고 있는 어혈도, 신장과 간의 기능이 떨어진 정도, 산도에 따라 화학반응 물질이 달라지기에 단순 어혈, 섬유종 물질어혈, 담석 물질어혈 등의 3종류의 어혈이 생성된다는 생리이치.
10. 신장과 간 기능이 떨어진 합병증으로 썩은 혈질, 강산성화된 경우, 강산을 해독해주지 않는 이상, 피가 만들어지는데 필요한 어떠한 영양분을 넣어 주어도, 강산의 산화작용으로

영양분이 녹아버리기에 조혈기능이 회복되지 않는다는 생리이치.

11. 혈액 속 산소 부족이 인체의 면역기능을 떨어트리는 쪽으로 작용하면 고열과 혈압상승이 발생하고 체세포의 소화 연소 능력을 떨어뜨리는 쪽으로 작용하면 저혈압과 저체온 쪽으로 나타난다는 생리이치.
12. 어혈이 말초모세혈관을 막고 시간이 지날수록, 고인 물이 부패하듯 약산, 중산, 강산하는 식으로 산도가 높아지고 산도에 따라 화학반응 물질이 달라진다는 생리이치.
13. 고인 물은 흐르게 하면 맑아지듯, 사혈로 피의 유속이 빨라지면 산도 저하, 영양분 공급, 체온 상승, 근육이완, 혈관확장, 항체접근, 재생복원이 동시에 이루어진다는 생리이치.

적어도 위 13가지 생리이치 정도는 무엇을 두고 하는 말인지, 이해한 다음 심천생리학의 각종 심장질환의 발병 원인 진단시각과, 치유시각 설명이 무엇을 두고 하는 말인지 이해가 될 것이다.

하지만 위 13가지 생리이치가 무엇을 두고 표현하는 말인지 이해가 된다면, 심천생리학은 기적이나 신비, 허황된 의술이 아닌 지극히 상식의 의술, 상식의 치유법이 되며, 인체구조상 각종 심장질환은 완치가 쉬운 병, 5-30-9-1-8번 혈(협심증혈, 급체혈, 간질병혈, 두통혈, 신간혈)의 사혈을 마치면 당연하게 완치가 되는 병, 겸손하게 표현해도 90% 이상은 완치가 가능한 병으로 보여야, 심천생리학을 이해하고 있다 말할 수 있을 것이다.

심천생리학의 시각으로 인체를 보면 간, 신장, 심장에서 발생

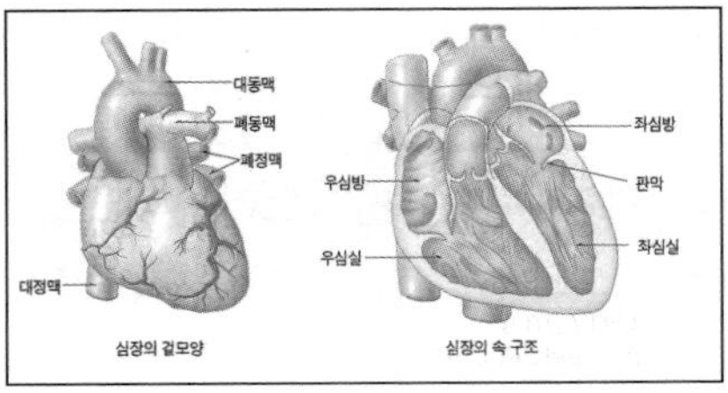

심장의 겉모양 / 심장의 속 구조

하는 질병들은 인체구조상 치유, 수리하기 쉬운 구조다. 왜냐, 간, 신장, 심장이 인체 내부에 자리 잡고 있지만, 간과 심장은 혈류 공급양이 많기에 약성 도달이 쉽고, 신장 기능저하의 치유점은 외부에 노출되어 있기 때문이다. 여기에 신장, 간, 심장회복 사혈점 특성은, 비교적 타 사혈점에 비하여 어혈이 쉽게 나올 수 있는 곳에 자리 잡고 있기 때문이다.

그럼 위 내용을 기준하여 각종 심장질환의 발병 원인을 어떠한 시각으로 진단하여 치유 방법을 찾아가는지 살펴보자.

심근경색, 협심증, 심방세동, 부정맥, 높은 혈압, 낮은 혈압, 저혈압, 심장마비, 심장 판막증, 가슴이 답답하고 마음이 불안한 증세, 폐쇄공포증, 공황장애, 꿈속의 가위 눌리는 증세, 심장과다 팽창 등, 이 다양한 심장질환들이 과연 말초모세혈관이 막히지 않고, 맑은 피가 잘 돌아주어도 발병될 수 있을까 하는 의문과 인체구조상, 심장 기능상, 앞에 나열된 각종 심장질환들을 만들어 내려면 많은 양의 어혈이 필요하고, 그 많은 어혈은 신장과 간 기능이 떨어지지 않고는 만들어 질 수 없다 하는 의문을 생리이치로 풀어보면, 그 속에 원인진단과 완치의 방법이 숨어있다.

그럼 각종 심장질환들이 어떠한 생리이치에 의해 발병되는지 살펴보자.

1. 심근경색은 심장의 말초모세혈관 일부가 막혀, 피가 돌지 못함으로 산도가 높아졌고, 강산의 산화작용이 혈액 속 지방, 단

백질, 철분, 석회질, 칼슘 등을 화학반응으로 응고시켜 그 어혈이 심장근육 말초모세혈관 일부에 응고되어, 심장근육 일부가 경직된 상태를 심근경색이라 한다.

이 부분에서 중요한 점은 심장은 타 장기에 비해 수축 팽창의 운동량이 많기에, 심장근육 일부를 웬만한 환경으로는 어혈로 막아 경직시키기 어렵다는 점이다. 심장근육 일부를 경직시키려면, 일차 신장 기능 저하로 고지혈증을 유발시켜 피 흐름에 장애를 준 상태에서 간 기능 저하로 간이 먹어치우지 못한 탄닌산(중산)과 화학반응을 일으켜 주어야, 심장의 말초모세혈관 일부라도 굳어지게 하여 심근경색이란 병을 만들어 낼 수 있다.

※ 이때 현대의학 시각으로 접근해보자. 경직된 심장근육 한 부분만을 보면 혈전용해제로 녹여 버릴까? 근육이완제 아니면 심장마비 예방을 위하여 신경안정제, 여기에 심장의 말초모세혈관을 막고 있는 어혈도 단순 어혈, 섬유종 물질어혈, 담석 물질어혈로 나눌 수도 있다. 이 상황에서 심장의 말초모세혈관 속 어혈의 혈질에 관계없이 다 녹일 정도의 혈전용해제의 강도를 높이면 어떻게 될까?

- 혈소판이 녹아 지혈이 안 되는 부분은?
- 혈액 속 영양분이 녹아 빈혈을 유발시키는 문제는?
- 혈관 벽이 부식되어 터지는 부분은?
- 혈전용해제의 산화작용이 신경선의 피복을 녹여 신장 기능을 더 저하시키는 부분은?
- 아니면, 계면 활성제를 써볼까? 그럼 뼈가 녹는 부분은 어떻게 될까?

이러한 부작용을 다 감수하고 사용할 수 있을까?

아니면 사용량을 줄여서 쓰면 어떨까? 이러한 부작용을 다 감수하고 혈전용해제를 투여했다 하여도, 그 약리기능이 신장과 간 기능을 회복시켜 새로운 어혈 생성도 막고, 이미 대량으로 생성된 어혈을 소멸시키는 약리기능이 있을까? 없다.

이러한 의문을 가져보면 왜 기존의 단면만 보는 고정관념 의술로는 심근경색 완치가 불가능한지 답이 나올 것이다.

이 상태에서 치유 흉내라도 내려면 혈전용해제를 약하게 쓰며, 심장마비 예방을 위하여 신경안정제 밖에 쓸 약이 없을 것이다.

그럼 중산해독제로 어혈을 녹이고 불리어, 8번(신간혈)을 사혈하여, 신장과 간 기능 장기 자체를 회복시켜, 혈액 속 산도를 떨어트려 새로운 어혈 생성을 막고, 이미 생성된 어혈은 5-30번(협심증, 급체혈)혈 위치를 사혈하여 심장으로, 피가 잘 들어가고 잘 나오게 해주면 어떻게 될까?

심장근육은 타 장기에 비해 운동양이 많기에, 녹이고 불리는 제품의 약성도달이 쉽기에 심근경색은 저절로 치유되니, 거저먹기 증세가 아닐까?

2. 협심증은 심장의 관상동맥 혈관을 수축시키려면, 관상동맥 혈관 끝 말초모세혈관을 막아 피 유속이 느려진 상태에서 관상동맥을 감싸고 있는 심근일부가 수축하고 경직된 상태를 유지해주어야 관상동맥혈관이 좁혀져 협심증이라는 병을 만들어 낼 수 있다.

이 말은 신장 기능 저하로 고지혈증을 유발시켜 피 흐름에 장애를 주는 상태에서 간 기능이 떨어진 합병증으로 다량의 어혈이 만들어져 전체적 피의 유속을 느리게 하기 전에는 관상동맥혈관 일부가 수축되거나 팽창되는 협심증 증세는 만들어낼 수 없다는 주장이다.

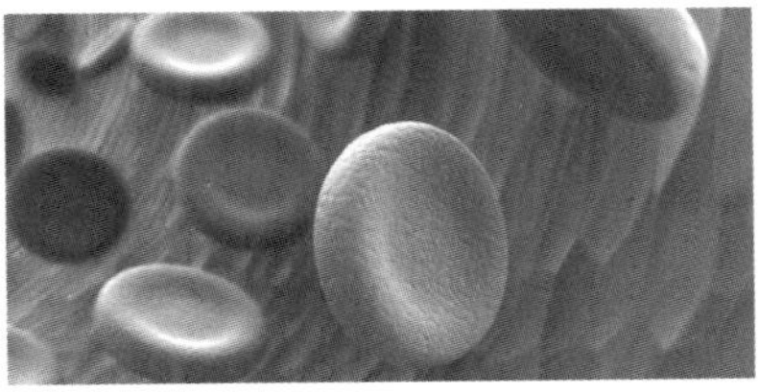

이 역시 완치가 되려면 중산해독제로 어혈을 녹이고 불리며 8번(신간혈)을 사혈하여 신장과 간 기능을 회복시켜 새로운 어혈 생성을 막고, 5-30번 혈을 사혈하여 심장으로 피가 잘 들어가고 잘 빠져 나가게 해주면 심장근육은 운동량이 많아 녹이는 약성 도달이 쉽기에, 심장의 말초모세혈관 속 어혈이 쉽게 빠져나오기에 협심증 치유는 저절로 되니 거저먹기다.

하지만 이 상태를 한 부분만 끊어서 진단하는 현대의학 시각으로 진단하면 어떻게 보일까? 사진 진단상 심장의 관상동맥 일부 혈관이 좁아져 있거나 꽈리처럼 부풀어 오른 현상이 보일 것이다. 그럼 꽈리처럼 부풀어 오른 혈관은 잘라내고 꿰매어주고, 좁아진 혈관에는, 스프링 인공관, 혈관이식수술 등을 생각해 볼 것이다. 그럼 이 치유 효능이 신장과 간 기능이 회복되어 새로운 어혈 생성을 막고, 이미 대량으로 형성되어 심장을 비롯한 전체 모세혈관 70% 정도나 막고 있는 어혈이 소멸되는 치유 효능이 있을까? 전혀 없다.

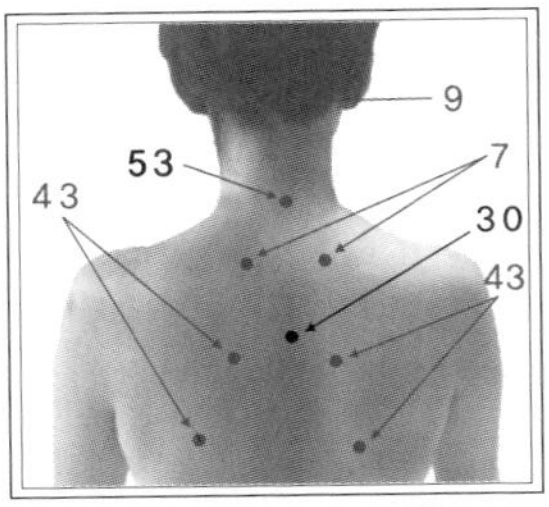

9. 간질병혈 53. 목통혈
7. 견비통혈 30. 급체혈
43. 견비통혈

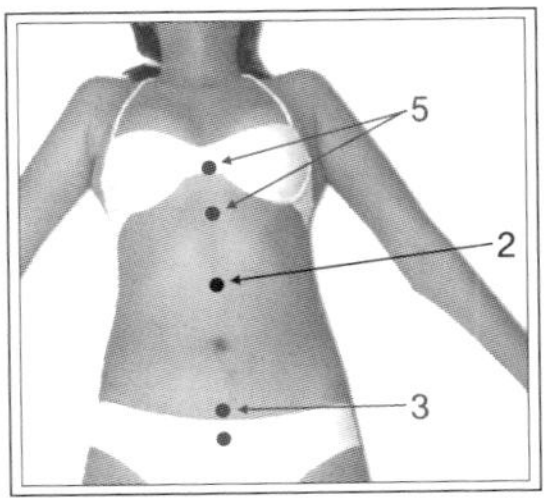

2. 위장혈 3. 뿌리혈
5. 협심증혈

심장의 관상

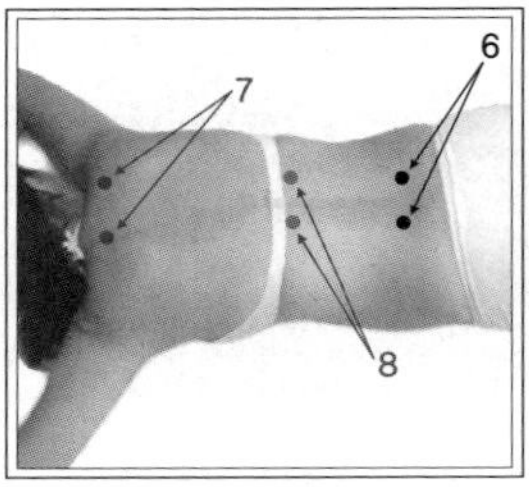

7. 견비통혈 8. 신간혈
6. 고혈압혈

동맥혈관 일부가 꽈리처럼 부풀어 오른 원인은 그 끝 말초모세혈관이 막혀 혈관의 피의 압력이 높아진 것이 원인 제공이요. 관상동맥혈관 일부가 좁아진 원인도 그 끝 말초모세혈관이 막혀 심장근육 일부가 혈관을 쥐고 있는 것이 원인 제공이거나, 아예 혈류 공급양이 줄어버린 것이 원인 제공인데, 수술로 스프링, 인공혈관, 혈관이식 수술을 한다고 그 치유 효능이 그 끝 말초모세혈관 속의 어혈이 소멸되어 열리고, 신장과 간 기능이 회복되어 새로운 어혈 생성을 막아 재발을 막는 치유 효능이 있느냐 반문하는 것이다.

이 부분을 원인은 그대로 두고, 원인에 의해 나타난 결과치유만하니 재발을 반복하며 악화시킨다 지적하는 것이다.

그럼 신장과 간 기능이 회복되지 않아 새로운 어혈이 생성되어 그 옆 말초모세혈관을 막으면 또 인공혈관 삽입 수술만 반복할 것인가?

이 상태 역시 수술이 아닌 현대의학 약물요법으로 한다면, 혈전용해제와 심장마비를 예방한다는 의미의 신경안정제 혹은 근육이완제 말고 쓸 약이 있을까? 아니면 이 약들의 약리기능은, 신장과 간 기능을 회복시켜 새로운 어혈 형성을 막고, 심장의 말초모세혈관 속 어혈을 소멸시키는 치유 효능이 있을까? 한다고 보면 현대의학 치유시각으로는 약물요법이든 수술요법이든 시술전, 안 된다는 답이 나와 있는 것이다.

이 역시 중산해독제로 어혈을 녹이고 불리며 8번(신간혈)을 사혈하여 신장과 간 기능을 회복시켜 새로운 어혈 형성을 막고,

5-30번 혈을 사혈해주면 심장으로 들어가고 나오는 혈관을 열어주는 효능과 심장 말초모세혈관 속 어혈이 모두 빠져 나오면, 좁아지고 팽창된 심장혈관은 스스로 복원되기에 심장의 관상동맥 협착, 협심증, 관상동맥 팽창 증세는 저절로 복원되니 거저먹기 증세다.

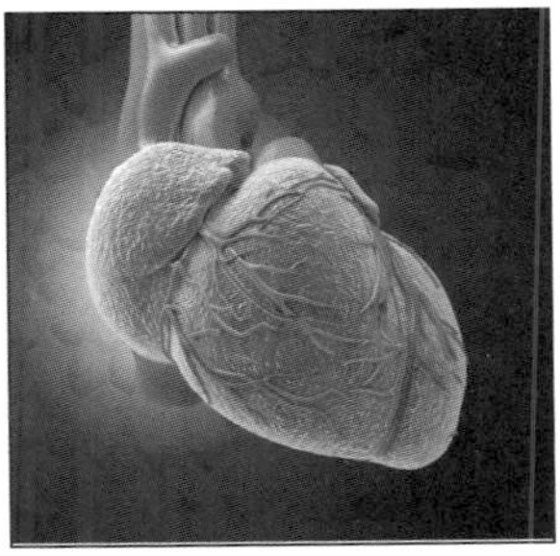

3. 심방세동, 심장판막증은 혈액역류 현상의 심방세동 증세를 만들어내려면, 일차 심장판막 근육 힘이 떨어져야 하고, 이차는 심장이 혈액을 밀어낼 때 많은 양의 어혈이, 인체 전체 말초모세혈관 60-70% 정도는 막아 주어야, 심장이 피를 뿜어내고 끌어들일 때 무리한 힘에 의해, 심장판막에서 혈류가 역류되어 심방세동을 유발시키거나, 심장판막이 무리한 힘에 늘어져 심장판막증이라는 병을 만들어 낼 수 있다. (선천성 판막증 제외)

이때 현대의학 한 단면만 보는 시각은, 사진 상 심장판막이 탄력을 잃었거나 늘어진 것이 사진 상 원인으로 보일 것이다.

이때 한 단면만 보면, 늘어진 심장판막은 전기로 화상을 입혀 수축 시키거나, 당겨서 꿰매어 주거나, 인공판막을 넣어주는 치유가 전부로 보일 것이다.

그럼, 그 치유 효능이 동맥혈관 끝 말초모세혈관을 막고 있는 어혈을 소멸시켜 피를 잘 돌게 함으로써, 심장으로 피가 잘 끌려 들어가고, 잘 빠져나가 심장판막이 무리한 힘을 쓰지 않아도 되는 치유 효능으로 나타날 수 있을까? 아니다. 심장판막이 무리하

게 사용하게 된 원인,

말초모세혈관을 막고 있는 어혈은 그대로 둔 채, 결과인 심장판막만 치유를 하였기에 재발은 시간문제가 될 것이다. (선천성 심장판막증은 제외)

아니면 수술 외 약물요법으로 쓸 수 있는 약은 무엇일까? 혈전용해제와 신경안정제, 근육이완제 밖에 쓸 약이 없을 것이다. 이도 역시 말초모세혈관을 막고 있는 어혈 소멸과 신장과 간 기능 회복과는 전혀 무관하다.

그렇다면 중산해독제로 어혈을 녹이고 불리며, 8번 신간혈을 사혈하여 새로운 어혈 형성을 막고, 5-30번 혈을 사혈하여 심장으로 피가 잘 끌려오고 잘빠져나가게 해주어 심장판막이 무리하게 힘쓸 일 자체를 줄여주면 어떻게 될까?

심장판막은 저절로 복원되어 심방세동의 혈류 역류현상은 저절로 사라지니 거저먹기 증세 아닌가?

4. 높은 혈압, 낮은 혈압의 정상을 깨려면? 동맥혈관 끝이면서 정맥혈관 입구가 되는 중간 말초모세혈관을, 많은 양의 어혈로 막아주어야 하고, 혈류가 걸쭉한 고지혈증 상태를 유지시켜야 정맥 피 흐름에 장애를 주기에, 동맥과 정맥 불균형 혈압상태를 만들어 낼 수 있다.

고지혈증을 만들어 내려면 신장 기능이 떨어져 주어야 하고, 다량의 어혈을 만들어 내려면 간 기능까지 떨어져 주어야 한다.

이 말은 비정상으로 높은 혈압과, 비정상으로 낮은 혈압은 중산해독제로 어혈을 녹이고 불리며, 8번 신간혈을 사혈하여 신장과 간 기능 자체를 회복시켜, 고지혈증, 새로운 어혈 형성을 막고, 5-30번 혈을 사혈하여 심장으로 피가 잘 들어가고 나가게 하여주며, 6번 고혈압혈을 사혈하여 상하 피의 흐름을 원활하게 하여주면 비정상 높은 혈압, 낮은 혈압은 저절로 완치가 되니 거저먹기 증세다. 이 상태에서도 현대의학으로는 혈전용해제 밖에는 없을 것이다. 그럼 혈전용해제의 약리기능이, 말초모세혈관을 막고 있는 어혈을 소멸시키고, 신장과 간 기능 자체를 회복시켜 맑은 혈액을 유지시키고, 동맥과 정맥 중간, 말초모세혈관 부분 피를 잘 돌게 하는 치유 효능이 있을까?

인체구조상 혈전용해제로는 증세 초기시 잠시는 가능하나, 재발하지 않는 치유 효능은 불가능하다.

5. 부정맥, 심천생리학 시각에서 부정맥의 발병 원인을 풀어보면, 심장근육은 오랜 세월 심장박동 본능에 의해, 일시적 뇌파를 중단시켜도 몇 시간 정도는 스스로 뛰는 본능이 있다.

하지만 생명의 본능은 장시간 방치를 하면 본능이 변하듯, 끊임없는 뇌파 간섭이 사라지면, 심장박동은 불규칙 행동을 하게 되어 있다.

심장박동이 불규칙하게 뛰는 것을 부정맥이라 하는데, 산소부족이 원인 제공을 하여 심장박동을 다르게 하는 원인 제공이 아닌, 자연 발생적 부정맥의 원인은 뇌파 누수와 합선이 직접 원인 제공이라 심천생리학은 진단한다.

뇌파누수와 합선의 원인 제공은 강산의 산화작용이 신경선 피복을 녹인 것이 원인 제공이며, 그 누수나 합선위치는 5번 혈이나 9번 혈 위치 2곳 내에서 발생한다 진단하고 있다.

이러하기에, 심장질환 중 유일하게 부정맥만, 5-30-8번 혈을 사혈한 다음 9-1번 혈을 추가 사혈하라 하는 것이다.

사혈치유 원리는 간단하다. 말초모세혈관을 막고 있는 어혈을 뽑아버려 피를 잘 돌게 하면, 고인 물은 흐르게 하면 맑아지듯, 피가 돌아 산도가 떨어지면 신경선의 피복은 스스로 복원되니 이 역시 거저먹기 증세 아닐까?

부정맥, 무호흡증은 같은 원인 제공이다 진단하기에 무호흡증도 5-30-8-9-1번 혈을 사혈하면 재발하지 않는 치유 효능이 나타날 것이다.

부정맥, 무호흡증, 한 부분만 끊어서 현대의학이 진단하면 어떠한 치유 방법이 도출될까? 혈전용해제, 신경안정제, 인공전기 뇌파기, 이러한 약리기능 치유 효능이 아무리 발전하여도 인체의 본래기능 자체를 회복시키는 심천생리학 치유 효능을 뛰어넘을 수 없을 것이다.

6. 저혈압은 심천생리학에서는 저혈압의 발병 원인 제공을 2가지로 진단한다.

뇌파 누수나 심장근육 자체에 공급되는 혈액의 양이 줄어 산소 부족이 심장근육 수축 팽창 힘을 무기력하게 하여, 심장이 피를 뿜어내는 힘이 떨어진 증세가 저혈압이라 진단한다.

이러하기에 심장 자체로 피를 잘 들어가게 관장하는 혈은 30번 급체혈이요.

심장을 거처 나가는 혈을 관장하는 혈은 5번 협심증혈이요 하는데, 5번 협심증혈은 심장근육 자체로 들어가는 혈과 복막을 거처 나가는 피를 관장하는 혈이기도 하기에 5번 협심증혈은 다양한 증세에 응용되는 혈이다.

그동안 임상학적 경험은 뇌파 누수 부위는 9번 혈보다는 5번 혈의 비중이 높다 판단하고 있다. 저혈압은 대부분 5-30-8번 혈을 사혈하면 치유된다.

이 부분을 현대의학 시각이 되어 접근하면 고혈압 증세는, 신경안정제, 혈전용해제, 이뇨제를 사용하여, 일시적이나마 혈압을 잡을 수 있지만, 저혈압 한 부분은 끊어서 보는 시각으로는 해결책이 없을 것이다.

7. 심장마비 증세는 심장이 무리한 힘을 쓰다가 심장이 쥐가 나는 증세가 심장마비다 진단한다.

이 부분에서 중요시 여겨야할 부분은, 인체의 생리구조상 심장이 무리한 힘을 쓰다 심장근육 일시적 경직, 쥐나는 증세가 발병하려면, 인체 전체의 말초모세혈관 70% 이상을 막아 주어야 가능한 구조라는 점이다.

왜냐면, 심장 하나가 전체 혈액 흐름을 관장하기에, 심장이 피를 끌어오고 밀어낼 때 쥐가 날 정도로 무리한 힘을 쓰려면 전체 모세혈관 70% 이상은 막아 주어야 피를 끌어들이고 밀어낼 때 무리하게 힘쓸 일이 생기기 때문이다.

이 설명 속에 심장마비의 예방법이 숨어 있다. 말초모세혈관 70% 이상을 막으려면 많은 양의 어혈(혈전)이 필요하고, 그 많은 양의 어혈을 만들기 위해서는 신장과 간 기능이 떨어져 혈액 속 산도가 높아짐으로, 혈액 속 지방 단백질이 산의 화학반응으로 응고되어야 가능한 일이다.

이러한 진단시각이 되면, 운동이나 높은 산을 오를 때 가슴에 통증이 오거나 호흡곤란 증세의 예고편을 보여줄 때 5-30-8번 혈을 미리 사혈하여, 신장과 간의 기능을 회복시켜 어혈 생성을 막고, 이미 생성된 어혈은 심장과 직결되는 5-30번 혈 위치에서 어혈을 빼내 심장으로 들어가고 나오는 핏 길을 미리 열어주는 사혈을 한다면, 심장이 과도하게 힘쓸 환경을 제거하는 효능이 나타나기에 심장마비 또는 돌연사는 예방이 가능하다는 진단이 나온다. 이 부분, 심장마비 예방을 현대의학으로 접근하면 어떻게 될까?

인체를 자동차 부품처럼 한 부분씩 끊어서 진단하면 고지혈증에는 피가 묽어지라고 혈전용해제, 심장세포의 과민반응을 없애기 위하여 신경안정제, 더 쓸 약이 있을까?

그럼 고지혈증은 신장 기능 저하 산소 부족이 원인 제공이요, 말초모세혈관을 막고 있는 어혈 생성은 간 기능이 떨어진 합병증인데, 혈전용해제, 신경안정제가 신장과 간 기능을 회복시키는 기능이 있느냐 묻는다면, 병의 근본 원인 제공은 그대로 방치한 채 결과치유에만 효능이 나타나는 약만 복용시키니 죽을 때까지 약을 복용시키며 갈수록 증세는 악화되고, 증세가 악화된 만큼 약의 양을 늘리는 방법 외에는 없을 것이다.

8. 심적 불안증세, 폐쇄공포증, 공황장애, 심장에 의한 불면증, 꿈속 가위눌리는 증세는,

이 부분은 마음작용 부분이기에 인체를 바라보는 진단시각 자체를 바꿔야 진단과 치유가 가능한 부분이다.

자아, 영혼은 육을 통하여 사물을 보고, 육의 건강 척도는 자아영혼 앞, 안경알 역할을 하기에 체세포의 마음 변화는, 자아의식 마음 안경알 색에 따라, 자아의식 마음 변화와는 직결한다.

(이 설명은 수행자가 아니면 이해하기 어려운 내용이다.)

여기에 체세포의 생각이 뇌에 전달되고, 통합 뇌에서 한 생각으로 정리하면,

영혼(자아의식)이 그 생각을 판단하여 지시를 하면 소뇌에서 신경선을 통해 뇌파로 정보를 주고 받는다.

이 부분에서 강조하고 싶은 내용은,

체세포의 주변 환경, 피의 탁도, 피 흐름은 체세포의 마음 변화를 오게 하고 체세포가 주변 환경에 의해 변화된 마음이 뇌에 전달된 현상이 위에 나열된 증세다 하는 것이 심천생리학 진단 시각이다.

이 부분 설명을 이해하지 못하면, 심적 불안증세, 폐쇄공포증, 공황장애, 꿈속 가위 눌리는 증세, 심장에 의한 불면증 증세는 체세포의 불편한 마음이 뇌에 전달되는 증세이기에 원인진단도 치유 방법도 도출하지 못할 것이다.

이러한 진단을 하게 되면, 체세포, 특히 마음 변화와 직결하는 심장세포의 편안한 마음을 유지시켜 주는 치유가 심적 불안, 공황장애, 폐쇄공포증, 수면 중 가위 눌리는 증세, 심장으로 인한 불면증을 치유하는 방법이다 진단한다.

이 내용을 보완 설명하면, 신장과 간 기능 저하로 탁한 혈질 강산의 산화, 녹이는 기능이 체세포에 스트레스를 주거나, 산소 부족에 의한 강박관념, 심장이 피를 끌어오고 내보낼 때, 정맥 쪽에서 혈액이 잘 딸려오지 안거나, 심장이 피를 뿜어낼 때 혈관이 막혀 되돌아오는 피의 압력이 심장에 부딪칠 때, 심장세포가 느끼는 마음이 뇌에 전달된 증세가, 앞에 나열된 증세다 진단한다.

이 역시 5-30-8번 혈이 치유점인데, 30번 혈은 심장이 혈액

을 끌어오는 혈을 열어주는 혈이고, 5번 혈은 심장이 뿜어낸 혈액의 힘이 되돌아오지 못하게 열어 주는 혈이며, 8번 혈은 신장과 간 기능을 회복시켜 맑은 혈질을 유지시켜 심장세포뿐 아니라, 전체 세포의 쾌적한 환경을 조성해주기 위한 사혈이다. 이 소설 같은 진단시각과 치유 효능이 90% 이상은 될 것이다.

그럼 이 부분에서 현대의학 시각이 되면 쓸 수 있는 약은 무엇이 있을까?

필자 시각으로는 신경정신과 약 정도일 것이다. 혈액 속 산소포화도를 떨어 트려 모든 기능을 둔화시키는 기능의 약 신경안정제 밖에 더 있을까?

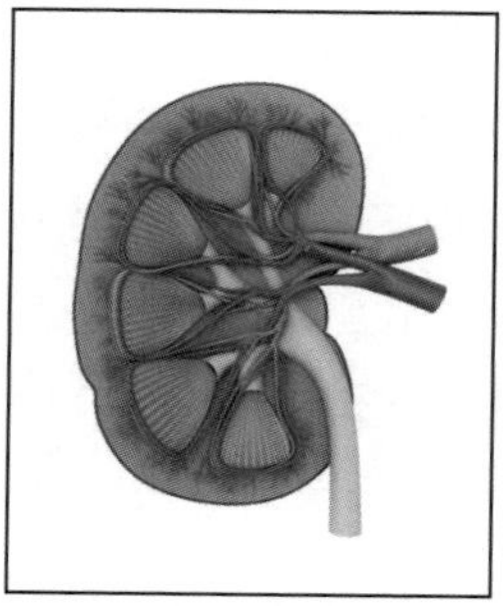

그동안 정신질환자를 본 공통점은 대부분 신장 기능이 떨어진 합병증을 동반 한다는 점이다.

정신과 약 중 신경안정제를 장복시켜 신장 기능이 망가지면, 일차는 얼굴이 창백하고 노란 빛을 띠다가, 그 합병증으로 간 기능마저 떨어지면, 눈 및 얼굴이 검어지며 여드름이 날 것이다.

신장 기능이 떨어진 초기 얼굴이 창백하고 노란빛을 띨 동안은 무기력한 바보가 되어 잠만 자려고 할 것이고, 간 기능이 떨어져 얼굴이 검고 푸를 정도가 되면, 탄닌산(중산)이 체세포의 피부를 녹이는 작용에 스트레스를 받기에 체세포의 스트레스 생각이 뇌에 전달되면, 과격한 성격으로 표출되기에 통제하기 어려운 정신질환자가 되고 말 것이다. 그럼 신경안정제를 더 강하게 처방하여 잠만 재울 것인가, 바보로 만들어 버릴 것인가 묻고 싶다.

필자는 이 부분에서 모든 독자에게 상기시켜 주고 싶은 말이 있다.

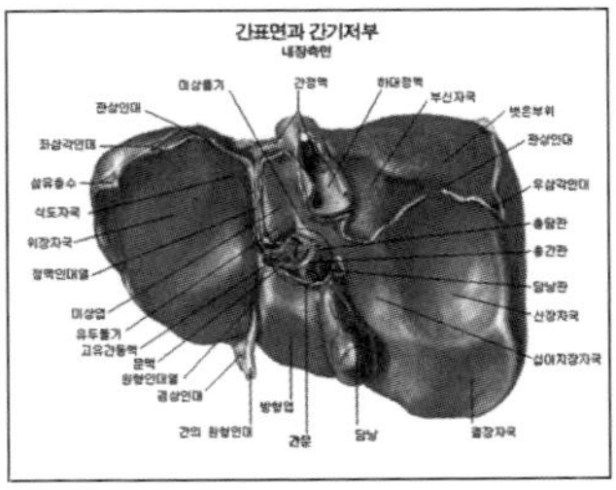

약, 수술, 기계적 의술치유 장비가 아무리 발달하여도, 그 치유 효능은 원인은 그대로 두고, 결과 증세에만 강제 효능이기에, 인체의 본래 기능 자체를 회복시키는 치유 효능은 뛰어 넘을 수 없다는 점을 각인시켜 주고 싶다.

왜냐, 모든 질병은 신장과 간 기능이 떨어질수록 피는 혼탁해지고, 피가 혼탁해질수록 많은 양의 어혈이 생겨 그 어혈이 혈관을 막아 피가 돌지 못하는 부위가 늘어날수록 질병이 깊어지는데, 이 부분은 그대로 방치하여 그대로 진행되게 하면서 기계적, 수술적, 약물요법만을 아무리 발전시켜도, 결국 그 치유 효능은 원인치유에는 효능이 없기에, 임시적 땜빵 효능을 벗어날 수 없다는 점을 각인시켜 주고 싶다.

인체를 생리이치 시각으로 바라보지 않고, 한 부분씩 끊어서 진단하는 시각으로 심천생리학을 바라보면 극단적 소설을 쓰느냐 할 수도 있다.

이 부분에서 필자가 하고 싶은 말은 순환기 장애 질병종류가 천 가지라하여도 각각의 치유 정답은 하나일 수밖에 없다 인정한다면, 현대의학과 심천생리학 둘 중 하나는 오답일 것이고, 오답의 치유 방법이 재발하지 않는 완치 효능은 보일 수 없다 하는 상식의 생각을 키워 보자는 주장이다.

심천생리학이 위 나열된 증세 90% 이상 재발하지 않는 완치가 가능하다 주장하며, 이 논문 내용대로 아무나 시술하여도 같은 치유 효능을 볼 수 있다 주장한다면, 현대의학 중 순환기 장애 질병 치유와 예방방향은 첫 단추를 잘못 끼웠기에 갈수록 감당하기 어려워지는 것은 아닌지 고민을 해야 한다.

이 잘못된 의료지식을 과학의술로 포장하고, 이 기준에 맞지 않으면 무조건 입증되지 않은 잘못된 의술로 매도해버리고, 입증된 과학의술은 이 논문에 언급된 질병 몇 %나 재발하지 않는 완치 치유 효능을 보일 수 있는지 묻고 싶다. 필자는 90% 이상이라 주장하는데, 현대의학은 5%나 자신 있을까?

이정도면 현대의학의 순환기 장애 질병 치유는 유치원생 수준을 벗어나지 못 하였다 하여도, 비방만을 위한 비방이라고 말할 수 없을 것이다.

위 나열된 각종 심장질환을 현대의학과 심천생리학이 1년 동안 모든 기술을 동원하여 치유한 다음, 1년이 지난 후에는 어떠한 약, 어떠한 치유 행위도 하지않은 상태에서 완치의 치유 효능을 비교하여 본다면, 심천생리학 치유 효능을 100%로 볼 때, 현대의학은 아무리 후하게 쳐주어도 5% 이상은 따라오지 못할 것이다.

이 결과는 현대의학은 출발부터 원인치유 접근이 아닌, 결과치유 임시관리 차원 효능의 약으로 출발한 결과다.

이 표현이 지나치다면, 과학적으로 입증을 마친, 고혈압약, 당뇨약, 심장질환 약, 정신과질환 약을 1년이 아닌 10-15년을 장복시킨다고, 완치됐다는 과학적 입증을 보여준 적 있는가?

과학적 입증된 약을 10-15년 장복시켜도 완치가 안 되었다는 입증사례는 많이 보았어도, 완치된 사례는 들어 본 적 없고, 관리차원의 죽을 때까지 약을 복용해야 된다는 입증의 말만 수없이 들었다.

진통제, 항생제, 스테로이드, 호르몬제, 신경안정제, 이뇨제 등을 장복하거나 과다 복용하면 부작용으로 다른 합병증이 발생한다는 과학적 입증결과는 수없이 들어 보았어도, 이 약들을 장복하면 완치가 된다는 과학적 입증은 들어 본 적 없다. 그럼 이러한 약은 10-15년 복용이 짧으면 20년쯤 복용시키면 완치된다고 장담할 의사는 있을까? 필자 시각으로는 없다.

인체를 한 단면만 보고 발전시킨 오류의 의학을 기준하여, 타 의학을 평가하지 말라는 주장이다. 현대의학이 세균이나 바이러스 감염에 의한 질환과 수술적 의술은 발전하였지만, 순환기장애 합병증에는 유치원생 수준을 벗어나지 못하고 있다 인정하여야 한다.

근시안적 의술, 원인은 그대로 두고 결과치유에만 효능이 있는 학문도 닭, 오리, 돼지, 가축들처럼 1년 이내 짧은 시간을 살고 죽는 생명체 치유를 할 때는, 약물요법 치유 효능 부작용이 감추어지지만, 고령화 시대 100세를 사는 이 사회에서는 원인치유가 아닌, 결과치유 효능 약만으로 모든 질병을 예방하고 치유한다는 생각은 접어야 한다. 이 대안의학으로 제시한 의학이 심천생리학 심천사혈요법이다. 인체의 생리구조는 본질적 약으로만 치유할 수 있는 생리구조가 아니다.

이러하기에 현대의학 양약은 그 효능을 인정하고, 효율적으로 사용하여야 한다. 현대의학의 양약은 각 장기의 기능이 회복되기 전까지, 임시 응급효능으로 환자에게 시간을 벌어주는 쪽으로만 이용하고, 본질적 인체의 각 기관 장기 기능 자체를 회복시켜 재발을 막는 완치 방법으로는 심천생리학을 적용하여 협진 체제가 된다면 상호 약점보완이 되기에, 의술과 국민건강 발전이 동시에 향상될 것이다. 재발하지 않는 원천치유 진단시각은 눈에 보이지 않는 인체의 생리이치와 화학반응 이치 속에 숨어 있다.

심천생리학 시각에서 보면 소화불량보다 치유하기 쉬운 증세가 각종 심장질환들이다. 그 이유는 소화불량은 2-30번 혈을 사혈하여야 치유가 되는데, 위 나열된 각종 심장질환을 치유할 수 있는 사혈점 특성은, 2번 혈 완치사혈보다는 쉽기 때문이다.

현대의학이 원인은 그대로 두고 결과치유만 하기에 재발하지 않는 완치의 치유 효능이 없다는 심천생리학 지적 속에는 현대의학에서 소홀하게 다루거나 무시하고 있는 부분 속에 있다.

1. 피가 맑고 혈액 순환만 잘 이루어지면 위 나열된 각종 심장질환은 발생할 수 없다는 진단시각이 없다는 점.

2. 피가 혼탁해지면, 산소 부족에 의한 합병증, 산의 화학반응에 의한 연쇄적 합병증이 발병한다는 학문이 정립되어 있지 않기에, 피를 맑게 하는 해독처방 학문 발달을 소홀히 한 점.

3. 피가 잘 돌려면 말초모세혈관을 막고 있는 어혈을 소멸시켜야 하는데 그동안 이 부분을 소중하게 다루지 않은 점.

4. 맑은 피를 유지하려면 신장과 간 기능 자체를 회복시켜야 하는데, 이 부분에서 신장과 간 기능 저하 원인 진단시각이 확보되어 있지 않기에 신장과 간 기능 회복 의술을 발전시키지 못한 점.

5. 신장과 간 기능이 떨어지면 원인을 모르기에 망가질 때까지 기다렸다가 수술로 환부를 잘라내거나, 이식수술만 발전시켰지 신장과 간을 그대로 둔 채, 재생 복원시키는 치유 능력을 발전시키지 못한 점.

6. 인체의 모든 장기기관은 맑은 피만 잘 돌게 해주면 스스로 복원 치유할 능력은, 본질적으로 가지고 있다는 점을 소홀하게 다룬 점 등이다.

현대의학이 심천생리학의 목소리에 집중할 부분은 신장 기능이 떨어지면, 그 합병증으로 간 기능이 떨어지고, 신장과 간 기능이 떨어진 합병증으로 어혈이 생겨, 그 어혈이 인체 어느 부위의 말초모세혈관을 막았느냐에 따라 질병의 이름이 달라진다는 부분이다. 이 짧은 내용 속에 진단과 치유 방법이 숨어 있다.

이 부분을 이해한 다음 약의 약리기능이 치유하는 효능이 없다면 원인은 그대로 두고 결과치유만 하고 있다 판단하면 된다. 이 부분을 무시하고 결과치유에만 효능이 나타나는 양약만을 10-20년 장복시키면, 약물치유 도중에도 각 장기 기관의 기능은 멈추지 않고 악화되기에 증세가 악화된 만큼 약의 가짓수는 늘어날 수밖에 없고, 약의 부작용을 깨닫고 약물치유를 중단하려 해도 약 투여를 중단하면 그 즉시 치유 전보다 더 악화된 상태로 나타나기에 수술 외에는 진퇴양난에 빠지고 말 것이다. 이것이 병의 근본 원인은 진단시각도, 치유시각도 없기에 그대로 두고, 결과치유에만 일시적 효능이 있는 약만 장복시킨 결과물이다.

※ 그럼 신장과 간 기능 저하가 어떠한 생리과정을 거쳐 각종 심장병의 원인 제공을 하는지 살펴보자.

1. 신장 기능 저하로 요산 수치가 높아질수록 1차는 혈액 속 산소 부족을 오게 하여 몸으로는 만성피로를 느끼게 하고, 산소

부족의 2차 증세는 체세포의 소화 연소능력을 떨어뜨려 소장에서 흡수한 영양분을 못 먹어치운 만큼 누적되어 혈액이 걸쭉해지는 고지혈증을 유발시켜 다량의 어혈 생성 환경이 조성된다.

이 환경에서 산소 부족은 심장을 빨리 뛰게 함과 동시에, 간세포의 소화기능까지 떨어트려 간세포가 산소 부족의 원인으로 먹어치우지 못한 GOT, GTP 성분이 혈액 속에 누적되면, 외관상 초기 증세로는 얼굴 전체나 눈 밑, 입술, 엄지손가락 안쪽, 피부를 검푸른 색으로 변하게 하며, 이 중산, 탄닌산의 산화작용이 각각의 영양분 피복을 녹이면 각각의 영양분들이 묽은 엿물처럼 엉겨 붙어 말초모세혈관을 막는 주범, 어혈(혈전)이 대량으로 형성되기 시작한다. 이 어혈이 인체 어느 위치의 말초모세혈관을 막느냐에 따라 증세와 질병의 이름이 달라진다.

말초모세혈관을 막는 주범, 어혈이 신장과 간 기능이 떨어진 합병증이라면 신장과 간의 본래 기능 자체를 회복시켜 혈액 속 산도를 낮추어 줌으로써 근본적 어혈 생성을 막는 치유가 만병의 원인 제공을 치유하는 방법이 되는 것이다. 그 방법이 8번(신간혈) 사혈이다.

신장 기능 저하 요산(약산), 간 기능 저하 탄닌산(중산) 수치가 높아질수록 산의 화학반응 물질이 달라진다.

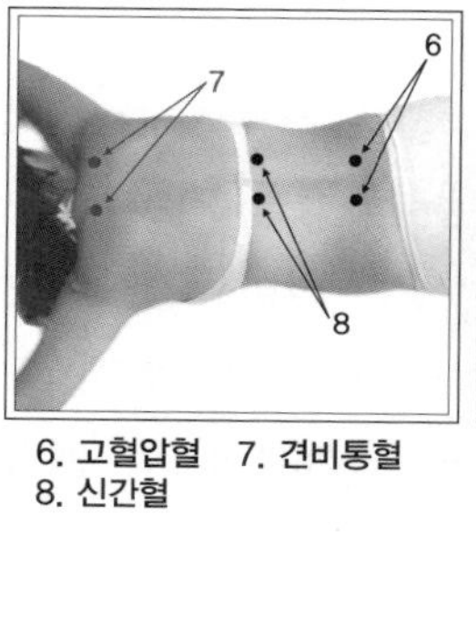

6. 고혈압혈 7. 견비통혈
8. 신간혈

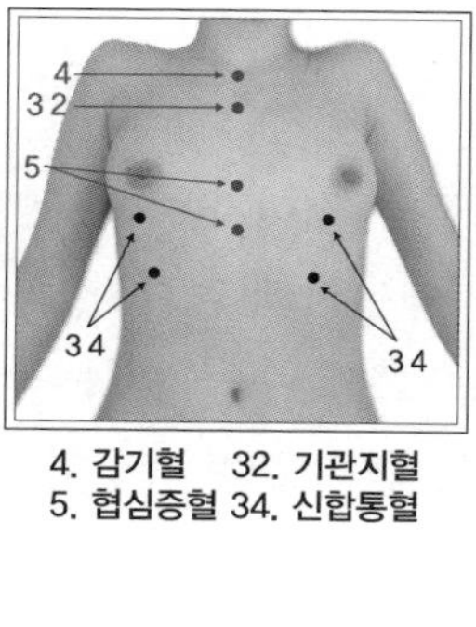

4. 감기혈 32. 기관지혈
5. 협심증혈 34. 신합통혈

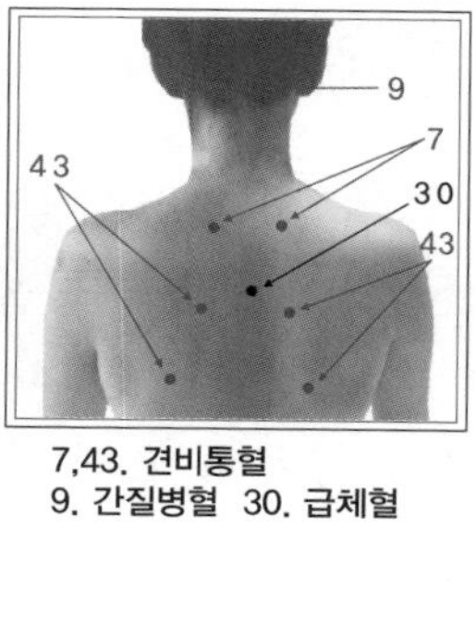

7,43. 견비통혈
9. 간질병혈 30. 급체혈

1. 요산(약산) 상태에서는 혈액 속 지방 단백질을 화학반응으로 응고시키면(단순어혈) 혈전이 만들어져 말초모세혈관을 막는 주범이 된다.

2. 간 기능 저하로 (중산) 탄닌산 수치가 높아져, 혈액 속 지방, 단백질, 철분, 석회질, 칼슘 등과 화학반응을 일으키면 섬유종 물질 어혈이 만들어지고, 이 어혈이

가. 심장의 말초모세혈관 일부를 막아 굳으면 심근경색, 또는 관상동맥 협착증.

나. 5-30번(협심증혈, 급체혈) 위치를 막으면, 저혈압, 협심증, 폐쇄공포증, 심적 불안, 심방세동, 심장판막 늘어짐 증세가 유발되고,

다. 9번 간질병혈 위치를 막아 고인물이 부패하듯 강산성화되어, 신경선의 피복을 녹여, 간헐적 뇌파 합선이나 누수가 일어나면 부정맥이 발생한다. (이때가 간 기능이 떨어진 초기 증세라는 것이다.)

이러하기에 심장질환 대부분은 5-30-8번 혈이 치유점인데, 부정맥만 1-9번 혈을 추가하라 처방하는 것이다.

간 기능이 떨어짐으로 형성된 섬유종 물질어혈은 인체 어느 부위에서도 쌓일 수 있고, 이 성분의 어혈이 물혹 내부에서 형성되면 섬유종 혹, 간의 말초모세혈관에서 형성되면 간경화, 피부에서 형성되면 거북등 피부, 콧등에서 형성되면 딸기코 피부병이 발생한다.

이 중산 상태에서 신장과 간의 기능을 회복시키지 못하여, 고인물이 시간이 지나면 부패하듯, 강산성화되면 지방 단백질은 산화작용으로 녹고, 철분, 석회질, 칼슘, 콜라겐 성분 등이 강산에

의해 화학반응이 일어나면 담석이나, 담석형 간경화가 발생하며 이 강산이 암, 류마티스 관절염, 악성빈혈, 백혈병, 혈액암, 혈종암, 통풍, 아토피, 근육신경마비, 말기 암 통증, 풍치성 통증, 복수 낭종, 각종 혹, 망막 색소 변조증, 시신경 녹는 증세, 탈모증 등 유발 원인물질이다 하는 것이 심천생리학의 진단시각이다.

※ 여기서 중요한 점은 신장과 간 기능 저하가 원인 제공이 되어 혈액이 강산성이 되고, 이 높아진 강산 성분이 지방 단백질과 만나 화학반응을 일으켜 혈전(어혈)이 만들어지고, 강산이 철분, 석회질, 칼슘 등과 화학반응을 일으켜 간경화, 담석, 섬유종 물질어혈을 만들어내었고 그 어혈이 5-30-1-9-8번 혈 위치의 말초모세혈관을 막아 피가 돌지 못한 것이 원인 제공이 되어, 2-3차 합병증이 위 나열된 각종 심장질환들이다 하는 심천생리학의 진단시각이 정답이라 할 때,

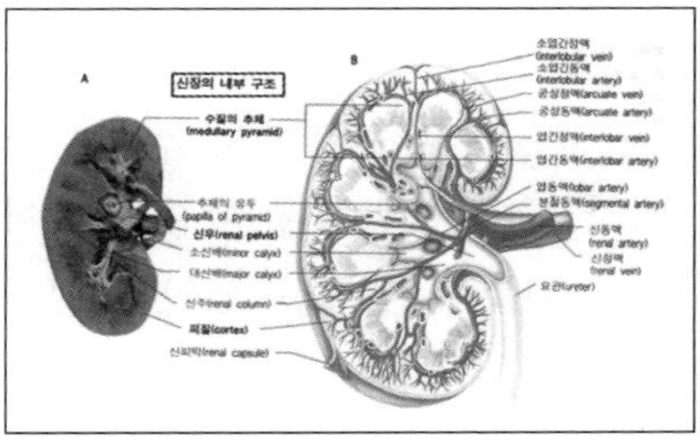

처음 시작부터 혈질이 강산이였을까 하는 점을 정리하여야 예방의학을 발전시킬 수 있다.

신장 기능 저하 초기 만성피로와 고지혈증 단계에서 8번 신간혈을 사혈하여 신장 기능 자체를 회복시켜도, 그 합병증으로 간 기능이 저하되고, 그 합병증으로 고혈압-당뇨-협심증-뇌경색-심장병-신부전증-암 등 하는 식으로 악화되고, 혈질이 약산-중산-강산 하는 식으로 악화되어, 강산에 의해 각종 난치병 들

을 줄줄이 만들어 낼 수 있었을까 하는 점이다. 이 부분을 이해하여야 예방의학과 원인치유를 발전시킬 수 있다. 하지만 심천생리학도 치유에 들어가면 주의점이 많다.

인체의 생리구조는 혈액을 통해서 영양 공급과 산소 공급이 이루어져 각 장기의 기능이 유지되는 구조이기에, 신장과 간 기능이 떨어진 정도 혈질이 약산, 중산, 강산 중, 현재 어느 혈질을 유지하고 있느냐는, 피를 맑게 하는 해독처방에 신경을 써야 하고, 말초모세혈관을 막고 있는 어혈의 종류도, 단순 어혈, 섬유종 물질어혈, 담석 물질어혈, 3종류가 있기에 어혈 종류에 따라 녹임 처방 신경, 어혈을 빼낸 양만큼 생혈이 만들어지는데 필요한 영양분 보충(영,철,염) 조혈기능 회복에 신경 써야 하고, 대부분의 환자는 심장질환 외 다른 합병증을 동반한 경우가 많기에 그 부분까지 참고하며 사혈치유를 병행해야 한다.

어떠한 치유 방법이든, 그 치유 방법의 진단과 치유 원리를 이해하지 못하면 시행착오를 겪을 수 있다.

1. 신장과 간 기능이 떨어진 합병증으로 (약산, 중산, 강산) 혈질에 따라, 어혈 생성 원리, 화학반응 원리, 산도에 따라 질병 발생 원리.

2. 혈질이 약산, 중산, 강산이냐에 따라 말초모세혈관을 막고 있는 ①단순 어혈 ②섬유종 물질어혈 ③담석 물질어혈의 생성 원리, 녹이고 불리는 처방 원리

3. 악성빈혈, 재생불량성 빈혈을 동반한 환자의 경우, 강산을 해독하여 조혈기능 자체를 회복시키는 처방 원리

4. 조혈에 필요한 영양분 보충, 보사의 균형(영,철,염) 보충 원리

5. 혈질이 약산, 중산, 강산이냐에 따라 요, 발, 탄, 인 해독처방 원리 등을 완전하게 이해를 한 다음 환자를 치유할 경우는 완치가 가능하다 확신하는 마음으로 치유를 할 수 있다.

하지만 의사가 모든 약의 제조과정을 다 알아야 할 필요가 없듯이, 그 많은 내용은 남을 가르치기 위해서는 모두 배워야 하지만, 의사 입장으로는 각 제품의 응용 방법만 이해하면 된다고 보고 있다.

의사, 학자 입장에서 심천생리학 주장처럼 치유 효능이 있는지 심장질환 한 부분만을 끊어서, 임상학적 치유를 해보기 위해 알아야할 지식은 간단하다.

사혈을 하기 위해서 필요한 식품 응용 방법과, 사혈요령만 이해하면 된다.

1. 일단 사혈하기 전 재생불량성 빈혈 또는 악성빈혈을 동반하고 있는가 하는 점이다. 이 경우가 가장 다루기 힘들고 비용부담이 큰 환자다.

※ 이 경우, 복합진액 섭취 1시간 전에 강산해독제를 1일 3회, 1회 130-150알 정도 먼저 섭취시켜 혈액 속 강산을 해독시킨 다음, 강산의 산화작용이 혈액 속 다양한 성분을 녹이지 못하게 한 다음, 조혈에 필요한 복합진액을 섭취시킨다 하는 점만 이해하면 된다 (강산)

2. 악성빈혈이 없는 경우, 얼굴이 노랗고 창백한 경우, 만성피로와 고지혈증 진단을 받은 상태에서 심장질환은 복합진액을 1일 3회, 식후 30분 섭취, 철분, 죽염수 섭취하며 사혈 (약산)

3. 눈 및 입술, 손바닥 안쪽, 생리혈이 검푸른 경우, 간염, 고혈압을 진단 받거나, 얼굴 가슴 등에 여드름이 많이 나는 상태에서 심장질환을 진단 받은 경우 : 복합진액을 1일 3회, 식후 30분 섭취, 철분, 죽염수 섭취하며 사혈 (중산)

4. 말초모세혈관이 강산의 산화작용에 녹아 팽창됨으로 몸에 부분적 붉은 부분이 많거나, 류마티스 관절, 빈혈, 당뇨병, 신부전증 초기, 간경화 초기, 간암 초기, (백혈병, 혈액암, 혈종 암의 경우, 항암이나 방사선 치료 전, 진단을 받은 상태의 심장질환은), 강산해독제를 1일 3회, 1회 130-150알 정도 복합진액 한 시간 전에 섭취하고 복합진액은 1일 3회 식후 30분, 철분, 죽염수 섭취하며, 사혈 (강산)

※ 각종 심장질환 중, 부정맥, 저혈압만 9-1번 혈이 추가되고, 나머지 모든 심장질환은 5-30-8번 혈을 사혈하면 된다. 특히 심장질환의 빠른 치유 효능을 원한다면 심천사혈요법 홈페이지 동영상 중에서 몰아빼기 동영상을 보고 이해 한 다음, 몰아빼기 개념 사혈요령을 적용하여 사혈하면 치유 효능이, 일반 가정에서 책만 보고하는 것보다 10배 정도 치유 효능이 빠르다.

우리 인체의 생리구조는 신장과 간 기능이 떨어진 합병증으로 어혈(혈전)이 생성되고, 그 어혈이 인체의 어느 부위의 말초모세혈관을 막느냐에 따라 질병의 이름이 달라지는 구조이기에, 위 나열된 각종 심장질환 한 증세만 가지고 있는 경우는 드물다. 피가 혼탁할수록 어혈의 양이 많다는 말이 되며, 피가 혼탁하고 어혈이 많을수록 중환자다 하는 말과도 일치한다.

이 말을 역으로 풀면 피를 맑게 하고 어혈을 뽑아내서 피를 잘 돌게 해주면 심장질환 한 증세만 치유가 되는 것이 아니라, 해당 사혈점의 모든 증세가 동시에 치유된다는 말이 된다.

이 말을 역으로 풀면 타 증세는 그대로 두고, 심장질환 한 증세만 완치할 수 없다 하는 내용이 되기에, 앞에 나열된 증세 외, 고혈압, 기복당뇨가 있는 경우는, 추가로 2-3-6번 혈만 사혈하면 고혈압, 기복당뇨까지는 90% 이상은 완치가 가능할 것이다. 증세별 사혈점 요약을 해보면….

㉮ 심근경색, 동맥경화, 심장의 관상동맥 막힘, 협심증, 폐쇄공포증, 심적 불안, 공황장애, 심장에 의한 불면증, 심방세동, 후천적 심장판막증 증세 등에는 위 나열된 복합진액과 해독제를 섭취하며 사혈할 경우, 몰아빼기 개념사혈을 적용하며 5-30-8번 혈 사혈.

㉯ 저혈압, 부정맥은 5-30-8번 혈에 1-9번 혈을 추가 사혈하면 된다.

필자 입장에서 개인적으로 의사를 만나면 자주하는 말이 있다. 심천생리학을 모두 배우려면 시간이 걸리지만 위에 나열된 혈색 진단법과 복합진액과 해독제 응용방법만 배우려면 하루면 된다.

아무리 미련한 사람이라 하여도 심천생리학을 심도 있게 공부하지 않아도 식품을 섭취시키며 5-30-1-9-8번 혈 위치만 심천 사혈요법에서 기준하는 어혈만 뽑아내버리면 위 나열된 각종 심장질환 어떠한 환자가 와도 90% 이상 완치가 가능하며, 총명정이 생산되고 응용한다면 적어도 95% 이상 완치가 가능할 것이다.

일단 심장질환 한 가지만 치유해 보면서 그 치유 효능에 자신감이 생기면 그 다음 간경화, 각종 암, 각종 뇌질환 치유에 도전하여 보라.

심천생리학 시각에서 보면 간암, 대장암, 혈액암, 혈종암, 신부전증, 백혈병, 당뇨 초기 정도는 치유하면 당연하게 완치가 가능한 증세들 이상은 비중을 두지 않는다 말해준다. 왜냐 이 모두가 피가 썩어서 오는 병이고, 심천생리학은 피를 맑게 하는 해독처방을 가지고 있기 때문이다.

필자 입장에서는 현대의학이 잘못된 시각으로 항암이나 방사선, 약물 등으로 신장과 간을 완전하게 망가트려, 피를 썩은 혈질(강산)로 만들어 놓아 죽음 직전으로 인위적 만들어 놓은 다음, 치유를 해보라니 문제이지, 위 나열된 증세 정도는 진단 즉시 심천생리학을 적용하여 치유한다면 적어도 90% 이상은 완치 가능한 증세들이다 말해 준다.

이 공간을 통해 국민, 국가 의사들에게 꼭 하고 싶은 말이 있다. 국가와 의사들이 심천생리학을 외면하고 죽이려는 노력만하고 있는 동안, 외국에서는 이미 4,000개 이상 병원들에서 심천생리학을 응용하여 환자들을 치유하고 있다는 점 명심하여야 한다. 과학적으로 입증이 되었느냐 물으면 당신만 똑똑한 의사이고, 외국의 의사와 교수, 박사는 무식한 의사이기에 심천생리학을 응용하느냐 반문해준다.

심천생리학을 배워보지도 임상실험도 해보지 않은 상태에서 무조건 배척부터 하는 마음 뒤에는, 자신들이 못 고치는 병, 남이 치유하는 꼴은 죽어도 못 보겠다는 자존심 가림용이 아닌지 들여다보아야 한다.

의술은 거짓이 통하지 않는 과목이다. 양의학 시각의 양약처방, 10-15년을 장복시켜도 그 간단한 고혈압, 초기 기복당뇨 하나 완치하지 못하여, 고착 당뇨로 악화시켜 발가락, 발목 자르고, 이 증세를 악화시켜 신부전증 각종 심장질환, 뇌경색, 알츠하이머 등으로 악화시키는 한심한 의술…, 무슨 미련이 남아 붙들고 매달리는지 이해가 가지 않는다 말해 준다.

여기에 더욱 이해하지 못할 내용은 이 한심한 치유 효능 의술을 기준하여, 그 기준 진단에 맞지 않으면 무조건 잘못된 의술로 매도하는 마음을 알고 싶다.

내가 완치하지 못하는 증세들, 남이 다른 방법으로 완치하는 모습은 죽어도 자존심 때문에 못 보겠다는 마음이 아니라면, 의료법 자체를 경쟁체제로 개정하여 만원 들여 10원 효과 내는 비효율적 의술은 자연 도태되는 시스템으로 의료법 자체를 바꿔야 한다. 그래야 의술도 발전하고, 국민건강도 지키고, 과중한 의료비 부담에서 벗어날 수 있다.

심천생리학을 배워서 자신의 의술로 만들면, 한국고유의 의술이 되어, 의학발전, 국민건강 발전, 국가경제에도 큰 도움이 될 것인데 배척하고 죽이려는 공격만 하다가 경제적 기득권 남의 나라에 다 내어준 다음, 심천생리학 껍질만 역 수입하여 나도 사혈할 줄 안다 할 수 있지만, 그 속에는 조혈기능 회복 공부가 없기에, 피 부족의 부작용 때문에 사혈을 하지 않을 뿐이다 할 텐가 묻고 싶다.

1. 심천생리학 심천사혈요법 속에는 주 1회 300cc 정도 6-12개월 동안 쉬지 않고 사혈을 하여도, 피 부족의 부작용을 막으며 사혈하는 조혈 처방전 학문이 있고,

2. 물혹, 낭종, 비지종, 섬유종, 담석, 간경화 등 생성 원리와

녹이고 없애는 처방이 있다.

3. 각종 암, 백혈병, 악성빈혈 등 유발물질 강산 해독처방 학문이 있다.

4. 말초모세혈관을 막고 있는, 섬유종 물질어혈, 담석 물질어혈을 녹이는 처방의 학문이 있다.

5. 환자가 위급한 환경일 때, 주 1회 500cc 정도 6회 정도를 반복 사혈하여도 피 부족의 부작용을 막으며 사혈할 수 있는 처방학문이 있다.

6. 악성빈혈, 재생불량성 빈혈 환자라도 피 부족의 부작용을 막으며 악성빈혈 자체를 회복시키는 처방학문이 있다.

사혈해보았다고, 할 줄 안다고 하려면, 적어도 위 내용 정도의 처방학문은 알고 있어야 자격이 있다. 이러한 처방학문이 있다는 사실도 모르고, 그동안 많은 양의 사혈을 장기간하며 처방해본 경험도 없으면서 사혈은 무조건 나쁘다 하는 생각은 무엇을 근거로 하는 말인지 묻고 싶다.

자신이 못하고 모르면 남도 못한다는 오만한 마음은 버려야 한다. 필자는 논문이나 교육을 통해 수없이 발표하였다. 국가나 의학계에서 심천생리학을 합법적으로 가르칠 수 있는 시스템을 만들어 주고, 심천생리학이 필자 고유의 의술이라는 것만 인정하여 주면, 25년이 지난동안 사혈을 하며 축적된 처방전 자체를 의료인에게 공개하여 모든 의사들이 자신 손으로 심천생리학 처방을 하며, 중환자 치유에 공헌할 수 있게 하겠다는 마음은 지금도 변함이 없다.

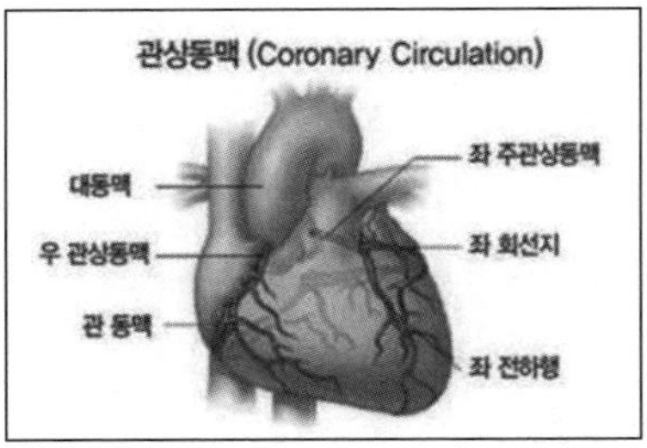

이 부분은 '시크릿 가든' 재방 17회 중 여주인공이 영화촬영 중 교통사고에 의해 의식을 잃고 있는 상태를 보고 또 얼마 전 모 재벌그룹회장이 심장마비로 쓰러져 의식을 잃은 후, 저온 치료를 한다는 기사를 보고, 당시 필자는 심천사혈요법(SBT) 26기 정회원 교육 중에 있었기에, 그 당시 교육내용 일부를 말해주고 싶다.

필자공부는 생리이치 의술이기에 모 재벌회장이 심장마비로 쓰러진 후 의식이 없는데 저온치료를 한다는 방송을 보고 그 즉시 치유 결과를 예측한 강의 내용이다.

필자 시각에서는 왜 저온치료의 발상을 하게 되었는지, 저온치료의 부작용은 어떠한 형태로 나타날지는, 치유 전에 답이 나와 있다 말해주었는데, 결국 그 당시 필자가 예견한 그대로 결과가 나타났다.

심장마비에 의해 뇌세포가 고사되거나, 의식을 잃은 경우 또는 식물인간 상태를 기준하여 풀어 보자. 모 재벌그룹회장이 심장마비로 쓰러졌는데 다행히 병원이 가까워 응급치유를 잘 하였고 심장질환을 치유하기 위하여 저온치료법을 시행하는데 한국에서는 처음 적용하는 저온치료 방법이라는 것이 방송보도 내용이었다.

필자는 평소 TV를 통해 관심을 가지고 모 재벌 얼굴을 관찰하였기에 필자 진단시각으로는 고지혈증, 고혈압, 당뇨를 거쳐 뇌경색 초기에 접어든 상태에서 심장마비 증세가 왔고 이 상태에서 심장질환을 치유하기 위해 저체온 치료를 한다는 보도를 본 후, 곧바로 강의에 임해서 저온치료를 할 경우 현재의 상태가 될 것이라 결론지었다.

인체의 생리구조는 고지혈증, 고혈압, 당뇨, 뇌경색 초기 정도라면 이미 말초모세혈관 전체의 70-80% 이상을 막고 있는 상태로 진단해야 한다.

왜냐? 말초모세혈관 70-80%를 막지 못하면 심장마비라는 질병은 만들어 낼 수 없는 것이 인체의 생리구조이기 때문이다.

전체 말초모세혈관 70-80%를 막지 못 하는 한, 심장이 피를 뿜어내며 무리한 힘을 쓸 필요가 없고, 심장이 무리한 힘을 쓰지 않는 이상 무리한 힘에 의해 심장에 쥐나는 증세인, 심장마비를 유발 시킬 수는 없기 때문이다.

이때 심장마비로 피가 돌지 못하면, 당장 뇌 속 산소 고갈이 되고, 산소 부족은 의식을 잃게 한다.(이 부분에서 산소는 혈액을 통해서만 공급된다는 점을 정리하자)

이때 심장마비 한 부분만 중요시하고 떠올린, 치유 방법이 저온치료법일 것이다. 왜냐하면 심장 한 부분만 끊어서 진단하면, 심장이 무리한 힘을 쓸 수밖에 없는 원인치유 한 부분이 전체로 보이기 때문이다. 그 방법이 몸의 체온을 떨어트려 체세포의 활동과 신진대사를 둔화시키는 치유 방법으로 저체온 치료 방법이 나왔다 보고 있다.

왜냐? 인체의 체온을 떨어뜨리면 체세포의 소화 연소 활동이 둔화되기에, 혈액 속 산소 소모량이 줄어들면, 심장박동이 빨라지게 하는 원인, 산소 소모량을 줄여주는 효능이 나타나기 때문이다.

왜냐, 혈액 속 산소 부족이 심화될수록 심장박동은 빠를 수밖에 없고, 심장박동이 빠를수록 피의 압력이 높아져 심장이 무리한 힘을 쓰다, 심장마비의 위험이 높아지기 때문이다.

이때 저체온 치료 방법 외 현대의학에서 쓸 수 있는 약은 혈전용해제, 이뇨제, 신경안정제, 근육이완제 등이 있을 것이다. 물론 이 약물요법보다 저체온 치료 방법의 치유 효능이 높을 것이라 판단이 되었기에 시도하였을 것이다.

문제는 저체온 치료 방법 중, 가장 치명타는 뇌경색 초기의 상태임을 계산하지 않았다는 점이다. 뇌경색 초기란 뇌의 말초모세혈관 80% 정도는 이미 막혀 있다는 증거인데, 이 상태에서 체온저하로 인해 뇌의 말초모세혈관 속 지방 단백질이 응고되어 10% 정도만 더 막아버리면 어떻게 될 것이냐 하는 부분이다.

뇌 속의 산소 부족 심화에 의해 의식을 잃거나, 뇌경색에 의한 팔이나 다리마비 증세가 악화된다는 것은 계산하지 못하였다는 지적이다. 물론 이 부분에서 혈전용해제로 녹이면 된다는 생각은 할 수 있지만, 혈전용해제의 녹이는 기능도, 혈관이 열려있어 피가 도는데 까지만 한계라는 사실은 인지하지 못 하였을 것이다.

그럼 이 상태에서 심천생리학이 되면 어떻게 할 것이냐 묻고 싶을 것이다. 뇌 속의 산소 공급은 혈액을 통해서만 공급된다 하였다. 굳이 양의학과 협진을 한다면, 일단 혈전용해제, 신경안정제를 투여한 다음, 뇌경색 의식회복을 위해서는 9-1번 사혈로 뇌 속의 혈액 공급양을 늘려줌으로써 산소 공급양을 늘려주는 시술을 하여, 뇌 기능 자체를 회복시키는 시술을 하고, 심장마비 치유와 완화 방법으로는 5-30번 혈을 사혈하여 심장으로 피가 잘 들어가고 나가는 핏길을 열어주는 시술을 하여, 심장마비의 재발을 막아주는 치유개념, 응급 몰아빼기 사혈을 하여 당장의 위험을 모면시킨 다음, 복합진액 1일 3회, 철분, 죽염수를 보충시키며 8번 신간혈을 사혈하여, 신장과 간 기능 자체를 회복시켜 새로운 어혈 생성을 막아, 재발하지 않는 원인치유에 집중한다.

필자 시각은 이 방법을 쓰러진 한 시간 내에 동원하였더라면, 빠르면 단 1차 사혈 하루, 늦어도 2-3차 사혈, 5일 이내에 쓰러지기 전 상태까지는 회복이 가능하였을 것이라 확신한다.

이 강력한 치유 효능 의학이 25년이 넘도록 대중화 되지 못하고, 민간요법이라는 딱지를 붙여, 무시하고 죽이려고만 하고 있는 나라가 한국의 의료법 제도 현실이다.

이 간단한 상식의 논리도 못 알아듣는다면, 필자도 더 이상 할 말 없다. 가상적 뇌의 말초모세혈관이 길게 막힌 경우, 혈전용해제를 투여하여도 혈관이 열려있어 생혈이 도달하는 곳까지만 혈전용해제의 기능이 작용하기에 그 치유 효능은 무시될 정도로 약하다. 이때 뇌의 말초모세혈관 뚫림 치유 효능을 높이기 위하여, 혈전용해제를 강하게 투여하면 어떻게 될까? 그 부작용으로 뇌의 혈관이 녹아 터져 사람이 통째로 죽으면, 혈전용해제 부작용이니 내 책임은 아니다 할까?

1. 혈전용해제의 산화작용이 혈액 속 영양분을 파괴하면 악성빈혈,

2. 혈전용해제의 산화작용이 혈관 벽과 혈소판을 녹여버리면 출혈 시 과다출혈 위험이 높아지고,

3. 혈전용해제의 산화작용이 신경선의 피복을 녹여버려 뇌파누수가 발생하면, 신장 기능 저하, 근 무력증이 악화되는 부분은

어떻게 할까?

난 모르고 한 일이고, 혈전용해제 부작용이니 내 책임은 아니다 할 것인가?

인체의 질병을 진단하고 치유함에 있어서 자동차 부품 보듯 한 부분씩 끊어서 진단하고 치유 방법을 도출시키는 것과 인체 전체를 생리이치의 시각으로 진단하여 치유하는 방법과는 다를 수밖에 없다.

심천생리학이 새로운 시각 의술이 되어, 기존의술의 고정관념을 깨는데 큰 도움이 되었으면 하는 바람이다. 감사합니다.

※ 이 심장질환 논문은 6년 전의 논문을 보완 수정한 논문이다.

처방전 교육의 편리함을 꾀하고자 요산(약산)해독제, 중산해독제, 강산해독제, 복합진액과 총명정으로 명칭을 하였다.

2014년 12월 13일

심천생리학 심천사혈요법 창시자

세계명인 심천 박 남 희

치매, 뇌경색, 자폐증 등 공부능력 개발

□ 제목 : 심천생리학 논문 12편
　　　고령화 사회에서 급속히 늘어나는 질병에 대하여 논문발표
□ 장소 : 2014년도 심천가 송년회 한해를 보내면서
□ 일자 : 2015. 01. 07

필자 입장에서 논문을 쓰려면 늘 망설임이 앞선다.

심천생리학 자체가 자연의 생리이치 공식을 기초하기에 현대의학의 해부학처럼 명쾌한 설명은 불가능하기 때문이다.

독자 입장에서는 자연의 생리이치란 단어가 생소하고 막연한 용어로 들릴 수도 있다.

하지만 같은 사물도 눈에 보이는 사물만 기준하여 보느냐, 사물의 생성 화학반응의 이치, 생리이치 전체를 연결하여 보느냐 하는 각도에 따라, 진단시각이 다를 수 있고, 진단시각 자체가 질병이 진행되는 생리이치 과정이기에 치유 방법은 달라질 수밖에 없다. 이 논문은 자연의 생리이치 시각인 심천생리학 시각이 되면 치유 방법이 이렇게 다를 수도 있구나 하고 열린 마음이 되었으면 하는 마음이다.

심천생리학은 일부 해부학 사진을 보기도 하지만, 주 내용은 현재 건강한 사람을 기준하여 인체의 생리구조가 어떠한 생리구조가 되어야 정상인의 삶을 살 수 있을까? 하는 끝없는 의문에 의문화두를 정리한 학문이라고 보면 된다.

하지만 치유 효능 표현은 25년 이상 임상체험의 결과를 기준

하여 표현한 것도 밝혀 둔다.

독자 입장에서 의문을 가져야 할 부분은, 현대과학의 해부학보다 진단시각과 치유시각이 엉성한 심천생리학이 왜 치유 효능 많은 현대의학이 따라올 수 없을 정도로 강력한 것일까 하는 의문이다.

그 해답은 간단하다. 기존의학이

1. 세균이나 바이러스 감염에는 살균, 죽이는 쪽으로 치유 접근
2. 염증, 암, 간경화, 각종 혹들은 수술로 잘라내거나 이식 수술에서 치유 접근
3. 혈관이 막히면 인위적으로 뚫거나 혈전용해제, 인공혈관, 이식수술 쪽으로 치유 접근
4. 디스크, 관절, 골두 등이 마모되거나 부식 또는 고사되면 인공뼈 이식수술 치유 접근
5. 뇌를 비롯한 특정 조직이 굶어서 죽거나, 강산의 산화작용에 의해 녹아 없어지면 세포를 배양하여 이식수술 쪽에서 치유 접근
6. 부종, 복수가 차면 부분은 주사기로, 몸 전체는 약의 약성 강제 기능으로 부종 수분배출 치유 접근을 한다.

이러한 치유 방법들이 인체를 한 단면만 끊어서 보면 지혜로운 치유 방법으로 보이지만, 생리이치의 심천생리학 시각이 되면 원인은 그대로 두고 결과만을 치유하는 것이 되기에, 재발을 막을 수 없고, 예방치유 시각은 나올 수가 없기에 순환기 장애 질병 대부분은 만성 난치병이 되어 현재처럼 의료쇼핑 세상이 되고 만다.

현대의학이 기술적 인위적인 강제 힘으로 치유 접근을 한다면, 심천생리학은

인간은 태어났을 때부터 스스로 복원 치유할 수 있는 능력은 본질적으로 가지고 태어 낳으니, 질병 예방과 치유는 인체 스스로 복원 치유할 수 있는 환경을 만들어 주는 것이 부작용 없는 원인치유 접근이다.

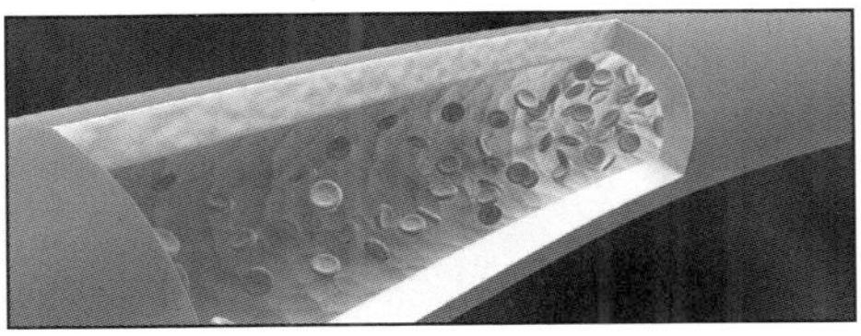

그 방법은

1. 각 장기의 본래 기능 자체를 회복시키는 효능의 치유를 하여, 맑은 피 유지를 치유의 1순위로 잡아야 한다. (신장, 간 기능 회복) (이미지 출처 구글 Origin-A 퍼옴)

2. 장기의 기능 저하로 이미 혼탁해진 혈액은 신장과 간의 본래 기능이 회복되기 전까지, 혈질을 약산, 중산, 강산으로 분류한 다음, 해독처방으로 맑은 혈액 유지에 집중한다.

3. 말초모세혈관을 막고 있는 어혈은 단순 어혈, 섬유종 물질 어혈, 담석 물질어혈로 분류한 다음, 녹이고 불려 어혈이 잘나오는 처방을 하여, 말초모세혈관을 막고 있는 어혈을 빼내 피를 잘 돌게 하여 주어서, 산도가 높아지거나 세포의 괴사를 막는 치유 효능의 사혈을 집중한다.

4. 어혈을 몸 밖으로 뽑아낸 양만큼, 생혈이 만들어지는데 필요한 영양분, 철분, 염분을 보충하여 보사의 균형을 잡아 주는

처방을 한다.

5. 조혈기능이 망가진 재생불량성 빈혈 환자는, 빈혈의 직접 원인 제공인 강산을 "강산해독제"의 강한 해독기능으로 해독하여 조혈기능 자체를 회복시키는 치유를 병행한다.

이것이 인체 스스로 복원 치유할 수 있는 환경을 만들어 주는 심천생리학 치유 개념 처방 시각이다. 이 내용이 단순해보여도 현대의학의 약리목적 효능과 세심하게 비교하여 보면, 하늘과 땅 만큼 큰 차이가 있다.

1. 통증이 있을 때 마취기능의 약성으로 통증을 치유하려하지 않고, 통증유발의 원인 제공인 근육이완 치유 효능이나 강산을 해독하는 방법에서 통증완화 치유 방법을 찾는다.

2. 세균이나 바이러스 침투로 염증이 생기거나 고열이 발생할 때 살균기능에서 치유 방법을 찾는 것이 아니라, 면역기능이 떨어진 원인치유 효능의 피를 맑게 하는 해독기능 처방과 신장과 간의 본래 기능 자체 회복 치유 효능으로 치유를 꾀한다.

3. 고지혈증, 고혈압 증세에 혈전용해제, 신경안정제, 이뇨제, 운동, 저칼로리 음식으로 결과치유에 효능만 나타나는 땜질식 처방이 아닌, 고지혈증, 고혈압의 발병 원인 제공 장기인 신장과 간의 본래 기능 자체를 회복시켜 재발하지 않는 근본 치유에 집중한다.

4. 만병은 어혈이 말초모세혈관을 막아 피가 돌지 못한 합병증으로 보기에, 이미 막힌 혈관은 어혈을 뽑아내서 피를 잘 돌게 하는 치유와 재발을 막기 위한 방법으로는 어혈 생성 원인 제공 장기인 신장과 간 기능 회복 치유에 집중한다.

5. 퇴행성 관절, 대퇴골두 무혈성 괴사, 디스크 마모나 이탈 증세는 환부 쪽에 피만 잘 돌게 해주면 예방도 치유도 가능하다는 개념치유를 한다.

현대의학과 심천생리학을 비교해보면 치유하려는 목적은 같은데 처방 약리기능 목적은 다르다. 현대의학은 약의 강제 기능으로 질병을 치유하려 하고 심천생리학은 인체 스스로 복원 치유할 수 있는 환경 자체를 조성해주는 치유 효능으로 치유하려 한다.

인간의 수명이 짧은 시기에는 현대의학의 땜질식 응급치유 효능의 부작용이 크게 부각되지 않지만, 수명이 길어져 고령화 사회로 접어든 현 시점에서는, 병의 근본적 원인치유 효능으로 완치의 치유 효능이 없으면 경제적 파탄과 직결된다.

건강한 사람이 자신 한 몸 먹고 살기도 힘이 드는데 폭발적으로 늘어나는 고령 만성질환자에게 들어가는 사회적 비용을 적은 노동자가 세금으로 감당하기 어렵다 하는 지적이다. 이 문제는 현재 의료법 의료인의 고정관념으로는 해결이 불가능하다. 뿌리 뽑는 의술은 하지 않고 땜질 치유만하여 환자를 대량으로 양산하여 놓았기에 그 환자를 상대로 돈 벌 수 있는 철밥통, 현 의료법을 확고하게 다져놓은 현 시점에서 과연 국가 건강발전을 위하여 자신들에게 경제적 손해가 되는 의료법을 스스로 만들겠느냐 하는 점이다.

올바른 의료시스템은 국민 스스로 올바른 건강지식을 배워, 건강 예방활동은 국민 스스로 하게 하는 시스템이 되어야하고, 국가나 전문 의료인은 전문인답게 일반 아마추어인 국민 스스로 치유할 수 없는 중환자 치유만 전념하는 시스템이 되어야, 고령화 사회의 의료비 부담에서 벗어날 수 있다.

현재 중환자 치유 개념도 경쟁을 통해 비효율적 치유 방법들은 강제가 아닌 자연 도태되는 시스템으로 의료법을 개정해야 만원 들여 10원 효과 내는 치유의술이 자연 도태될 것이다.

현 의료법 의술의 고정관념이 이대로 진행된다면 구조적으로 순환기장애 질병환자는 늘어날 수밖에는 없고 뇌경색, 알츠하이머, 치매, 자폐증 등 환자의 특성은 인적 경제적 부담이 클 수밖에는 없다. 하지만 언론이나 지면을 통해 현대의학의 치유해법을 지켜보자면 노력은 많이 하고 결과는 적을 수밖에 없는 치유로 만원을 들여 10원의 효과만 날 수 있는 방향으로 예방과 치유 방법이 흘러가고 있다.

심천생리학의 생리이치 시각으로는 현대의학의 치유 접근을 보면, 시작 전에 이미 안 된다는 답이 나와 있다. 왜냐! 인체의 생리이치의 시각으로 보면 각종 뇌질환을 비롯한 대부분 증세 치유에 대하여, 병의 근본 원인 제공은 그대로 둔 채, 원인에 의해 나타난 결과에만 땜질식 치유 효능이 나타나는 치유만 하면서, 무엇을 잘못하고 있는지 의식조차 없어 보인다. 이 부분에서 심천생리학은 현대의학에 대해 인체를 새로운 각도 심천생리학 시각으로 보라 하는 메시지와 치유 방법과 치유 효능은 내가 보여줄 테니, 그 치유 효능의 과학적 입증은 현대 학자들이 입증하라 하는 두 가지 마음이 있다.

현대의학 대부분이 그러하지만 각종 뇌질환 치유 접근 역시 심천생리학 시각에서 보면 각 증세의 발병 원인 제공은 그대로 둔 채 원인에 의해 나타난 결과에 효능이 나타나는 약과 치유 방법만을 찾기에, 그 학문 내용과 치유 방법이 기술적으로는 난해하고, 발전된 모습으로 보이지만, 노력에 비한 치유 효능의 결과는 시작 전에 무시해도 좋을 만큼 미약할 수밖에 없다 하는 것은 심천생리학 시각으로는 미리 보인다.

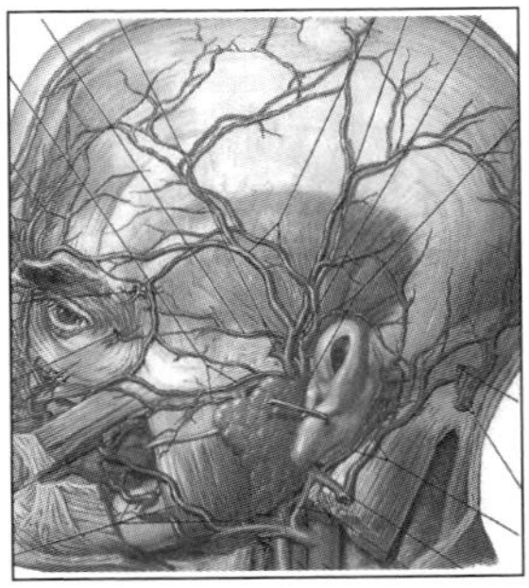

인체를 비롯한 자연계의 모든 생명체는 존재함 자체가 현재 그 환경에서 살아남는 방법 자체를 깨우쳤기에 존재한다 하였다. 뇌의 복잡한 생리구조는 이 시각을 기준하여 치유 방법을 찾는 것이 지름길이다.

이러한 자연의 법칙을 기준해보면,

1. 과연 뇌혈관이 막히지 않고도 각종 뇌질환들이 발병할 수 있을까 하는 의문?

2. 뇌혈관이 혈전(어혈)없이 피를 못 돌게 할 수 있을까 하는 의문?

3. 인체 생리구조상 신장과 간 기능이 떨어져 산도가 높지 않고도 질병을 유발시킬 정도의 많은 양의 혈전(어혈)을 생산할 수 있을까 하는 의문? 이 3가지 의문을 정리하면 그 속에 답이 있다.

뇌경색, 치매, 알츠하이머, 자폐증, 간질병, 뇌수막염, 기억력 감퇴, 만성두통, 의식 불명, 정신과질환 등 다양한 증세들이, 과연 뇌의 말초모세혈관이 막혀 피가 돌지 못한 원인 제공을 하지 않고도 발병할 수 있을까 하는 의문부터 푼 다음 치유 방법을 찾아야 한다.

이 의문에 대한 답을 푼 다음, 현재 치유 방법의 약리 기능과 지금 연구하는 치유 방법의 치유 효능 신장과 간의 기능을 회복시켜 어혈 생성을 막고, 이미 생성된 어혈이 뇌의 말초모세혈관을 막고 있는 경우, 그 어혈을 얼마나 소멸시켜 뇌 속의 피를 잘 돌게 할 수 있느냐 하는 의문을 가져 본다면, 왜 그동안의 치유 방법들의 치유 효능이 무시될 정도로 미약할 수밖에 없었는지 그 원인이 보일 것이다.

현재 위 나열된 증세를 치유하기 위하여 처방하는 약과 치유 방법들이….

1. 신장과 간의 본래 기능 체제를 회복시켜 산도가 높아지지 못하게 하여 어혈 생성을 막는 치유 효능이 얼마나 있을까 하는 의문?

2. 신장과 간 기능이 회복되기 전까지 이미 높아진 강산을 해독하여 피가 맑아 짐으로써 어혈 생성을 막는 효능이 얼마나 있을까 하는 의문?

3. 뇌의 말초모세혈관을 막고 있는 어혈도 단순 어혈, 섬유종 물질어혈, 담석 물질어혈 3종류가 있는데, 이 어혈을 녹이거나 빼내서 피를 잘 돌게 하는 약리기능이 얼마나 있는지 의문을 가져 본다면….

왜 그동안 위 나열된 각종 뇌질환 치유 효능이 미약할 수밖에는 없었는지 의문이 풀린다는 것이다.

각종 뇌질환의 치유 접근은 간단하게 접근하면 된다.

1. 신장과 간, 제 기능을 회복시켜 산도가 높지 않는 이상, 뇌

의 말초모세혈관을 막는 주범인 어혈(혈전)은 생성되지 않는다.

2. 어혈(혈전) 없이는 뇌혈관은 막힐 수가 없다.

3. 뇌혈관이 막히지 않아 혈액 순환이 잘 되는 이상, 피가 돌지 못하여 고인 물이 시간이 지날수록 부패 정도가 심해져 강산성화 되지 않는 이상, 뇌수종의 물이 차이는 일이 발생할 수 없고, 강산의 산화작용에 의한 변이물질이 형성되거나, 뇌신경선 또는 뇌세포가 괴사되거나 녹는 일은 발생하지 않는다.

4. 맑은 피가 잘 돌아 영양 공급과 산소 공급이 잘 이루어지는 이상, 뇌세포 분열기능이 떨어져 기억력 감퇴나 치매, 뇌경색은 발생할 수 없다.

5. 9번 간질병혈 위치의 말초모세혈관을 막아 피를 돌지 못하게 하지 않는 이상, 그 부위의 산도는 높아질 수 없고, 산도가 높지 않는 이상 신경선의 피복은 산화작용으로 녹아 벗겨질 수 없기에, 뇌파 누수에 의해 발병하는 신장 기능저하, 근무력증, 근육 신경마비, 악성소화 장애는 발병할 수 없고, 신경선 피복이 벗겨져 신경선 합선 현상이 일어나지 않는 이상, 알츠하이머, 수전증, 간질병은 발병할 수 없는 것이 인체의 생리구조다. (적어도 위 5가지 내용이 무엇을 말하고 있는지 그 내용이 쉽게 이해가 되어야 심천생리학을 알고 있다 말할 수 있을 것이다.)

이 단순한 생리이치만 정리하여도, 신장과 간의 기능을 회복시켜 어혈(혈전) 생성을 막고, 이미 생성되어 뇌의 말초모세혈관을 막은 부위는 녹이거나 불려 뽑아내서 맑은 피만 잘 돌게 해주면, 앞에 나열된 각종 뇌질환은 예방과 치유가 가능하다 하는 이론은 쉽게 나온다.

이 부분에서 심천생리학 시각의 사혈치유를 하기 위해서는

1. 피가 생성되는데 필요한 영양분 보충의미 처방, (영, 철, 염) 의미 이해.

2. 혈질의 약산, 중산, 강산을 분류한 다음 해독하여 피를 맑게 하는 해독처방 (요, 발, 탄, 인)의 이해.

3. 단순 어혈, 섬유종 물질어혈, 담석 물질어혈 등을 녹이는 처방,(유) 개념의 처방 약리기능을 이해한 다음, 이 처방 원리의 약리기능을 이해한 다음, 사혈 치유와 병행한다면 그 치유 효능은 부항기만 가지고 아마추어 사혈만 하는 것보다 치유 효능이 10배 이상 강하게 나타날 것이다.

그동안의 심천생리학 치유 효능은 이 부분까지의 약리기능 처방효능이었다 보면 된다. 하지만 말 타면 종두고 싶다는 심리는 치유 효능 강화였다. 심천생리학의 치유 효능은 심해 말초모세혈관 깊은 곳의 어혈을 녹여 피를 잘 돌게 하는 것이 주목적이기에 침투력 강한 약리기능 강화였다. 이 기능 강화가 치유 효능 강화와 직결되기 때문이다.

처방 약리기능상 붉은 피가 도는 말초모세혈관까지는 약성 도달이 가능하나, 각종 뇌 장애 질환 특성은, 붉은 피가 도는 혈관 밖, 뇌에 필요한 수분과 지방, 단백질, 영양분, 운반통로가 막힌 경우, 그 부위까지 뇌 손상은 입히지 않으면서 녹이는 약성을 어떻게 도달 시켜, 뇌에 필요한 영양분, 지방, 단백질 운반 통로를 열어 줄 것이냐 하는 것이 치유 효능을 결정하기에 이 약성 강화가 화두였다. 앞으로 이 기능 제품을 생산하여 첨가시키면 각종 뇌질환 치유 효능이 기적에 가까울 정도로 치유 효능이 향상될 것이라 확신하고 있다.

심천생리학 처방의 가장 큰 장점은 임상실험이 아닌 명상을 통한 화두로 화학반응의 이치공식을 기초하여 생각만으로 처방하고, 생각만으로 그 약리기능과 부작용까지 점검하는 방식인데, 이미 오랜 세월 명상을 통해 조제하였다! 버렸다! 를 반복하며 정제된 처방이기에 원하는 만큼 치유 효능이 있을 것이라 확신하고 있다. 현재 어떠한 식물에서 어떠한 성분을 어떻게 추출하여, 어떠한 배합비율로 혼합시켜, 섭취하면 원하는 약리기능 제품을 생산할 수 있다 하는데 까지는 정리되어 있다.

그동안 주변 환경과 시설 투자문제 때문에 생산을 미루어 왔지만 조만간 생산을 할 계획이다.

이 제품 이름은 "총명정" 이라 지었다. 그 의미는 뇌 속 깊은 심해 혈관을 뚫어 뇌세포와 신경선이 연결되어 뇌 기능이 정상화 되어라 하는 의미의 제품이다.

"총명정"의 주성분은 산의 화학반응에 쉽게 변형되는 특성 때문에, 다른 해독제나 복합진액에 혼합할 수 없는 약점이 있다. 이 문제는 다른 해독제나 복합진액 섭취 중간 시간에 먹는 방법으로 해결할 수 있다. 총명정의 생산목적 처음 발상은, 약 25년 전쯤 필자 손으로 환자를 직접 치유할 때 일이다.

우울증 환자를 치유하던 중, 공부에 대한 부모의 기대는 큰데 공부머리는 따라가지 못하여 3수를 하던 중 우울증, 소화불량, 생리통, 비만, 닭살 피부를 동시에 가지고 있던 여학생 환자가 있었다.

심천생리학 시각이 되면 소화불량은 2-30번(위장혈과 급체혈) 혈을 사혈하면 치유가 되고, 생리통은 51-29-14번(뿌리혈과 치질혈 2곳)혈을 사혈하면 되고, 비만초기는 8번(신간혈) 혈을 사혈하면 되고, 닭살 피부는 3-15-22번(뿌리혈과 닭살혈, 팔기미혈) 혈만 사혈을 해주어도 95% 이상 완치가 가능하다 확신하는 마음이 드는데….

우울증 자체는 공부가 되지 않는 중압감이 원인 제공이기에, 공부머리를 활성화해주어 대학에 합격을 시켜 주어야 치유가 되는 환자였다.

(이 환자 닭살 피부를 치유할 때 생각이 떠올라 15번 혈 이름을 닭살혈이라 이름 지었다.)

현대의학을 기준한 시각으로 바라보면 어떻게 치유 행위의 효능으로 뇌 기능을 활성화시켜서 같은 시간을 공부하고도 공부 능력이 활성화되는 치유를 할 수 있느냐 하는 황당한 발상이다 하고 웃고 말았을 것이다.

하지만 공부를 잘할 수 있는 뇌의 구조와 공부가 안 될 수밖에 없는 뇌의 구조를 이해한 다음, 그 환경을 바꾸어 주는 치유를 해준다면 불가능한 치유는 아니다 하는 것이 그 당시 필자의 생각이었다.

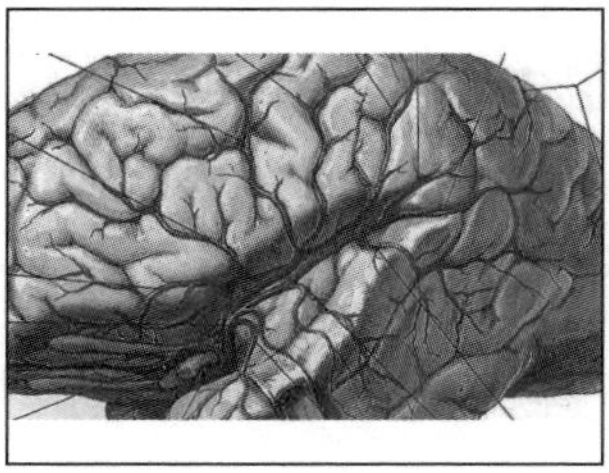

심천생리학의 특성은 뇌를 비롯한 인체의 생리구조가 어떠한 생리구조가 되어야 현재 정상인의 활동을 할 수 있을까하는 의문을 역으로 풀어내어 공식화 하는 공부이기에 그 치유의 해답은 단순하였다. 문제는 생리이치적 이론상으로는 공부머리 활성화 치유가 가능하다 판단이 서는데 임상학적 치유 행위는 처음이기에 치유 효능의 이치설명을 어떻게 하고, 치유 효능 결과는 어떻게 입증할 것이냐 하는 것이 더 큰 난제였다.

환자와 보호자에게 심천생리학 이론 설명은 단순하였다. 공부를 잘 하려면 암기력과 이해력이 좋아야하는데, 암기력이 좋아지려면 암기를 담당하는 뇌세포 분열기능을 회복시켜야 하고, 이해력이 좋아지려면 전두엽 통합 뇌의 기능을 활성화해주어야 하는데 그 치유 방법은 뇌의 말초모세혈관을 막고 있는 어혈을 녹여 뽑아내 버림으로써 뇌 속의 피를 잘 돌게 하는 방법이다 말해주고 임상 치유는 처음인데 시도해 보겠느냐 질문에 흔쾌히 승낙한 것이 첫 번째 환자 치유 사례였다.

이 환자는 생리통, 비만증세, 소화불량, 팔뚝과 허벅지 닭살 피부, 우울증까지 완치가 되었고, 대학에 합격한 후 부모보다 먼저 합격 감사 인사를 받은 기억이 난다.

그 후 이 치유 효능 적용이 어느 부분까지 가능할까 하는 의문이 들어, 10대-20대-30대-40대-50대 1명씩 선정하여 암기력과 이해력이 향상될 경우 필자가 원할 때 대중 앞에서 증인을 서줄 수 있느냐 하는 확답을 받은 후, 임상 치유를 하여본 결과 5명 모두 자신과 가족이 인정할 정도로 암기력과 이해력이 향상 되었다.

하지만 25년 전 그 당시는 대부분 난치병 치유 방법에 정신을 집중하던 시기라서 암기력과 이해력 향상을 위한 치유를 하여 공부 효율을 높이는 치유를 해준다는 것에는 나 자신의 자존심이 허락하지 않아 큰 비중을 두지 않았다. 언젠가 시간이 날 경우 한번쯤은 정리를 해야 되겠다 하는 정도만 비중을 두었다. 이때 뇌 기능 활성화 기능 목적을 위해서 지금의 "총명정" 제품을 생산해볼까 하는 발상만 하고는 미루어 왔던 제품이다.

하지만 고령화 사회에 접어든 현 시점에서 치매, 뇌경색, 뇌출혈, 알츠하이머, 환자가 급속히 늘어나 국가적 문제점으로 부각

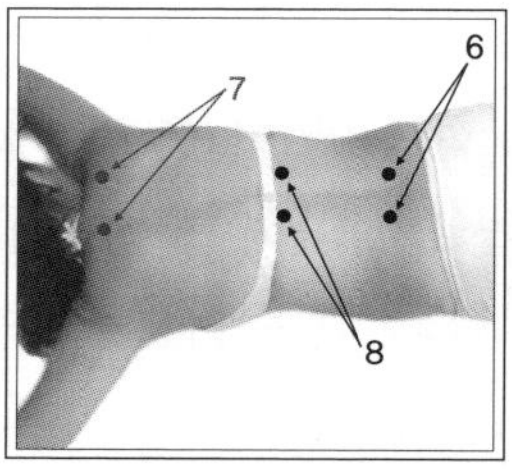

6. 고혈압혈 7. 견비통혈
8. 신간혈

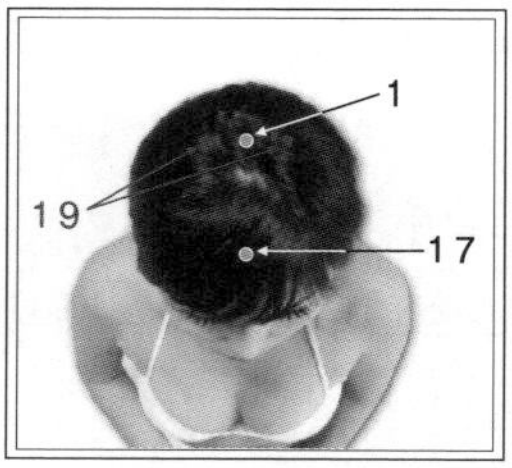

1. 두통혈 17. 시력혈
19. 대머리 보조혈

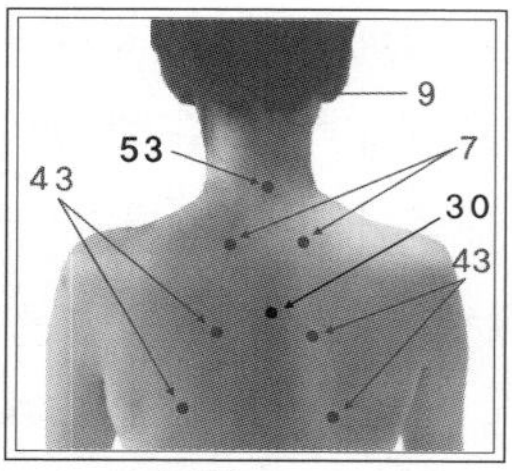

9. 간질병혈 53. 목통혈
7. 견비통혈 30. 급체혈
43. 견비통혈

되는 현 시점에서, 총명정의 처음 생산 발상은 공부기능 향상목적 제품이었지만, 그 약리기능은 뇌 속의 깊은 말초모세혈관 밖에까지 침투시키는 약리기능이기에, 뇌의 말초모세혈관이 막혀 피가 돌지 못한 합병증으로 발생하는 각종 뇌질환 등에는 강력한 치유 효능이 기대되기에 생산 계획을 세우게 된 것이다.

심천생리학의 예방 치유시각을 기준하면 두통이 반복되고 기억력이 떨어지는 초기는 뇌의 말초모세혈관이 막힌 초기 증세다. 이때 예방차원에서 어혈(혈전)을 생기지 못하도록 하기 위한 치유는 8번 혈, 뇌 쪽으로 들어가고 나가는 쪽 혈관을 열어주기 위해서는 9-1번 혈을, 범국민적으로 홍보하여 가정에서 예방차원의 사혈을 하게 한다면, 이 땅의 치매, 뇌경색, 알츠하이머, 중풍환자 등 90% 이상은 줄일 수 있다는 확신을 하는 시각이다.

우리나라의 경우, 1년에 의료비 지출이 100조원이 넘고, 지난 1년 동안 치매 환자 한 부분의 의료비 지출이 10조원이 조금 넘었다는 발표를 들었다. 이것이 만병의 원인 제공은 그대로 둔 채 결과치유만 한 결과물이다. 의료보험공단에서 치매 환자에게 지출된 비용은 10조원이라 하지만 치매 환자를 돌보기 위한 인력 낭비를 합하면 얼마나 될까? 필자는 이 부분을 두고, 순환기 장애 질병 치유 현대의학은 배보다 배꼽이 더 큰 의술이다 혹평을 하는 것이다. 인간이 한 생을 사는 동안 노동으로 버는 돈보다 일하기 위해서 몸을 치유하는 비용이 더 들어가는 의술, 만원을 들여 10원의 효능을 내는 의술이 현재의 의술이라고 혹평한다.

얼마 전 모 박사가 논문 작성하는데 참고하기 위하여 심천사혈요법 고급(1급) 수료생 기준으로 심천사혈요법을 배우기 전 의료비 청구 금액과 배운 후 의료비 청구 금액을 비교하여보니 95% 줄었다 하는 말을 들었다. 95%가 아닌 50%만 줄여도, 국민건강 발전과 의료비 부담이 국가경제 발전을 막는 것에 큰 부담을 덜어주는 효과가 나타날 것이다.

치매 환자 한 부분에 들어가는 10조원이 아니라, 심천생리학 보급에 국가에서 50억만 지원을 해주어 예방의학과 치유의학이 보급된다면 어떻게 될까? 독자의 상상에 맡기겠다. 50억을 어디에 쓸 것이냐 하는 것은 사이버 교육 시스템 구축과 식품 생산설비 보충비용으로 쓰고 싶다. 사실 이 정도 비용은 못된 놈에 의한 16회의 고발, 3번의 세무조사, 4년에 거처 대법원까지 60번을 불려 다니는 동안 경제적 손실만 입지 않았어도, 필자 개인능력으로도 충당할 비용이다.

필자 역시 심천생리학만이 위 나열된 각종 뇌질환을 해결할 수 있다 하는 주장은 아니다. 하지만 심천생리학의 25년이 넘는 임상학적 치유 경험을 기준하면 현대의학의 예방치유 효능보다는, 심천생리학 예방치유 효능이 10배 이상은 예방과 치유 효능이 강력하다 확신하고 있다.

심천생리학 시각에서 현대의학의 각종 뇌질환 예방치유 효능을 무시하는 근거는 간단하다.

뇌세포는 스스로 복원할 수 있는 환경만 만들어주면 스스로 복원 치유할 수 있는 기능은 본질적으로 가지고 있는데, 뇌세포가 스스로 복원할 수 있는 환경을 만들어 주는 치유 쪽에는 관심이 없고, 어혈이 뇌의 말초모세혈관을 막은 것이 원인 제공이 되어 피가 돌지 못한 합병증으로 뇌세포가 고사되거나 녹아서 없어지면, 뇌세포를 배양하여 이식 수술을 하면 치유가 될 것이라는 발상의 치유 효능은, 아무리 시간과 많은 돈을 들여 발전시켜도, 피만 잘 돌게 하는 치유 효능으로, 뇌세포 스스로 복원 치유된 치유 효능을 뛰어 넘을 수 없다고 보기 때문이다.

어떠한 증세이던 생리이치적 그 병이 발생한 원인 제공이다. 내가 시술하는 치유 기능 효능을 합쳐보면 그 치유 효능 결과는 시술 전에 답이 나와 있는 것이다.

필자가 다소 과격한 표현을 하는 이유는 필자의 주장에 충격을 받아 인체를 새로운 시각으로 보라 하는 답답한 마음의 표현이기도 하다.

공부를 잘 하려면 IQ와 EQ가 동시에 발달하여야 하는데 IQ와 EQ가 동시에 발달하려면 12뇌 쪽으로 피가 골고루 잘 돌아 주어야 하는 조건이 따른다.

하지만 유전적으로 특정 부위의 혈관이 가늘게 분포되거나, 후천적 어떠한 원인에 의해 어혈이 뇌혈관을 막게 되면, 그 뇌는 기능이 떨어지고, 그 뇌로 공급되어야 할 혈액이 다른 뇌 쪽으로 더해지면 혈액 공급양이 늘어난 뇌는 상대적 활성화되는 것이 뇌의 생리구조다. 12뇌중 어느 뇌가 퇴보되고 어느 뇌가 활성화되느냐의 결정은 피 흐름의 양이 결정하고, 피 흐름양의 결정은 뇌혈관이 막힘 정도가 결정한다는 뜻이다.

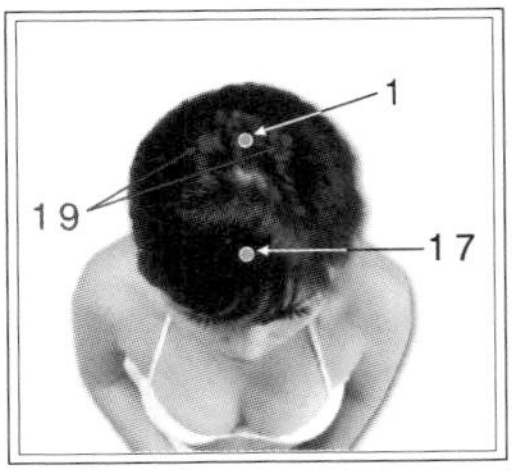

1. 두통혈 17. 시력혈
19. 대머리 보조혈

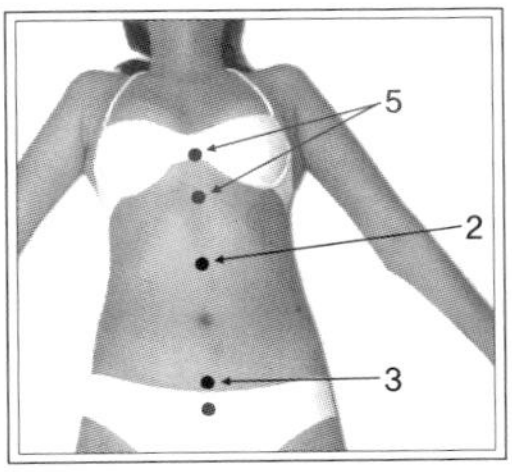

2. 위장혈 3. 뿌리혈
5. 협심증혈

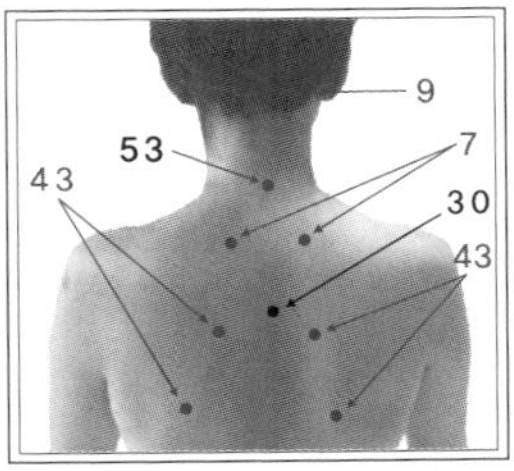

9. 간질병혈 53. 목통혈
7. 견비통혈 30. 급체혈
43. 견비통혈

심천생리학의 이러한 진단시각을 기준하여 공부를 잘하는 뇌가 되려면, 암기력을 담당하는 뇌세포가, 세포분열을 통해 끊임없이 공 테이프를 만들어 주어야 현재 접하는 내용이 입력되는 구조다. 이 기능이 활성화 되어야 앞서 읽은 내용을 기억하여 현재 읽은 내용과 연계시키는 능력이 향상되어 공부를 잘할 수 있는 두뇌가 되는 것이다. 하지만 뇌세포 분열기능이 떨어져 공 테이프 생산 기능이 떨어질 경우 암기력이 떨어지기에, 책장을 넘길 때마다 앞장의 내용은 지워지기에 공부의 진도가 나가지 못하는 것이다.

뇌 환경이, 이 상태가 되면 공부만 하려면 산소 부족에 의한 두통과 열이 나기에 공부를 지속할 수 없는 환경이 된다. 이때 총명정, 복합진액을 섭취하고, 철분, 염분 보충을 해주며 1-9-8번(두통혈, 간질병혈, 신간혈) 혈을 사혈해주면, 장시간 공부를 하여도 두통과 열나는 증세가 없어지며 같은 시간을 공부하여도 공부 진도가 빨라질 것이다.

공부를 위하여 책상에 앉기만 하면 마음이 불안하고 답답한 증세가 나타난다면 5-30번(협심증혈, 급체혈) 혈을 추가로 사혈을 해주면 마음이 편안하여 진다. EQ, 이해력이 뛰어 나려면 전두엽, 통합 뇌의 기능을 활성화해주어야 한다.

전두엽, 통합 뇌의 기능이 활성화되려면 각 뇌의 정보가 서로 연결이 되어 하나의 생각으로 정리되는 기능이 활성화되어야 하는데, 각 뇌끼리 연결된 신경선이 강산의 산화작용에 의하여 녹아, 정보 호환능력 통합 뇌의 기능이 떨어진 경우, 이해력이 부족한 성격으로 나타나며, 이 증세가 악화된 증세가 "자폐증"이다 진단한다.

치매는 말초모세혈관이 막혀 영양 공급이 되지 않아 뇌세포 분열기능이 떨어져 공 테이프가 만들어 지지 않기에 현재 접하는 내용은 기억을 하지 못하고, 과거의 기억만으로 행동하는 증세가 "치매"다 하는 것이 심천생리학 진단시각이다. 통합 뇌의 기능이 떨어진 초기 증세는, 하루 일을 마친 후 오늘 일어난 일을 계산하여, 내일 시간대 별로 어떠한 일을 처리해야겠다는 생각이 쉽게 정리가 되지 않는 경우, 통합 뇌의 기능이 떨어진 초기 증세다 진단하면 된다. 이 기능이 떨어진 경우 생각의 폭이 좁아지기에, 이기적인 사람이 되어 다툼이 심해지고, 아무리 가까운 사람이라 하여도 이해시키기 어려운 성격이 된다. 이 증세가 악화된 경우가 "자폐증"이다 진단하고 있다.

심천생리학의 이러한 진단시각 때문에 이해력 부족이나 자폐증 증세 치유에는 1-9-17-5-30-8번 혈을 사혈하라 하는 것이다.

이 부분에서 정리할 부분은 암기력과 이해력이 부족한 상태는 붉은 피가 도는 말초모세혈관까지만 막혔고, 치매가 중증인 경우 또는 뇌세포가 고사되어 소멸되는 증세까지 악화된 경우는, 붉은 피가 도는 말초모세혈관 밖, 뇌 영양분 통로까지 막혔다 진단해야 하며, 광우병처럼 뇌세포가 녹아 없어지는 경우는, 고인 물은 시간이 지날수록 약산, 중산, 강산으로 산도가 높아지듯, 혈관이 막혀 피가 돌지 못한 시간이 길어져 강산의 산화작용이, 뇌세포를 녹여 버렸다 진단하는 것이 심천생리학의 진단시각이다. 이 강산을 해독하기 위한 것이 "강산해독제"이다.

심천생리학 시각으로 보면 붉은 피가 도는 말초모세혈관 밖, 뇌세포에 공급되는 수분과 지방 단백질 운반통로 안에서, 지방 단백질 성분이 강산의 화학반응에 의해 응고된 물질이, 현대의학이 말하는 치매 유발물질 변형 단백질이다 보고 있다. 이 상태가 되면 체세포와 뇌세포가 연결된 신경선도 강산의 산화작용에 의하여 녹아 버렸다 진단한다. 독자들이 이 부분에서 중요시해야 할 부분은 말기 치매나 광우병처럼 뇌세포가 녹아 없어지는 경우, 처음부터 뇌 속의 산도가 강산이었을까? 하는 의문을 가져야 한다. 아니다, 뇌혈관이 막힌 초기는 약산에서 출발하여, 시간이 지날수록 중산-강산으로 산도가 높아졌고, 강산의 산화작용이 뇌세포와 뇌신경선을 녹여 버렸다 진단하는 시각을 가져본다면, 뇌혈관이 막힌 초기 약산상태에서 1-9-17-8번 혈을 미리 예방사혈을 해주었어도 강산 혈질이 되어 뇌세포와 신경선이 녹아 불치병으로 악화될 수 있었을까? 하는 의문을 가져본다면, 이 불치병 예방은 사혈로 가능하다는 답이 나온다.

고인 물은 흐르게 하면 맑아지듯 혈관이 막혀 피가 돌지 못하였기에 산도가 높아졌다면, 뇌의 말초모세혈관을 막고 있는 어혈을 녹여서 뽑아내 버림으로서 피를 잘 돌게 해주는 것이 산도를 떨어뜨리는 부작용이 없는 치유 방법이 되는 것이다. 인체의 어떠한 증세도 원인 없는 결과는 없다. 사진 상 성분학적 눈에 보이는 병적 변이물질은 눈에 보인다 하여 병의 원인이 아니다. 눈에 보이는 비정상 병적 변이물질은 산의 화학반응이 원인 제공을 하여 나타난 결과물이다 하는 점을 상기하여야 재발하지 않는 치유 방법이 나올 수 있는 것이다. 심천생리학의 진단시각이 현대의학 시각으로 보면, 엉성하고 어설퍼 보일 것이다. 하지만 현대의학이 한 부분씩 끊어서 세심하게 보는 쪽을 발전시켰다면, 심천생리학은 다소 엉성하여도, 한 장기의 기능 저하가 연쇄적 합병증을 일으켜 나가는 과정의 생리이치 전체를 바라보며, 진단시각과 치유 방법을 정리한 공부이기에, 재발하지 않는 완치를 기준한 치유 효능은 현대의학은 심천생리학 치유 효능 1/10도 따라 올 수 없는 것이 정상이다.

필자 입장에서 논문을 쓸 때는 치유 효능을 입증해보라 할 때, 가시적 치유 효능을 보여줄 준비가 되지 않았으면, 사서 욕먹을 논문은 쓰지 않는다.

1. 특별한 질병 증세 없이 노력한 만큼 학업 성적이 오르지 않는 경우 1-9-17번 혈만 사혈을 할 경우
   - 총명정 : 식후 30분 1일 3회 섭취, 철분, 죽염수 섭취.
2. 피부색이 검거나 여드름 또는 몸에 부분적으로 개기름이 나는 상태에서 공부만 하려면 가슴이 답답해지고 머리에 열이 발생하여 도저히 공부를 할 수 없는 경우 5-30-1-9-17-8번 혈, 몰아빼기 순서개념 사혈요령 적용,
   - 복합진액 식후 30분 1일 3회, 철분, 죽염수, 총명정 1일 3회 섭취
3. 심근경색, 간경화, 간암 초기
   - 복합진액 제품 : 식후 30분 1일 3회, 총명정 1일 3회, 철분, 죽염수 섭취하며, 간경화, 간암 초기는 8-5-30번

혈 몰아빼기 순서 개념 사혈적용, 심근경색 심장질환은 5-30-8번 몰아빼기 순서 개념 사혈요령 적용

4. 뇌경색, 치매, 알츠하이머, 간질병, 기억력 감퇴, 심한 두통
   - 복합진액 식후 30분 1일 3회 섭취, 총명정 1일 3회 섭취, 철분, 죽염수 섭취하며 9-1-8번 혈 몰아빼기 순서 개념 사혈요령 적용
5. 이해력 부족, 뇌 발달 장애, 자폐증
   - 복합진액, 식후 30분 1일 3회 섭취, 총명정 1일 3회 섭취, 철분, 죽염수 섭취하며 17-1-9-5-30-8번 혈 몰아빼기 순서 개념 사혈적용.
6. 시력감퇴, 백내장, 녹내장, 망막색소 변조증, 시신경이 녹는 증세, 야맹증 초기
   - 복합진액 1일 3회 식후 30분 섭취, 총명정 1일 3회, 강산해독제 1회 100알 정도 1일 3회, 철분, 죽염수 섭취하며 20-17-9-1-8번, 몰아빼기 순서 사혈적용(안압은 6번혈 추가사혈)
7. 공황장애, 폐쇄공포증, 심적 불안, 협심증, 심근경색, 부정맥, 불면증
   - 복합진액 식후 1일 3회 식후 30분 섭취, 총명정 1일 3회 섭취, 철분, 죽염수 섭취하며 5-30-9-1-8번 몰아빼기 순서 개념 사혈적용.
8. 혈액암, 혈관종암, 백혈병, 신부전증 초기, 간경화 초기, 간암 초기, 빈혈, 재생 불량성 빈혈
   - 복합진액, 식후 30분 1일 3회, 총명정 1일 3회, 강산해독제 1회 130알 1일 3회, 철분, 죽염수 섭취하며 8-5-30번

혈 몰아빼기 순서 사혈 적용

* "총명정"은 말초모세혈관 깊숙한 곳의 어혈을 녹일 목적 기능 제품이기에 조혈기능과 해독기능과는 전혀 무관하다.
  총명정의 성분특성은 산의 산화작용에 약하기에, 복합진액 섭취 시간과 멀어질수록 어혈 녹임, 침투력 기능이 강하다. 복합진액 섭취 중간 시간에 맞추어 섭취를 해야 그 기능을 제대로 발휘할 수 있다.
* 모든 해독제는 피를 맑게 하는 해독기능만 있는 것이고, 총명정은 이름 그대로 심해 깊은 말초모세혈관 밖에까지 침투시켜 어혈을 녹이는 기능만 강화시킨 것이며, 복합진액은 피를 맑게 하는 해독기능, 어혈을 불려 잘 나오게 하는 기능, 피가 만들어 질 때 필요한 영양분 보충 의미가 있다 구분하면 된다.

이 논문이 각종 뇌 장애 증세를 예방하고 치유하는데 있어서, 희망의 등불이 되고 새로운 시각의 예방 치유 방법 기준점이 되어, 고령화 사회에서 급속하게 늘어날 수밖에 없는 치매 환자를 치유하고 예방하는데, 큰 도움이 되었으면 하는 바람이다. 감사합니다.

2015년 1월 7일

심천생리학 심천사혈요법 창시자

세계명인 심천 박 남 희

몰아빼기 사혈요령 응용법

□ 제목 : 심천생리학 논문 9편
□ 장소 : 제8회 중국 침구학회 자락과 부항전문위원회
　　　　 학술교류회
　　　　 제2회 국제자락과 부항 및 경혈배합 학술교류회 논문발표
□ 일자 : 2014. 07. 26

심천생리학 입장에서 죽음에 임박한 환자를 대할 때면 갈등이 심하였다.

구설수를 피하기 위하여 피할 것이냐, 아니면 최선을 다하여 보느냐 하는 갈등이 있었다. 그동안 심천생리학, 심천사혈요법을 대중화시키는 과정에서 위험 부담이 큰 내용들은 발표를 자제하여 왔다. 하지만 의학 연구에 있어서 심천생리학의 임상학적 경험은 의학발전에 도움이 될 것 같아 발표를 하기로 하였다.

심천생리학, 심천사혈요법도 크게 보면 3가지 사혈 요령이 있다.

1. 해독제, 철분, 죽염수만 섭취하면서 피 부족을 피하며 안전하게 사혈하는 방법.

2. 복합진액, 철분, 죽염수 또는 강산해독제를 섭취하여 보사의 균형을 잡아주면서 치유 효능을 빠르게 하는 사혈 방법.

3. 현대의학적 치유 불가 진단내린 응급환자 사혈 방법.

위 3가지 방법으로 분류할 수 있으며 이번 주제는 3번 현대의학적으로 완치불가 진단을 받은 환자 기준이다.

심천생리학의 시각과 그동안 임상학적 경험으로 보면, 사람이 죽음에 이르는 과정을 크게 두 가지 경우로 본다.

1. 혈질 등급을 약산-중산-강산 3등급으로 나누는데 강산, 즉 피의 혼탁함이 극에 달해서 혈질이 썩은 혈질에 도달하였거나,

2. 특정 위치의 말초모세혈관이 80-90% 어혈이 막히는 경우

위의 진단이 내려지면 치유는 강산성화된 썩은 혈질을 해독하여 혈을 맑게 해주는 치유와 말초모세혈관을 막고 있는 어혈을 뽑아내서 피를 잘 돌게 해주는 두 가지 방법이 주 치유개념이다.

심천생리학의 진단시각은

1. 악성 빈혈의 원인은 강산이 혈액 속의 모든 영양소들을 산화작용으로 녹인다고 보는 시각.

2. 혈액 속 산소 용존양 부족으로 심장박동이 빠르고, 혈압이 상승하는 원인도 강산이 산소 부족의 원인으로 작용하기 때문이다 라고 보는 시각.

3. 말기암의 강한 통증도 강산이 산화작용으로 체세포를 녹일 때 느끼는 통증이다 라고 보는 시각.

4. 암세포, 백혈병의 백혈구가 비정상으로 세포 분열이 빠른 것도 강산이 산화작용으로 세포를 녹이므로 세포가 죽음을 의식하게 되어 죽기 전에 2세를 많이 남기려는 자연의 본능이 살아나 비정상으로 세포분열이 빠르게 되는 것이라는 시각.

5. 간경화, 담석 형성도 혈액 속의 철분, 석회질, 칼슘, 콜라겐 성분 등과 강산이 화학 반응을 하여 병적 변이물질이 형성된다는 시각.

6. 부종, 복수가 차는 현상도 체세포들이 스스로 살아남기 위한 방편으로 강산성의 혈질을 묽게 희석시키기 위하여 주변의 수분을 끌어 모으는 현상으로 보는 시각.

7. 혈액 속 산도가 높아지면 혈액 속에 산소가 부족해지고 혈액 속에 산소가 부족해지면 면역기능이 저하되고 면역기능이 저하되면 고열이 발생한다는 시각.

8. 심장박동의 불규칙, 미약, 의식불명, 알츠하이머 증세도 산소 부족과 뇌파 장애로 진단하며 뇌파 장애의 원인은 강산의 산화작용이 신경선의 피복을 녹여 뇌파가 누전되어 약해지고, 신경선의 뇌파 누전 현상의 원인도 강산의 산화작용이 원인이다 보는 시각.

심천생리학을 기준하면 사고가 아니고 자연적으로 각 장기의 기능이 저하되고 기능 저하가 악화되어 죽음에 이르는 과정 대부분은 이 범주 안에 들어갈 것이다.

이러한 기초시각을 가지게 되면 치유는 강산성화된 혈질을 해독하여 피를 맑게 해주고, 말초모세혈관을 막고 있는 어혈을 뽑아내어 피를 잘 돌게 해야 치유가 된다는 시각이 성립된다.

문제는 질병이 악화되어 죽음에 이르는 속도가 문제다. 신장과 간의 기능 저하로 약산–중산–강산으로 피가 탁해지는 속도와, 혈액 속 다양한 성분들이 산의 화학반응에 의해 응고된 물질(어혈)이 혈관을 막는 속도가 50km로 달려간다면, 치유 효능은 60km~70km로 달려가야 따라 잡을 수 있는 것은 상식이다.

치유 방법 자체가 정답이라 할지라도 질병이 악화되는 속도가 50km로 달려가는데 치유 방법 효능이 20km~30km로 따라

간다면 죽음을 막지 못한다는 뜻이다. 이 부분을 해결하기 위한 방법이 몰아빼기다.

이 방법도 두 가지 조건이 따른다.

1. 최소한 해독제품과 보혈 제품을 소화시킬 수 있는 기초 체력이 남아 있어야 한다는 조건.

2. 사혈 시 어혈이 잘 나와 주어야 한다는 두 가지 조건이 충족되면 강력한 치유 효능을 발휘할 수 있다.

이것은 인체 생리이치 구조상 죽음에 임박한 환자의 경우 혈질 자체가 강산성이기에 혈액 속 산소 부족이 심화될 수밖에 없고, 혈액 속 산소 부족이 심할 경우, 위장세포가 음식물을 소화시킬 자신이 없으면 구토나 설사를 일으켜 위속의 음식물을 밀어내려는 생리현상 때문이다.

하지만 사형선고를 받은 환자에게 마지막 카드로 도전할 가치는 충분하다고 보고 있다. 이러한 상태일 때 최후 수단은 사혈 후 곧바로 수혈하여 주는 방법이다.

심천생리학에서는 신장과 간의 기능이 떨어진 정도에 따라

1. 피의 탁도를 약산, 중산, 강산으로 분류하고

① 약산 상태에서 발병하는 증세,

② 중산 상태에서 발병하는 증세,

③ 강산 상태에서 발병하는 증세로 분류하고

2. 피를 맑아지게 할 목적으로

① 약산 해독은 약산해독제,

② 중산 해독은 중산해독제,
② 강산 해독은 강산해독제로 피의 맑음을 꾀하며,

3. 복합진액은

① 어혈을 불려 잘 나오게 하는 기능
② 피가 생산되는데 필요한 영양분 보충,
③ 피를 맑게 하는 해독기능이 포함된 것이며,
④ 복합진액의 종류도 피의 탁도에 따라 분류하고 있다.

하지만 사고가 아닌 장기의 기능 저하가 원인이 되어 죽음에 임박한 경우는 무조건 강산해독제를 선택하면 된다.

몰아빼기 사혈요령

보통 응급 환자가 아닌 경우는 주 1회 기준, 4군데 혈점을 한다. 하나의 혈점에서 원형1호 컵으로 반 컵 기준, 5컵씩을 나누어 20컵 정도를 사혈하면 약 250~300cc 정도 사혈하게 된다.

하지만 죽음에 임박한 응급환자의 몰아빼기의 경우는

1. 혈점의 치유 효능 특징에 따라 1-2군데 혈점에서 집중사혈을 한다.

2. 사혈 간격도 3~4일 간격, 1일 300~500cc 정도 다소 많은 양을 사혈한다.

3. 가장 중요한 것은 환자의 응급상태에 따라 사혈점 우선순위를 정하는 것이다.

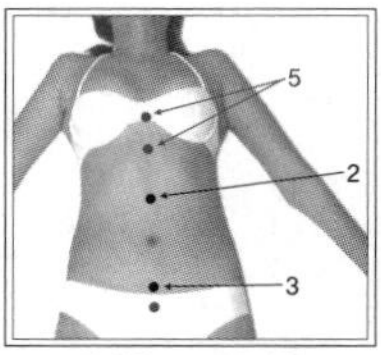

2. 위장혈 3. 뿌리혈
5. 협심증혈

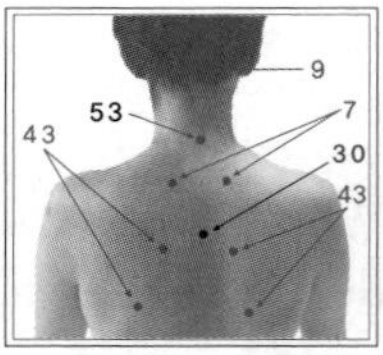

9. 간질병혈 53. 목통혈
7. 견비통혈 30. 급체혈
43. 견비통혈

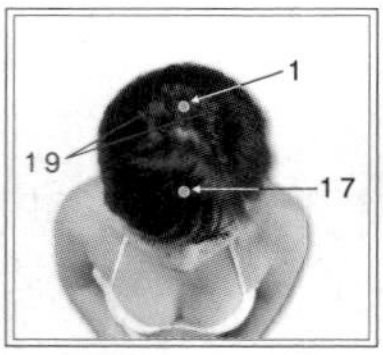

1. 두통혈 17. 시력혈
19. 대머리 보조혈

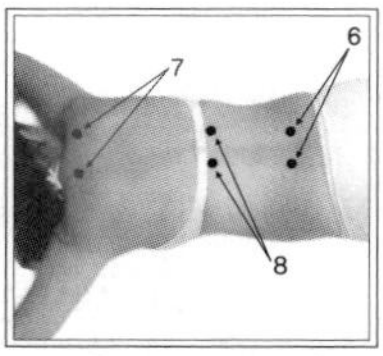

6. 고혈압혈 7. 견비통혈
8. 신간혈

치유는

1. 심장통증, 저혈압, 심장질환은 포괄적 : 5번 협심증혈이 1순위.

2. 뇌경색, 알츠하이머 증세는 : 9번 간질병혈이 1순위.

3. 뇌출혈은 : 1-6번 혈이 1순위.

4. 호흡 곤란, 가래 양이 급격히 많아질 때는 : 5-32번 혈.

5. 고열이 심각할 때 : 강산해독제 1일 3회, 1회 200알 섭취시키며 8번 신간혈이 1순위.

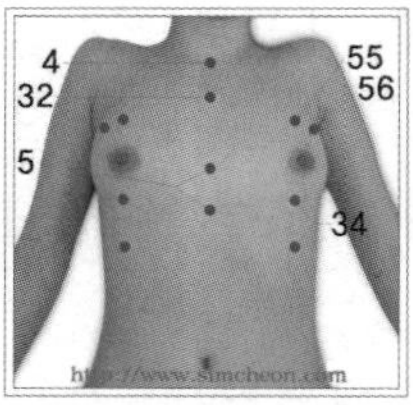

4. 감기혈 5. 협심증혈 32. 기관지혈
34. 신합통혈 55. 56. 가슴통혈

6. 부종, 복수가 심할 경우 : 1일 3회, 1회 강산해독제 200알을 섭취시키며 8번 신간혈이 1순위.

7. 위경련 급체 : 30번 급체혈이 1순위.

8. 극심한 두통 : 1번 두통혈이 1순위, 9번 간질병혈이 2순위.

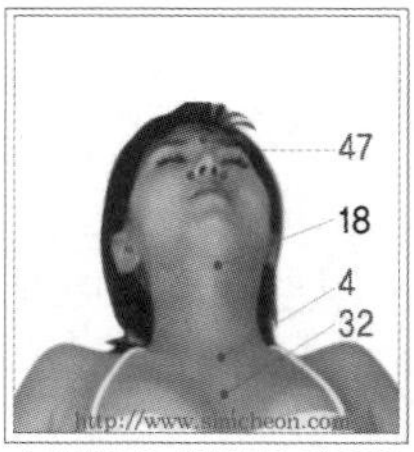

4. 감기혈 18. 침샘혈 32. 기관지혈
47. 충농증혈

9. 쉰 목소리, 편도선염, 성대 결절, 심한 감기 : 18번 침샘혈 1순위, 4번 감기혈 2순위.

10. 심각한 천식 : 32번-5번 1순위, 4-18번 2순위.

＊ 각종 암은 암 발생 위치에 해당하는 혈점이 1순위, 8번 신간혈이 2순위 하는 식이다.

1순위, 2순위, 3순위의 선택은 환자의 고통이 심한 정도에 따라 순서를 정하여 놓은 다음, 몰아빼기의 정의는 1일 사혈 총량을 300-500cc 정도 사혈하고자 할때, 1순위 사혈점에서 어혈이 잘 나오면 1순위에서만 1일 사혈 총량을 사혈한다.

1순위에서 어혈이 충분하게 나오지 않을 경우, 그 부족분을 2순위, 2순위에서도 잘 나오지 않을 경우 3-4순위에서 사혈하여 1일 사혈 총량을 사혈하는 방식이 응급환자의 몰아빼기 정의다.

또한 1일 사혈량 300~500cc 정도를 기준하여 10-20컵 정도로 집중적으로 사혈을 한다.

만약 1순위 사혈점에서 충분한 양 300~500cc 정도 나왔다면 그날은 2-3순위의 사혈점은 다음으로 미루는 방식이다.

각 증세마다 사혈 순위

1. 뇌경색, 알츠하이머 : 1순위 9번 간질병혈-2순위는 1번 두통혈-3순위는 8번 신간혈.

2. 뇌출혈 : 1순위는 1번 두통혈-2순위는 6번 고혈압혈-3순위는 9번 간질병혈-4순위는 31번 중풍혈 - 5순위는 8번 신간혈.

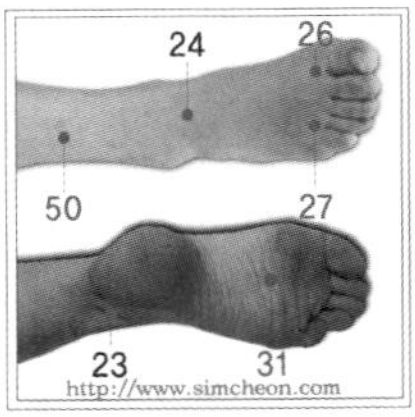

23. 24. 발목통혈 26. 27 무좀혈
31. 중풍혈 50. 앞쥐통보조혈

3. 연탄가스, 충격, 고지혈증으로 인한 뇌혈관 막힘으로 식물인간 상태 : 1순위는 1번 두통혈-2순위는 9번 간질병혈-3순위는 8번 신간혈.

4. 백혈병, 신부전증, 간암 말기 증세 : 1순위는 8번 신간혈-

2순위 5번 협심증혈-3순위는 30번 급체혈.

5. 호흡곤란과 고열동반 : 1순위는 5번 협심증혈- 2순위는 32번 기관지혈- 3순위 30번 급체혈-4순위 8번 신간혈.

6. 위경련 급체 : 1순위는 30번 급체혈-2순위는 2번 위장혈-3순위는 5번 협심증혈

심천생리학의 처방 특성과 심천사혈요법의 장점과 합쳐지면 간암, 간경화 초기, 알츠하이머, 뇌경색 초기, 신부전증 초기, 백혈병 초기, 심근경색, 협심증, 부정맥 등에는 강력한 치유 효능을 발휘한다. 특히 간, 심장, 뇌에서 발생하는 증세에 대해서 강력한 치유 효능이 나타난다. 그 이유는

1. 피를 맑게 하는 해독기능이 강력하기 때문이다.

2. 병적 변이물질인 섬유종, 담석 등을 녹이는 기능의 처방이 포함되어 있기 때문이다.

3. 혈관을 막고 있는 어혈도 신장과 간의 기능이 떨어진 정도, 약산-중산-강산의 혈질에 따라 말초모세혈관을 막고 있는 어혈의 종류도, 단순 어혈, 섬유질화된 어혈, 담석 물질화된 어혈의 종류에 따라 녹이고 불리는 처방을 하기 때문이다.

여기에 인체 생리구조상, 심장은 운동량이 많아서 심장의 말초모세혈관을 막고 있는 혈전(어혈)을 녹이는데 약성 침투가 용이하며, 간에서 발병한 증세는 간은 혈액 공급양이 많아 해독과 녹이는 처방의 약성 도달이 용이하다.

여기에 간 기능은 신장 기능이 떨어져야만 그 합병증으로 간

기능이 떨어지는 생리구조이기에, 지방간, 간염, 간경화, 간암이 간에서 발병은 하였지만 신장 기능 자체를 회복시키는 치유를 해야 치유가 되는 생리구조인데, 심천생리학의 특성은 치유 방법상 신장 기능 회복에 탁월한 장점이 있기 때문이다.

여기서 잠깐 심천생리학 시각의 신장 기능 저하와 치유 시각을 설명하여 보자.

신장 기능 저하의 1차 원인은 신장으로 혈류 공급량이 줄어든 것이 원인이며, 신장으로 혈류가 적게 공급된 2차 원인은 뇌에서 신장에 전달한 뇌파가 약화된 것이 신장으로 들어가는 혈액 공급양이 줄어든 원인이며, 3차 원인은 신장에 뇌파 전달 약화 원인은 8번 신간혈 위치의 말초모세혈관이 막힌 것이 원인이다.

그 진행 과정을 생리이치로 설명해보면, 8번 신간혈 위치의 말초모세혈관이 막혀 피가 잘 돌지 못하면 산도가 높아지고, 높아진 강산이 신장과 연결된 신경선의 피복을 녹여, 뇌파 누전이 발생하면 뇌에서 뇌파 10을 보내도 신장에 도달하는 뇌파는 방전된 만큼 약해지기에 3~5도 줄어들어 도달하기에, 뇌파가 약해진 만큼, 신장 기능 저하가 나타나, 신장으로 유입되는 혈액 공급양이 줄어든다는 진단시각이다. 이러면 신장으로 혈액 공급양이 줄어든 만큼 요산 수치가 높아지고, 요산 수치가 높아진 만큼 산소 포화도가 떨어지면,

1. 산의 화학 반응이 원인 제공이 되어 오는 질병과
2. 산소 부족이 원인이 되어 오는 두 가지 증세가 합쳐져 악이 악을 놓는 식으로 2-3차 합병증으로 연쇄적인 합병증을 유발시킨다는 진단시각이다.

그동안의 임상경험을 기준하면 신장 기능은 30% 정도만 남아 있어도 복합진액 섭취 한 시간 전에 강산해독제 1일 3회, 1회 150알 정도를 먼저 섭취하고, 몰아빼기는 1순위로 8번 신간혈, 2순위 5번 협심증혈, 3순위 30번 급체혈을 집중 사혈을 할 경우, 80% 이상 완치율이 보였기에 심천생리학에서는 신장 기능 저하 초기에만 심천생리학을 적용하여도 신장 기능 회복은 쉽게 치유가 된다는 시각이다. 신부전증 초기, 간염, 간경화 초기, 간암 초기, 협심증, 심근경색 등은 90% 이상 5-10년 이내에는 재발하지 않는 강력한 치유 효능을 나타낸다.

심천생리학 심천사혈요법에서 이러한 주장을 하게 되면 중환자 대부분은 조혈기능이 망가져 있기에 대부분 악성 빈혈을 동반하고 있는데, 피가 부족한 환자에게 사혈을 하게 되면 피 부족이 더 심화될 것이 아니냐 하는 의문이 갈 것이다.

어찌 보면 이 부분에서 현대의학이 새로운 각도에서 인체를 바라보아야 할 중요한 부분이다.

심천생리학의 주장을 심도 있게 들여다보면, 악성 빈혈의 원인은 소장에서 흡수한 영양분을 강산이 산화작용으로 녹여버리기에 피가 생산되지 않아서 악성빈혈이 된다 주장한다.

암, 백혈병, 간경화, 골다공증, 류마티스, 난치병 등 대부분이 악성 빈혈을 동반하고 있다는 사실이, 강산이 위에 나열된 병의 원인이 된다는 증거이기도 하다. 위에 나열된 모든 증세가 강산이 원인이고, 악성 빈혈도 강산이 원인이라면 강산을 해독하여 소장에서 흡수한 각종 영양분을 산화 작용으로 녹이지 못하게 하는 것이 조혈기능 회복의 첫 단추가 되는 것이고, 혈질이 강산성화된 근본 원인인 신장과 간의 기능 저하를 회복시키는 치유가 악성빈혈과 난치병 치유의 근본 원인치유가 되는 것이다.

여기서 잠시 생각을 키워볼 문제는 탁혈, 그동안 강산의 썩은 혈질을 해독하여 피를 맑게 하여 불치병을 치유한다는 개념을 가져 보았는지, 피를 맑게 하는 해독처방을 어느 정도나 인정하고 발전시켜 왔는지 생각을 하여 본다면, 강산 혈질이 원인 제공이 되어 오는 병 대부분이 왜 그동안 난치 내지는 만성 질병으로 분류될 수밖에 없었던 의문이 풀릴 것이다.

심천생리학을 기준하면 암, 백혈병, 간경화, 각종 혹들도 강산이 원인이 되어 발병한 증세들인데 수술로 각종 암 조직을, 각종 혹을 잘라 내었다고 그 수술이 피를 맑아지게 하는 치유 효능과, 신장과 간의 기능 회복에 도움이 되겠는지 의문을 가져 본다면 왜 수술 후에도 재발을 반복하는지 의문이 풀릴 것이다.

이러한 부분들이 현대의학과 심천생리학이 접목할 부분이다.

환부가 너무 커져 생명이 위독할 때는 현대의학의 수술이 담당하고, 피를 맑게 하는 해독처방, 조혈기능 회복에 의한 체력보강 부분과 신장과 간의 본래 기능 자체를 회복시키는 부분에서는 심천생리학 심천사혈요법을 접목한다면, 순환기 장애 질병 치유 발전에 큰 도움이 될 것이다.

심천생리학이 현대의학에 전하고 싶은 화두는 진단시각 자체가 곧 치유시각이 되기에 인체를 한 부분씩 끊어서 성분학적, 사진학적으로 자동차 부품 기능 보듯 한 부분씩 끊어서 진단하는 시각을 버리고 한 장기의 기능 저하가 연쇄적 합병증을 일으켜 나가는 과정으로 보는 시각이 중요하다.

신장 기능 저하는 간 기능을 저하시키고, 신장과 간 기능 저하로 산도가 높아져 산의 화학반응이 일어나고 산의 화학반응으로 혈액 속의 지방 단백질이 응고되고 이 응고된 변이물질(어혈)이 말초모세혈관을 막으면 말초모세혈관이 막힌 정도에 따라 다시 산도가 높아진다.

따라서 인체 부위별 산도가 다 다르며, 말초모세혈관이 막힌 산도(모세혈관에 발생한 산도) 약산, 중산, 강산이냐에 따라 화학 반응 물질이 달라져, 각종 병적 변이물질인 혹들이 형성된다는 화학반응의 이치 시각이다.

'적응적진화는 대상에 대한 진화다.' 라는 시각을 합치면 만병의 진행과정이 보인다.

심천생리학의 진단시각은 신장과 간의 기능이 정상이라면 피가 혼탁해질 수 없으며, 피가 맑으면 어혈(혈전)이 생길 일 없고, 어혈이 없다면 말초모세혈관이 막힐 일 없다. 따라서 피가 맑고 혈액 순환만 잘된다면 말초모세혈관이 막혀 피가 돌지 못하여 나타나는 2-3차 질병은 발병할 수가 없다는 논리다,

그래도 다행인 것은 만병이 신장 기능 저하에서부터 출발되지만 신장 기능 자체를 회복시키는 치유 방법이 어렵지 않다는 점이다.

보사의 균형(영양분, 철분, 염분 보충)을 맞추면서 8번 신간혈만 사혈을 잘해주어도 만병의 예방과 치유가 가능하다. 8번 신간혈 위치의 사혈은 피의 유속을 빠르게 하고, 피가 돌면 산도가 떨어지기에 신장과 연결된 신경선의 피복은 저절로 복원됨과 동시에 신장 기능 자체가 회복되는 것은 인체의 생리구조다.

'죽음에 임박하다 함은 혈관이 막히고 피가 썩었다.' 라 보면 된다.

피가 혼탁할수록 혈액 속 산소 용존량은 부족해지고, 산소 부

족은 심장을 빨리 뛰게 하여 혈압을 상승시키고, 또 산소 부족은 면역기능을 저하시키고 고열을 동반한다. 이때 가장 지혜로운 처방은, 항생제와 진정제가 아니고, 피를 맑아지게 하는 해독처방이 부작용 없는 원천치유가 된다 라고 주장하는 것이다.

강산이 체세포를 녹여 통증이 오면 진통제, 세균이나 바이러스에 감염되었다고 항생제, 고지혈증에 혈전용해제 하는 시각으로는 만병의 근본 원인을 찾아 치유하는 시각이 도출될 수 없다.

성분학적 수치, 사진상 외형 변화는 병의 원인이 아니고 결과이며, 결과의 원인은 생리이치, 화학반응 이치 속에 원인이 숨어있다는 지적이다. 필자 입장에서는 필자의 주장이 다소 지나치지 않나 생각도 하여 본다. 하지만 이 부분은 인체를 바라보는 기존의 고정관념에서 벗어나 새로운 시각으로 보는 인체의 생리이치, 화학반응 이치와 적응적진화는 대상에 대한 진화다 하는 시각을 기초에 두고 새로운 관점으로 인체를 바라보았으면 하는 강력한 바람이 있다.

강산해독제의 강력한 해독기능과 복합진액의 조혈기능과 함께 몰아빼기의 집중 사혈을 하여 본다면, 현대의학에서는 지켜 볼 수밖에는 없는 환자라 하여도 마지막 카드로 회생의 여지가 있을 것이다.

* 참고

1. 강산해독제, 철분, 죽염수만 준비되었을 경우는 4-5일 간격 총 5회 이내만 사혈을 할 것, 만약 수혈을 할 수 있는 환경이면 사혈횟수는 중요하지 않다.

2. 강산해독제, 복합진액, 철분, 죽염수가 준비되었다면 헤모글

로빈 수치를 참고하면서 사혈한다면 장기간 사혈이 가능하다. 심천생리학은 통증 완화를 위하여 마취기능의 약제나, 세균이나 바이러스를 직접 죽이기 위하여 살균처방은 하지 않는다. 오로지 피를 맑게 하는 해독처방의 개념, 피가 만들어지는데 필요한 영양분 보충개념의 처방, 어혈을 불려 잘 나오게 하는 개념의 처방만 하기에 장기 섭취를 하여도 부작용이 없는 장점이 있다.

새로운 치유 개념 도전, 죽음에 임박한 환자에게 마지막 수단으로 시술하여 보고 그 치유 효능이 입증되면 심도 있는 공부를 하여 보았으면 하는 바람이다.

필자 입장은 한국 국민이기에 아직은 한국에서 먼저 심천생리학을 인정받고 싶고, 한국 전통의학이 되어 전 세계로 보급되기를 원한다.

한국의 현대의학에게 먼저 기회를 준 다음 대답이 없다면 국적에 관계없이 25년 동안 임상을 거치며 축적된 처방전 자체를 인류의 의학 발전에 도움이 될 수 있도록 교육을 통해 공개할 것을 약속드립니다.

심천생리학
세계명인 심천 박 남희

심천생리학 관점으로 보는 질병 예방과 치유

□ 제　목 : 심천생리학 논문 5편
□ 발표장소 : 중국 자락과 부항 침구기자재 학술교류회
제6회 중.독 중의연구협회(DCFG-TCM)
학술교류회 발표논문
□ 발표일자 : 2012. 08. 10

요　점

* 심천생리학과 현대의학의 질병의 접근성에 관한 비교 분석
* 심천생리학의 관점에서 보는 현대의학의 모순
* 심천생리학이 추구하는 건강한 삶에 대한 기준
* 심천생리학이 예방의학으로써 부합되는 의학적 가치

1. 서론

본 논문을 쓰기에 앞서 먼저 이해를 구하고 싶은 것은, 모든 사람이 질병을 예방하고 치유함에 있어서 같은 시각으로 접근을 한다면 이해 하기는 쉬울 수 있어도 큰 발전은 어려울 것이라는 점이다.

22년 동안 심천생리학을 보급하면서 가장 힘이 들었던 부분은 심천생리학의 치유 해법을 기존의학의 고정관념에 사로잡힌 이들에게 이해시키는 것이었다. 심천생리학 즉 심천사혈요법은 기존 학문을 기초로 하지 않고 심천생리학 고유의 자연이치, 화학반응의 이치를 기초로 하여 출발한 학문이므로 관점에 따라서는 이해하기 어려운 부분이 있다는 점을 충분히 공감한다.

그러나 긍정적인 관점에서 심천생리학을 바라보면, 오히려 새로운 각도의 학문이며, 이러한 특성이 순환기 장애로 인한 만성병 혹은 난치병으로 여긴 여러 종류의 질병에 대한 예방과 그 치유법을 찾는 시발점이 될 것이다.

인류가 추구하는 '건강한 삶' 에 있어 질병의 예방과 치유의 중요도를 따져 본다면 당연히 예방적 차원이 우선이 되어야 할 것이다. 심천생리학은 바로 이 부분에서 현대의학에 대한 의문을 가지고 있으며, 이 논문은 질병의 예방과 치유에 대해 심천생리학이 갖고 있는 다른 시각의 논리를 전개하게 될 것이다.

심천생리학의 관점에서 보면 현대의학은 인체를 마치 자동차를 대하는 것처럼 보인다. 고장난 자동차에 부품을 갈아 끼우듯 인체의 질병을 다룰 때 단지 발병한 부위에 대해서만 진단하고 치유한다는 것이다. 질병의 발생 원인이 순환기 장애임에도 불구하고 단지 나타난 결과만을 중시하는 이러한 현대의학의 치유 방법은 또 다른 합병증을 초래하고 만성질병으로 몰아가고 있는 악순환을 거듭하고 있지만 기존 의학의 고정관념을 벗어나지 못한 시각으로 인체를 대한다면 그 잘못됨은 보이지 않을 것이다.

심천생리학은 현대의학과 무관한 상태에서 출발하여, 인체를 다른 관점에서 바라보게 되었고 새롭게 인체를 진단하고 다룰 수 있는 간단한 공식을 찾게 되었다. 본 심천생리학이 기존의 의학적 성과들과 더불어 인체를 치유하는데 쓰이게 된다면 아마도 질병의 예방과 치유 효율을 크게 향상시킬 수 있을 것이다.

2. 본론

심천생리학은 인체를 먹이사슬 연결고리의 구조로 본다. 한 장기의 기능 저하가 연쇄적으로 합병증을 일으켜 나가는 과정에서 원인을 찾아내고 그 원인을 치유하여 인체 스스로 복원할 수 있도록 여건을 만들어 주는 것이 심천생리학의 치유 방법이고 이것이 병에 대한 근본 치유라고 생각한다.

심천생리학 시각에서 바라보면 현대의학은 만병이 진행되어 가는 과정과 원인은 무시한 채 악화된 증세가 어떠한 기준에 도달해야만 그때부터 병명이 붙고 그 병명 자체를 병의 원인이라 진단하고 그 증세에 대해서만 효능이 나타나는 방식으로 치유를 진행한다. 이 부분이 현대의학과 심천생리학의 가장 큰 시각차이라 말할 수 있다. 현대의학은 인체를 한 단면만 끊어서 바라보는 데 반해 심천생리학은 한 장기의 기능 저하가 연쇄적 합병증을 일으켜 나가는 과정을 전체적인 시각으로 바라보기 때문이다.

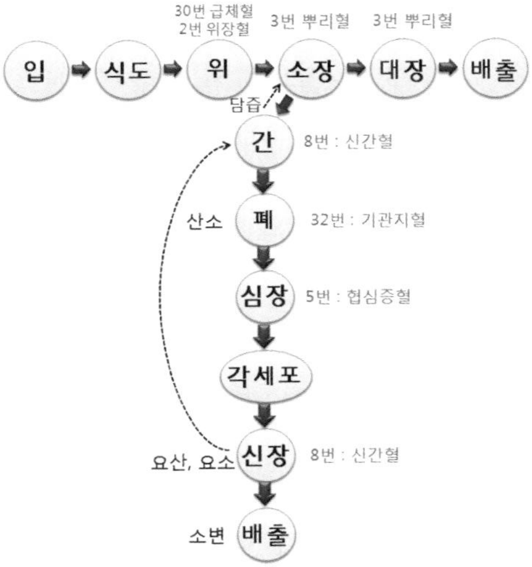

그림 1. 인체의 신진대사

순환기 장애 질환의 초기 증세인 고지혈증을 예로 들어 보면, 고지혈증에 의해 혈액의 점도가 높아지면 혈액의 흐름에 장애를 일으키고 고혈압, 협심증, 당뇨병 등으로 악화되어 간다. 현대의학은 고지혈증 자체가 병의 원인이라 진단하고 혈전용해제를 이용하여 걸쭉해진 혈액을 용해시키는 데에서 치유 방법을 찾는다면, 심천생리학은 고지혈증이 과다한 지방의 섭식도 문제이지만, 보다 더 근본적으로는 지방을 활발히 이용할 수 없는 인체의 상태, 즉 신장 기능 저하를 원인이라고 진단하고 신장 기능 자체를 회복시켜 고지혈증과 더불어 신장 기능이 치유되어 신장 기능 저하의 합병증으로 간 기능이 떨어지는 부작용도 미리 막아 2, 3차 합병증(고혈압, 협심증, 당뇨병)까지 미리 예방하는 치유를 하게 되는 것이라 할 수 있다. 미병(未病)상태나 반건강(半健康), 아건강(亞健康, sub-health)상태, 또는 질병의 초기 단계, 나아가 건강한 상태를 유지하기 위한 보건(保健)단계에서 효과적으로 질병을 차단할 수 있는 예방의학으로서도 큰 기대를 할 수 있다.

심천생리학적 시각으로 바라보면, 고지혈증은 신장의 기능 저하로 말미암아 미처 걸러 내지 못한 질소대사산물 등 인체의 노폐물들이 혈액 속에 섞여 혈액 속 산소 부족이 왔고, 산소 부족이 세포 하나 하나의 소화기능을 저하시키는 것이 원인이 되어 소장에서 흡수한 영양분을 세포가 못 먹어 치운 만큼 혈액 속에 누적되어 고지혈증이 발생하였기에, 요산 해독기능의 요산해독제와 청국장환을 섭취시키며 신장과 간 기능을 회복시키는 8번 신간혈 사혈을 하여 신장 기능 자체를 회복시켜야 혈액 속 산소 함유량이 높아져 체세포의 소화, 연소능력이 회복되기에 고지혈증의 원인에 대한 근본 치유라고 주장하는 것이다. 하지만 현대의학 치유 방법은 신장 기능이 떨어져서 높아진 혈액 속의 고지혈만 분해하고 신장 기능 저하는 병의 원인이라고 보지 않는다. 인체를 이러한 시각으로 진단하여 치유하면, 일시적 응급치유는 가능하나 근본치유는 될 수 없으므로 순차적으로 고혈압, 협심증, 뇌경색 등의 순서로 악화되는 현상을 피해 갈수는 없을 것이다. 이렇듯 조그만 시각 차이로 인한 치유의 결과는 시간이 지나면서 엄청난 결과로 나타나게 되는 것이다.

현대의학과 같이 고지혈증 치유에 혈전용해제를 복용하고 저칼로리 음식을 섭취하며 운동요법을 병행한다고 해서 신장 기능 자체가 회복되는 치유 효능이 나타날 수 있을까? 아마 현재까지 고지혈증이 신장 기능 저하로 인한 2차적 합병증이라는 시각 자체도 없을 것이다.

인체를 생리이치의 시각으로 보면, 신장 기능 저하의 다음 합병증은 간 기능 저하이며 신장과 간 기능이 저하되어 나타나는 합병증으로 가장 먼저 고혈압을 들 수 있다. 바꾸어 말하면, 고혈압의 원인 제공은 신장과 간 기능 저하라고 진단하고, 신장과 간 기능을 회복시키는 근본적인 치유를 하지 않으면 시간이 갈수록 신장과 간 기능은 더 저하되어 고혈압 다음은 협심증, 뇌경색, 신부전증 또는 간경화, 암으로 전개될 수밖에 없다. 고지혈증 초기 증세일 때 원인에 대한 작은 시각 차이가 시간이 지나면서 이렇게 엄청난 큰 결과를 나타나게 하는 것이다. 만병의 발병 원인을 진단하는 정확한 시각이 없으면 질병의 근본 원인은 그대로 둔 채 결과만을 치유하는 것이 되기에 대부분 만성질병으로 커질 수밖에 없고 그 잘못된 시각으로는 치유의 효과가 미약할 수밖에 없다는 논리다. 따라서, 심천생리학적 시각으로 질병을 대할 때 질병을 예방하고 재발이 없는 치유의 대안이 될 수 있다고 자신 있게 말할 수 있다. 심천생리학을 심도 있게 공부하면 자연의 생리이치를 기준한 논리와 공식이 확립되어 있고 각종 질병의 치유에 있어 하나의 논리 아래, 세부적으로 정리되어 있지만 이 지면은 한정된 공간이기에 그 내용을 모두 발표할 수 없어 아쉬울 따름이다.

심천생리학적 시각에서 질병을 대한다면 순환기 장애로 인한 만성 질병 대부분은 신장 기능 저하에서부터 출발된다는 것을 알게 될 것이다. 신장 기능 저하가 만병의 원인으로 출발되는 과정을 이해하려면 산의 화학반응 이치와 생리이치를 이해하면 된다. 인체에서 조금씩 생성되는 어혈이 신간혈에 누적되면 신장으로 공급되던 혈액 공급이 점점 감소하여 신장 기능이 저하되면서 질병이 시작된다. 신장 기능이 저하되면 신장에 의해 체외로 배출되어야할, 요산으로 통칭되는 각종 노폐물의 농도가 혈액 속에 증가하면서 노폐물의 농도가 높아지고 혈액의 산소 공급능력이 떨어진다. 이러한 상황은 다음의 3단계로 변화하게 된다.

1. 산소 부족에 의해 나타나는 2, 3차 합병증(간 기능 저하 등).

2. 산도가 높아지는 단계에 따라 혈액에 존재하는 물질들이 화학반응을 일으켜 불용성 물질로 변화되어 응집된 후 혈관의 말단에 있는 모세혈관에 걸려 혈액의 순환을 방해하면서 나타나는 2, 3차 합병증.

3. 산도가 더욱 높아져 혈액 속 영양분이 분해되어 녹을 정도로 작용하는 강산의 상태에서 유발되는 2, 3차 합병증.

여기에 '신장 기능 저하는 혈관이 막혀 신장으로 혈류가 적게 통과되는 것이 원인이고 간 기능 저하는 신장 기능 저하의 합병증으로 혈액 속 산소 부족이 원인이다.' 하는 것에 기초 공식을 두고 풀어 나가면 된다.

좀 더 신장 기능 저하의 설명을 하자면 같은 양의 음식을 섭취하더라도 청년층에 비해 중장년층에서 순환기 계통의 질환이 더 많고, 중장년층의 신장 기능이 더 낮다는 것을 예로 들 수 있다. 아래의 표(표 1)와 같이 각 연령별로 정상적인 신장 기능에 대한 현대의학의 기준이 나와 있으나 심천생리학에서는 이를 정상적인 상태로 보지 않고 연령이 증가할수록 신장 기능이 떨어지고 있는 증거로 본다. 현대의학에서는 고지혈이나 비만의 원인을 기초대사 저하로 보고 있다. 심천생리학에서는 여기에서 더 나아가 기초대사가 저하된 원인이 신장 기능의 저하에 있으며 신장에 의해 원활히 체외로 배출되지 못하는 질소대사 산물 등 인체의 노폐물들의 농도가 혈액 내에서 높아지면서 폐에서 헤모글로빈과 결합하는 산소가 적어지고 조직에 공급되는 산소의 양이 부족하게 되기 때문에 기초대사가 저하되는 것으로 본다. 혈액의 미세한 산도변화에도 산소의 결합력이 영향을 받는다는 것과 노인의 혈중 산소 포화도에 비해 젊은이의 혈중 산소 포화도가 더 크다는 보고들에서도 이러한 추론이 가능함을 알 수 있다.

표 1. 연령별 정상범위의 크레아티닌 청소율

연령	남자(ml/min)	여자(ml/min)
20-30	88-146	81-134
30-40	82-140	75-128
40-50	75-133	69-122
50-60	68-126	64-116
60-70	61-120	58-110
70-80	55-113	52-105

따라서, 심천생리학에서는 지방을 잘 연소하여 에너지원으로 더욱 활발히 사용할 수 있는 인체 상태의 회복, 즉 신장 기능의 회복을 목표로 치유방향을 결정한다. 그러므로 심천생리학에서는 요산을 해독시키는 기능이 있는 요산해독제와 지방분해 효소가 풍부한 청국장환을 섭취시키며 혈액의 과도한 영양분과 노폐물을 제거하면서, 신장과 간 기능의 회복에 탁월한 효능이 있는 8번 신간혈을 사혈한다. 이러한 결과 신장과 간은 기능을 회복하고 체세포는 효과적인 에너지 대사를 할 수 있게 되므로 고지혈증이 자연스럽게 회복됨과 동시에, 인체는 스스로 병적인 상태에서 벗어나 활발한 생명활동을 영위할 수 있다. 또한 신장과 간 기능 저하로 유발될 수 있는 2, 3차 합병증도 예방할 수 있고 장기 투약에 의한 부작용도 피할 수 있다.

Campbell, N. A., Reece, J. B., Urry, L. A., Cain, M. L., Wasserman, S. A., Minorsky, P. V. and Jackson, R. B., 생명과학, 8판. 서울. 바이오사이언스. 2008. p.936.

Colodny, N. Effects of age, gender, disease, and multisystem involvement on oxygen saturation levels in dysphagic persons. Dysphagia. 2001. 16. p. 48-57.

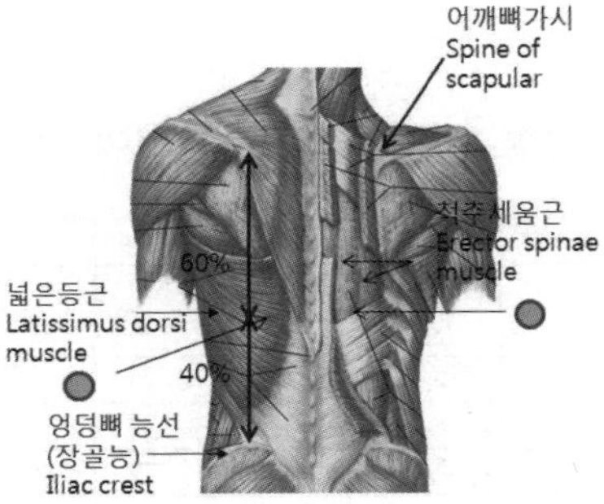

그림 4. 신간혈

질병의 발전과정을 이렇게 보면, 현대의학에서 사용하는 각종 치유제의 약리기능이 위의 나열된 증세들에 대해 얼마나 치유 효능이 있는가 하는 시각으로 접근을 해보면, 왜 단순질병이 커져 만성 질병이 되고, 또 중병에 도달하게 되어 사망에 이르는지 그 과정이 보일 것이다. 즉 병의 발전 동력이 되는 혈액의 조건을 개선하지 않는 한, 병의 진행을 막기가 어렵다는 것이다.

심천생리학 시각으로 인체를 바라 볼 때, 오장육부가 제 기능을 하기만 하면 혈액이 혼탁해질 이유가 없고, 혈액이 맑은 이상 어혈(혈전)이 생길 이유가 없으며, 어혈(혈전) 없이는 말초모세혈관이 막혀 피가 돌지 못할 이유가 없고, 혈관이 막히지 않으면 병이 생길 이유가 줄어들기 때문에 2, 3차 합병증은 생길 수 없다는 것이다. 이 단순한 논리를 근거하여 예방과 치유 개념을 살펴보자.

심천생리학 시각에서 인체를 바라보면 고혈압, 당뇨, 신부전증, 백혈병, 간경화, 암, 아토피, 치매, 중풍, 뇌경색, 협심증 이러한 질병들이 건강한 상태에서 갑자기 중병으로 악화되기까지는 그 과정이 있다. 이때 현대의학은 가벼운 증상이 큰 병의 시작이라고 진단하는 시각 즉, 만병이 시작하는 초기 단계를 소홀히 다루고, 원인은 그대로 둔 채 결과만을 두고 치유를 진행하기에 대부분의 증세들이 만성 질병으로 커지게 되고, 치유를 위한 처방을 하지만 그 결과는 더 이상 악화되지 못하게 하는 응급 효과만 있을 뿐이다. 심천생리학에서 가장 심도 있게 바라보아야 할 부분은 각 증세의 발병 원인 제공이란 용어가 무엇을 두고 표현하는 내용인가 하는 부분이다.

이 부분은 난해하고 그 내용이 방대한 부분이지만 간단하게 요약하여 보면 말초모세혈관을 막아 피가 돌지 못 함으로써 2,3차 합병증을 만들어내는 어혈(혈전)도 그 종류가 다양하다. 혈전의 생성에 있어 단순한 논리로 보면 혈관을 막아 피가 돌지 못한 합병증이지만 처방과 치유 목적으로 보면 변이물질이 왜 생성 되었는지에 대해 화학반응의 이치와 인체의 오장육부, 생리이치를 알아야 어느 장기의 기능 저하이며 연쇄적 합병증인지 진단해 낼 것이다. 또한,

1. 장기의 기능 회복
2. 탁혈 해독
3. 병적 변이물질 녹임

이 3가지 의미의 처방을 할 수 있는 것이다.

심천생리학은 질병의 원인과 진행과정을 중요하게 여기기에,

1. 탁혈의 생성 원인, 탁도의 정도에 따른 구분, 그 해독 원리
2. 각종 어혈, 병적 변이물질의 종류와 형성 원인, 녹임 처방원리로 정리하고 각 물질의 변화 과정을 '화학반응 이치' 란 용어로 표현한다.

이 화학반응의 진행과정을 풀어 보면 만병은 처음 신장 기능 저하에서부터 출발되고 신장 기능 저하의 합병증으로 간 기능이 떨어진 초기에 요산(약산), 탄닌산(중산)의 수치가 낮을 때는 혈액 속 산소 부족 현상만을 일으켜 만성피로와 고지혈증 증세가 나타나지만 화학반응을 일으킬 꼭지점 수치에 도달하면 산의 종류에 따라 다양한 응고 물질이 형성되어 말초모세혈관을 막는 주범인 어혈에서부터 시작하여 각종 병적 변이물질 또는 각종 혹들이 형성된다.

이 과정을 예방의학의 개념과 근본적 치유를 한다는 시각으로 원인에 대한 치유와 결과에 대한 치유 개념을 나누어서 한번 정리하여 보자. 병적 변이물질인 각종 혹, 고지혈증, 어혈, 비지종, 섬유종, 간경화, 담석, 물혹을 생성하게 된 근본 원인은 신장이 먹어 치우지 못하여 누적된 요산(약산), 간세포가 먹어 치우지 못하여 누적된 탄닌산(중산)의 농도가 높아져 혈액 속 다양한 성분과 화학반응을 일으켜 각종 병적 변이물질을 만들어 낸다면 약산, 중산을 해독하여 피를 맑게 하는 방법이 1차로 나타난 원인에 대한 치유며, 2차적 근본 원인치유는 바로 신장과 간 기능을 회복시켜 약산과 중산의 수치가 다시 높아지지 못하게 하는 것이 되는 것이다.

그렇다면 이러한 장기의 기능이 저하된 원인에 의해 생성된 각종 혹(병적 변이물질)을 수술을 통하여 잘라 내었다고 혹이 생긴 원인에 대한 근본적 치유에 효능이 있겠느냐? 하는 것이다.

만병의 원인을 진단하는 시각 차이가 수술 후 재발의 여부를 결정하게 되고, 피의 탁도와 신장과 간 기능 정도에 따라 얼마나 빨리 재발이 되느냐를 결정하게 된다는 논리다.

이 문제를 깊이 있게 이해하려면

1. 약산, 중산, 강산 형성 원리
2. 해독 원리
3. 화학반응 원리
4. 인체의 생리이치 반응 원리

이 4가지를 동시에 먼저 이해해야만 가능하다.

아무리 강한 독극물도 소량으로는 사람이 죽지 않듯이 신장 기능이 떨어진 합병증 요산(약산), 간 기능이 떨어진 탄닌산(중산) 수치가 소량일 때에는 화학반응이 일어나지 않는다. 혈액 속 다양한 성분을 산의 화학반응으로 산패시키고 응고시켜야 어혈이 생성되고, 그 어혈이 말초모세혈관을 막아 피가 돌지 못한 것이 원인이 되어 2차적 합병증, 즉 각종 병적 변이물질인 혹들이 생성되는데 기존의 의술들이 각종 혹들이 생긴 다음 병명을 붙이고, 혹이 병의 원인이기에 혹을 잘라내야 치유가 된다고 하는 현실의 이러한 시각으로는 국민의 건강에 대해 단순한 증세를 키워 중병이 되게 하고 나아가서는 근본적으로 질병에 대한 예방이 우선 되는 이상적인 방향으로 발전하기는 어렵다는 지적을 하고 싶다. 국민의 건강을 추구하고, 과중한 의료비 부담을 줄여주며, 만병을 미리 예방한다는 차원에서 기준한다면 산도가 높은 탁혈 단계에서 이미 질병의 시작이라는 시각을 갖고 신장과 간 기능이 떨어진 초기 탁혈 단계에서 심천생리학에서 강조하는 신장과 간 기능을 회복시키는 8번 신간혈을 사혈해준다면 더 이상 중병으로 악화되지 않는 예방치유가 가능하다는 논리가 성립되게 된다.

필자는 이 부분을 온 국민이 질병예방 차원에서 심천사혈 교제에 명시한 주의점을 지키며 2-3-6-8번의 기본 사혈을 마친 다음,

- 치매, 중풍, 뇌출혈, 뇌경색, 탈모증이 걱정된다면 1-9번 추가 사혈.
- 협심증, 심근경색, 저혈압, 심장마비의 돌연사 위험이 있으면 5-30번 추가 사혈.
- 요실금, 전립선 비대, 대장암이 의심된다면 51-29번 추가 사혈.

- 폐결핵, 천식, 폐암이 의심되면 5–32–4번 추가 사혈.
- 감기가 자주 발생하고 편도선염, 갑상선이 걱정되면 4–18번 추가 사혈.
- 시력 감퇴가 시작되면 20–17번 추가 사혈.
- 청각 기능 저하, 중이염이 의심되면 40–54번 추가 사혈.
- 알레르기 비염, 콧물이 심하게 나면 47번 추가 사혈 그밖에 고혈압, 당뇨, 정신과 질환, 각종 피부과 질환, 암 등을 심천사혈로 치유를 해준다면, 의료비 부담을 줄이고 국민 건강은 지금과 비교하여 월등하게 향상될 것이라 확신하고 있다.

필자의 기준으로 볼 때 일반 대중이 위에 나열된 질환들에 대해 그 해당 혈점 부위의 말초모세혈관이 막혀 피가 돌지 못하여 발병하는 생리이치를 모두 이해하기는 어려울 것이라 여긴다. 하지만 심천사혈요법 안에는 수많은 치유 이치가 숨어있기에 위에 나열된 증세들이 예방은 물론 만족할 만한 치유 효능까지도 기대할 수 있다는 것을 말해주고 싶다.

필자는 심천사혈요법을 전 국민에게 보급하여 대중화시킨다면 질병의 예방은 물론이고, 경제 발전의 발목을 잡는 과중한 의료비 부담에서도 벗어날 수 있다고 생각한다. 또한 질병의 초기에 미리 예방하지 못해 중증으로 발전된 경우는 심천사혈요법의 좀 더 전문적인 치유 방법을 적용하면 치유가 가능할 것이다.

심천사혈요법은 가벼운 질병의 경우, 1일 3시간 기준, 12일 정도의 교육을 통하여 누구나 질병 예방 차원에서 안전하게 자신의 건강은 스스로 지킬 수 있을 정도로 사혈을 할 수 있다.

신장과 간 기능이 떨어진 초기에 사혈을 해주지 못하여 이미 증세가 악화되어 신부전증, 악성빈혈, 백혈병, 암, 뇌경색, 간경화, 협심증, 당뇨병, 아토피 등으로 발전된 상태에서 심천생리학의 보사의 균형을 깊이 있게 이해하지 않고 조혈기능이 망가진 원인에 대한 처방지식 없이, 마구잡이 사혈만 하다가는 피 부족의 부작용은 누구도 비켜갈 방법이 없음도 알아야 한다.

필자는 이 부분에 대해 의료인들이 이러한 중증치유에 관한 심천사혈의 전문적 지식을 원한다면 언제든 공개할 의사도 가지고 있고 이 영역은 의료인이 담당하여 치유를 해야 한다는 생각을 가지고 있다. 하지만 그 내용이 방대하여 이 공간에서는 설명이 불가능하기에 부분적으로 끊어서 흐름 정도만 설명을 하고 있는 것이다.

심천생리학 시각으로 인체를 바라보면 병명보다는 피의 탁도와 질병이 발생한 위치를 중요하게 여긴다. 그 이유는 대부분의 병은 혈관이 막혀 피가 돌지 못하는 곳에서 발병하는데, 혈관이 막힌 위치가 몸 외피쪽 사혈로 환부의 피를 잘 돌게 할 수 있는 사정권에서 가까울 경우는 병명에 관계없이 치유 효능이 강력하지만, 췌장이나 담낭처럼 사혈치유로써 효능이 나타날 수 있는 사정권에서 멀리 떨어진 부위의 혈관이 막히고, 질병이 발생한 경우는 그 치유 효능이 떨어질 수밖에 없기 때문이다.

이러한 부분을 보완하기 위하여 심천생리학에서는 약제처방을 연구 발전시켜 왔다. 혹자는 처방의 안정성여부에 대해 의문을 가질 수도 있다.

처방의 안전성 여부를 상세히 설명하기에는 이 공간이 턱없이 부족하므로 25년 간의 임상 경험을 통해 이미 정제된 학문이며 식품회사를 설립하고 공식적으로 현재의 제품을 생산 판매한 15

년의 역사로써 그 답변을 대신하고 심도 있는 이해를 원한다면 심천생리학 처방을 배워보고 난 뒤에 논하였으면 하는 바람이다.

심천생리학의 처방 원리를 깊이 있게 공부하여 본다면 “자연의 생리이치를 기준한 화학반응의 이치” 처방 공식이 논리적으로 이해가 가능한 범위 내에서 확립되어 있고, 현재 심천생리학 처방공식이란 제목으로 집필을 마친 상태이며 출판시점의 때를 기다리고 있는 중이다. 그 내용이 방대하여 이 공간에서 모두 설명하기는 곤란하므로 한 부분만 요약하여 설명하여 본다면,

말초모세혈관을 막아 피 흐름에 장애를 주어 다양한 질병을 유발하는 어혈을 심천생리학에서는

1. 단순 어혈 2. 섬유종 물질 3. 담석 물질로 구분한 다음

각 물질의 생성과정과 녹이는 처방원리를 설명하고 탁혈을 ① 약산 ② 중산 ③ 강산 3가지 상태로 구분하여, 그 성분의 생성원인, 해독 원리를 설명하고 각 약제를 처방하는 방법 즉 인체 스스로 해독하기 어려운 약초의 독성을 법제과정을 통해 해독하는 방법, 현 약재에서 원하는 성분이 없는 경우 그 성분을 법제발효과정을 거쳐 인위적으로 만드는 방법, 각 증세마다 약재의 양을 조절하는 방법 등이다.

이 부분에 대한 이해는 우선 필자가 정리한 화학반응의 이치 공식을 이해하여야만 가능한 부분이지만 간략하게 요약하여 보면, 신장과 간의 기능이 떨어진 정도에 따라 혈액의 산도가 달라지며, 그 산도의 종류에 따라 화학반응 물질은 달라진다.

말초모세혈관을 막고 있는 어혈의 종류를 크게 구분해보면,

1. 질병 초기, 신장 기능저하의 합병증 상태 : 혈액 속 요산의 농도가 높아지면 그 요산의 화학반응에 의해 혈액 속 지방, 단백질 성분이 응고되는데 그 물질을 단순 어혈이라 분류한다.(약산상태)

2. 간 기능저하의 합병증 상태 : 혈액 속 철분, 석회질, 칼슘, 지방, 단백질 성분의 수치가 높아진 상태에서 중산의 화학반응에 의하여 응고된 물질을 섬유종 물질이라 한다.(중산상태)

3. 철분, 석회질, 칼슘 등이 강산의 화학반응에 의해 응고된 물질을 담석 물질이라 한다.(강산상태)

이 3가지에 대해 자세히 설명해보면 다음과 같다.

1. 신장 기능저하로 혈액 속에 누적되는 성분을 요산(약산상태)이라 하며, 이 성분의 생성과정을 살펴보면, 인체의 모든 생명체들이 다양한 성분을 소화시키는 과정에서는 필연적 불완전 연소물질이 배출되는데 그 작은 미립자 형태로 혈관을 떠도는 상태를 질소 가스라 표현하며, 그 질소 가스가 액체화된 물질을 포괄적으로 요산이라 표현한다. 이 물질을 다른 각도로 표현하면 인체 내부에서 체세포들의 소화 과정에서 자연 발생된 물질이라 할 수 있으며, 이 불완전 연소 물질인 요산은 혈액 속에 산소가 부족할수록 많은 양이 발생하며, 또한 요산의 농도가 높아질수록 혈액 속 산소 부족이 더 심화되는 악순환이 거듭되는 것이다.

산소 부족의 1차적 합병증이 만성피로, 2차 합병증이 고지혈증, 3차 합병증이 다량의 어혈 생성, 4차 합병증이 바로 비만이다. 이때 다량의 어혈이 1-9번 혈을 막으면 뇌경색, 치매, 뇌출혈 등이 발병하고, 5-30번 혈을 막으면 협심증, 우울증 5-32-

4-18번 혈 위치를 막으면 해소천식 하는 식으로 어느 부위의 말초모세혈관을 막아 피가 돌지 못하느냐에 따라 그 2차적 합병증이 발생한다. 이렇게 만병의 시발점이 되는 요산을 약산이라 하고, 요산해독제로 요산을 해독하여 피를 맑게 하여야 한다.

2. 간 기능 저하에 따른 탄닌산(중산), 이 물질은 식사 시 섭취하는 음식물을 통해 외부에서 유입된 산이며 식물이 자신의 몸을 곤충이나 동물로부터 보호하기 위하여 지닌 성분으로 맛으로는 신맛, 떫은맛, 쓴맛, 아린 맛이 있으며 심천생리학에서는 이 성분을 통합하여 '탄닌산(중산)' 이라 부르며 이 성분이 화학반응을 일으키면 칼슘성분이 만들어지며 여기에 지방, 단백질 성분이 혼합된 상태에서 화학반응을 일으키면 섬유종 물질, 간경화 물질이 생성되며 이 화학반응이 간에서 일어나면 간경화, 인체 특정 부위에서 생성되면 섬유종, 말초모세혈관에서 생성되면 거북등 증세로 나타난다고 진단하며 이러한 병적 변이물질이 생성되는 과정을 심천생리학은 '화학반응의 이치' 로 표현 한다.

간 기능 저하로 혈액 속에 누적된 이 탄닌 성분이 일정 수치 이상 누적되어 화학반응이 일어나면 1차적 증세는 혈액의 색이 검푸른 색을 띄며, 이 상태가 되면 그 2차적 합병증이 얼굴, 가슴, 등에 여드름이 집단적으로 생기고 탄닌 성분 수치가 높아질수록 간염, 관절염, 초기 당뇨, 통풍, 간경화 등으로 악화되며 이러한 탄닌 성분을 중산해독제로 해독하여 피를 맑게 한다.

3. 신장 기능 저하의 요산, 간 기능 저하에 따른 탄닌산의 농도가 일정 수치 이상이 되면 화학반응이 일어나고 화학반응에 의하여 제3의 새로운 물질로 바뀐 산을 심천생리학은 통합적으로 칼륨 혈질, 또는 강산이라 표현한다. 칼륨 혈질의 강산 상태가

지속된 상태에서 혈액 속 철분, 석회질, 칼슘 성분 등이 다시 화학반응을 일으키면 인체 어느 부위든 담석 물질이 형성된다.

이 칼륨 혈질의 강산이 혈액 속 각종 영양분을 산화작용으로 녹이면 악성빈혈이라 한다. 그리고 이 강산의 산화 작용이 체세포의 보호막을 녹일 정도가 되어 체세포의 생명에 위협을 주어 체세포가 죽음을 의식하고 2세를 남기려는 본능이 작용하여 정상보다 빠르게 세포 분열을 하여 나타나는 증세를 암이다 라고 진단한다. 혈액 속에 사는 백혈구에게 같은 원인 제공을 하여 생명에 위협을 주고 죽기 전에 2세를 남기려는 본능이 발동하여 정상보다 백혈구 수치가 월등히 높아지는 증세를 백혈병이라 진단한다.

이 강산이 혈관 벽을 녹이고 약화시켜 혈관이 탄력을 잃게 되면 말초모세혈관이 팽창되는 증세, 다시 말해 딸기 피부 현상이 나타나며, 뼈에 보호막을 녹여 골수가 새어 나와 굳으면 류마티스 관절, 그 부위가 세균에 의해 감염이 되면 류마티스 관절염 하는 식으로 강산은 다양한 중병의 원인 물질로 작용한다. 이 칼륨 혈질 강산을 해독하여 피를 맑게 하기 위한 목적으로 처방한 것이 '강산해독제' 이다.

이 칼륨 혈질 강산을 강산해독제로 해독하여 피를 맑게 한다.

심천생리학은 약산, 중산, 강산의 3가지 혈질을 통합하여 탁혈이라 표현하며, 3가지 탁혈 물질을 해독하여 피를 맑게 하기 위한 처방을 살펴보면 요산 해독 기능을 통합한 이름은 '요', 간 기능 저하의 탄닌 성분 해독기능의 천연 상태의 약재를 '탄', 법제, 발효과정을 거친 통합약재 15종류를 묶어 '발', 칼륨 혈질 강산을 해독하는 약재는 '인' 이라 나름대로 그 이름을 정해

교육의 편리함을 꾀하였다. 다시 말하면 '요, 발, 탄, 인'은 피를 맑게 하는 해독 처방의 약자라 할 수 있다.

위 내용을 정리해보면,

1. 인체의 대부분의 증세들은 신장 기능 저하로 인한 요산(약산)이 원인이 되는 경우

2. 간 기능 저하로 축적된 탄닌 성분(중산)이 원인이 되어 질병이 생기는 경우

3. 이미 축적된 1번의 요산과 2번의 탄닌산의 화학반응으로 제3의 변형된 산, 칼륨 혈질(강산)에서 오는 병으로 분류한다.

이와 같이 심천생리학은 병명보다는 피의 탁도를 기준으로 처방한다.

필자가 이러한 주장을 하게 되면, 신장과 간 기능 저하에 따른 피의 탁도 변화, 화학반응의 이치까지는 이해가 되는데 병적 변이물질인 어혈, 비지종, 섬유종, 간경화 물질 등이 왜 특정 부위에서만 발병하느냐 하는 의문이 생길 수 있을 것이다.

그 해답은 의외로 간단하다. 인체의 혈관 구조를 보면 심장 앞에는 동맥 혈관, 동맥 혈관 앞에는 수백가닥의 소동맥이 있으며 각 소동맥 혈관 끝에는 셀 수 없을 정도의 말초모세혈관이 연결되어 있어 그 모세혈관의 막힌 정도에 따라 인체 부위별 산도가 모두 다르고, 혈액 속 다양한 성분들은 산도가 낮은 곳에서는 그냥 통과 하다가 산도가 높은 특정 부위에 도달하면 그 부위의 상태가 약산, 중산, 강산이냐에 따라 각기 다른 형태의 화학반응이 일어나고 그에 따라 각종 병적 변이물질이 달라지는 것이다.

비교적 화학반응의 이치를 상세하게 설명하는 이유는 따로 있다. 화학반응의 이치를 이해하고 나면 모든 질병의 진행 과정을 이해할 수 있고 그 치유에 대한 공식을 얻어 낼 수 있으며 처방의 논리가 확립되면 막연한 진단, 막연한 처방이 아닌 확신을 가진 상태에서 치유에 임할 수 있기 때문이다.

혹자들은 자연의 생리이치에 대한 이러한 논리적 근거를 현대과학 시각으로 입증이 가능하겠느냐는 의문을 가질 수도 있을 것이다. 하지만 인체를 자연의 생리이치, 화학반응의 이치로 바라보면 병적 탁혈인 약산, 중산, 강산이 만들어지는 것도 결국은 인체의 각 장기 세포들이 음식물을 통해 들어온 다양한 성분들을 먹고 소화시키는 과정에서 생성되었기에, 그 생성 과정의 화학반응 이치를 이해하고 그것을 역이용하면 한 단계 낮은 해독물질을 만들어 인위적 해독이 가능하게 된다.

그 방법은 각종 약재의 서로 다른 약성이 특정 성분과 만나 어떠한 성분으로 바뀔 것이냐 하는 화학반응의 이치를 알고 각종 약재의 특징에 따라 혼합법제, 발효법제 과정을 거치면 제3의 변형된 즉 원하는 성분을 얻어 낼 수 있다는 것이다. 이러한 법제 원리를 이해하고나면 현 약재에 원하는 성분이 없는 경우 인위적 방법으로 그 성분을 가공할 수 있으며, 부작용 없이 피를 맑게 하는 해독 처방을 할 수 있다.

이러한 원리를 이용하여 바로 해독제와 복합진액들을 만든다.

처방제조에 있어 천연 약재의 양만 조절하는 방식으로는 약산, 중산까지의 해독 처방이 가능하다. 하지만 칼륨 혈질의 강산 상태에서는 법제, 발효 과정을 거쳐 인위적으로 가공시킨 제3의 성분이 아니고는 부작용 없는 해독이 불가능하며 이 원리를 이용하여 칼륨 혈질(강산) 해독제품인 강산해독제를 만들 수 있다.

이러한 심천생리학의 질병에 대한 예방과 치유 그리고 진단과 해독 처방의 논리가 옳고 그름을 실험을 통하여 입증하는 시간은 약 45일이면 족하다.

앞에 주장한 해독과 치유의 논리를 그대로 적용하면 백혈병 초기, 신부전증 초기, 당뇨병 초기, 아토피 초기, 각종 피부병, 가려움증, 두드러기, 부종, 고열 등이 병명과 증세는 다르지만 모두 신장과 간 기능이 떨어져 혈액이 칼륨 혈질 즉 강산 상태로 바뀌고 그 강산이 원인이 되어 연쇄적으로 일어난 병증들이기에 필자의 질병에 보는 시각, 즉 발병 논리, 해독 처방의 논리, 치유 방법의 논리가 정확하다면 강산해독제는 칼륨 혈질(강산) 성분을 해독하여 피를 맑게 하기 위한 처방이므로 강산해독제는 1회 150알 정도 1일 3회 섭취하고 신장과 간 기능을 회복시키고 피를 맑게 해주는 혈이라 주장하는 8번 신간혈에서 한주에 한번 200cc 정도를 사혈하여 6회 정도 실시할 경우 위 나열된 증세의 환자 100명중 적어도 80명 이상은 뚜렷한 치유 효능이 나타날 것이다. 치유 효능을 80%라고 정하는 것은 환자마다 어혈의 양과 농도가 다르기에 사혈을 한다 하여 모두 같은 양의 어혈이 나와 주지는 않기 때문이다.

사혈 횟수를 6회로 제한한 이유는 강산해독제의 약리기능은 탁혈을 해독하여 피를 맑아지게 하는 기능만 있지 사혈로 인하여 부족해진 혈액에 필요한 영양분 보충 기능은 없기 때문이다. 6회 사혈로 치유 효능이 나타나는 것을 경험했다면, 어혈이 빠져나온 양만큼 생혈이 만들어지는데 필요한 영양분, 철분, 염분(통합하여 영, 철, 염이라 칭함)을 보충하여 보사의 균형을 잡아주어야만 피 부족의 부작용을 방지하며 안전하게 심천사혈요법 책에서 기준하는 양만큼 사혈을 할 수 있으며 재발이 없는 완치에 이르게 된다.

위 내용 안에는 무한한 논리적 근거가 숨어 있다. 그 내용을 함축하면,

만병이 외관상 병명과 증세가 다르기에 그 발병 원인이 다르게 보여도 그 진행과정은 대부분 신장과 간 기능 저하로 혈질이 탁해진 상태에서 말초모세혈관이 막혀 피의 유속이 느려지면 유속이 느려진 정도에 따라 인체 각 부위별로 산도가 달라지고, 그 혈질의 상태가 약산, 중산, 강산이냐에 따라 외관상 다르게 보이는 다양한 질병들이 발병한다. 혈질에 따라 해독 처방을 달리 하여 피를 맑게 해주고, 사혈로 환부 쪽의 피를 잘 돌게 해주면 위 나열된 증세에 대해 근본적인 치유 효능이 나타나기에 증세가 회복으로 돌아서는 것은 당연한 결과인 것이다.

어떠한 증세이든 신장과 간 기능을 회복시켜 피가 탁해지는 원인 자체를 없애야 재발이 없는 근본적인 치유가 되고, 그 방법이 바로 8번 신간혈 사혈이다.

이러한 내용은 성분검사 수치로 밝혀 보면, 만병이 오는 원인 진행 과정을 과학적으로 설명이 가능할 것이며, 심천생리학이 인체를 어떠한 시각으로 바라보고 치유 방법을 도출하여 나가는지 이해가 빠를 것이다. 큰 틀에서 기존의 의술을 향하여 2가지의 화두를 제시하고 싶다.

첫 번째, 위 내용을 자세히 살펴보면 인체의 각종 병적 변이물질인 고지혈증, 어혈, 물혹, 비지종, 섬유종, 간경화, 담석, 암 등이 혈관이 열려 있고 피가 잘 돌고 있는 곳에서 발병하는 것인지

아니면 말초모세혈관이 막혀 피가 돌지 못하는 곳에서 발병하는 것인지를 먼저 한번 생각해 본 후 그 답이 정리되었다면, 일반적으로 환자를 진료하기 위하여 혈액 검사를 할 때 어느 부위로 부터 채혈하는지 상기하여 볼 필요가 있다.

대부분 혈류가 정상적인 정맥혈관에서 혈액을 채취할 것이다.

이때 앞서 주장한 내용을 상기해보면, 모든 질병은 말초모세혈관이 막혀 피가 돌지 못한 곳에서 발병한다 하였다.

이 말은 정상적으로 피가 잘 도는 정맥 혈관의 피의 탁도와 어혈로 인해 피가 잘 돌지 못하는 말초모세혈관의 피의 탁도는 근본적으로 다르다는 것이다.

산도에 따라 화학반응과 그에 따른 응고 물질이 다르다는 논리에 근거하여 생각해보면, 환부에서 채혈하지 않고 혈류가 정상적인 정맥혈관의 피의 성분 검사로 병적 변이물질인 어혈(혈전), 물혹, 비지종, 섬유종, 담석 물질이 왜 생성되었는지 그 원인을 진단할 수 있었을까 하는 의문을 가져 볼 수 있으며 또한 왜 그동안 각종 질병이 발병하는 근본적인 원인을 찾아내는 것이 불가능하였는지 의문이 풀릴 것이다.

위 나열된 각 증세마다 환부의 혈액을 채취하여 산도 별 검사, 영양 성분 검사를 해보면, 각 증세마다 다 다르게 나타날 것이다. 그리고 어떠한 성분이 어떠한 수치일 때 화학반응을 일으키며 각종 병적 변이물질이 생성되는지 수치적으로 나열하여 진단이 가능하고, 성분학적 수치를 나열 하게 되면 화학반응 최고점의 성분이 정리되기에 그 성분보다 한 단계 낮은 성분을 이용하여 병적 변이물질을 녹이고, 비정상 탁혈을 해독하는 성분도 과학적 수치로 계산이 가능할 것이다.

두 번째, 필자의 주장은 칼륨 혈질인 강산이 체세포의 피부를 산화 작용으로 녹여 체세포가 죽음을 의식하고 죽기 전에 2세를 남기려는 본능이 발동하여 정상보다 세포 분열을 빨리하는 증세가 암이고, 강산이 체세포의 피부를 녹일 때 느끼는 통증이 통풍성 통증, 말기 암 통증이다 주장하는 부분이다.

심천생리학의 이러한 진단 속에는 치유에 대한 이치가 숨어 있다. 강산의 산화작용이 암을 일으키고 또한 강한 통증을 유발시킨다면, 이치에 맞는 치유 방법은 암의 유발물질, 통증의 원인물질인 강산을 해독하여, 암의 진행을 막고, 통증을 없애는 치유를 하는 것이 논리에 맞는 치유 방법이 아니냐 하는 지적이다.

다시 정리를 해보면 발상의 전환으로 말기 암 통증에 마취기능으로 통증을 잡으려 하지 말고, 통증의 원인 제공, 강산을 해독하여 통증을 잡는 치유가 부작용 없는 치유가 되지 않겠느냐 하는 지적이다.

치유에 대한 올바른 이치와 논리가 없이 통증 자체만 없애려는 치유 방법을 찾게 되면 지금과 같은 진통제, 마약, 혹은 신경선을 잘라 아예 통증을 느끼지 못하게 하는 치유 방법이 나올 수밖에 없다고 생각 한다.

하지만 칼륨 혈질, 강산이 암을 오게 하고 말기 암 통증을 유발 시키는 원인이라 진단한다면 그 칼륨 혈질의 강산을 해독하는 데서 치유 방법을 찾아 암의 진행을 막는 동시에 통증도 완화시키기에 부작용 없는 치유 방법으로 발전할 수 있다는 논리다.

필자의 입장에서 이론적으로는 이러한 논리를 풀어낼 수 있지만 현대의학이 아닌 자연의 섭리와 이치에 근거한 의술이기에 임상학적 치유 실험에는 한계점이 있다.

그 이유는 암은 혈관이 막혀 피가 돌지 못하는 곳에서 발병하기에, 피가 돌지 못하는 곳은 그 칼륨 혈질(강산)에 대한 해독 처방을 한다 하여도, 혈관이 막힌 만큼 약성이 환부에 도달하는 것을 막는 약점이 있다.

이 문제는 해독 처방을 주사약으로 정제하여 주사기를 이용해 환부에 직접 투여하면 통증 완화와 암의 진행을 일정기간 억제시키는 효능이 가능하리라 본다. 필자의 이러한 논리가 실효성이 있는지의 여부는 간단하게 5분이면 실험으로 입증이 가능하다.

일반적으로 입안의 침 성분을 검사하여 보면 강산에 가깝다. 신장과 간 기능이 떨어져 흐르는 피 속에 산도가 높은 상태에서 39-18번 혈 위치의 말초모세혈관이 막히면, 침은 암을 유발시킬 정도의 강산 상태로 바뀐다.

이 강산이 치아 표면을 녹여 신경이 노출되면 치통이 오고, 잇몸 체세포의 피부막을 녹이면 풍치성 통증이 발생한다. 이 상태가 말기 암 통증을 유발할 정도의 칼륨 혈질인 강산 상태로 보고 있다. 이때 강산을 해독하여 치아나 잇몸 세포를 녹이지 못하게 한다면 마취기능이 아니어도 통증이 사라지는 것은 당연할 것이다. 해독 작용을 통하여 통증을 없애고 암의 진행 또한 막을 수 있는 이러한 논리에 합당한 치유 방법은 현 의료계에 지대한 발전을 기대할 수 있을 것이다. 실제 풍치성 통증이 발생할 때 칼륨 혈질의 강산 해독 기능을 하는 강산해독제 70알 정도를 약간의 물로 녹여 1분 정도만 입안에 머물다 삼켜도 강산이 해독되어 통증이 90% 정도 그 즉시 사라진다. 이것이 이독제독을 통한 해독 원리다. 이러한 해독 원리로 처방한 복합진액과 강산해독제를 섭취하며 임상한 결과 통증완화와 간암, 대장암, 피부

암 등에 상당한 치유 효능을 보였다.

강산해독제의 이러한 칼륨 혈질 강산 해독 기능을 이용하여 풍치성 질환으로 통증이 갈수록 심해질 때엔 강산해독제를 증세의 정도에 따라 1회 100–150알 정도 1일 3회 섭취하며 39–18번 혈을 책에서 기준하는 양만큼 사혈을 한다면 그 치유 효능은 놀라울 정도로 빠르게 나타날 것이다. 사실 이러한 풍치성 염증 단계에서 치유를 했다면 치아나 잇몸질환 등으로 고통 받을 이유가 없을 것이다.

어찌 보면 이러한 것들이 현대의학과 상호 보완되어야 할 부분들이다. 현대의학이 수술적 방법으로 암을 잘라내버리는 치유 방법에 대해선 비약적 발전을 하였지만 암이 발생하는 원인치유, 피를 맑게 하는 처방 기술, 신장과 간 기능을 회복시켜 근본적으로 다시 혈액이 탁해지지 않도록 하는 원인치유에 대한 부분은 제자리 걸음을 하고 있다고 표현하여도 틀린 말은 아닐 것이다. 여기에, 암이 발병한 원인 자체는 그대로 둔 채, 암세포를 수술로 잘라내었다고 해서 암을 일으킨 원인을 없애고 피를 맑아지게 하는 치유 효능이 나타날 수 있을까 하는 의문을 가져 본다면, 왜 수술을 하고 항암치유를 받아도 다시 암이 재발하는지 의문이 풀릴 것이다.

이 부분에서 현대의학은 수술적 방법으로 암세포를 잘라내고, 심천생리학으로써 피를 맑게 하고 신장과 간 기능을 회복시켜 맑은 혈액을 유지하게 하여 재발을 막는 치유를 한다면 지금 보다 월등한 완치 효능을 발휘할 수 있을 것이다.

필자가 심천생리학에서 아쉬운 점은, 심천사혈요법은 몸 외피를 사혈하여 치유 효능을 꾀하기에, 몸 외피 사혈로서 환부의 피를 잘 돌게 할 수 있는 범위 내에서 발생한 증세에 대해서는 치유 효능이 강력하지만, 사혈 치유 효능 사정권에서 멀리 떨어진 곳에서 발병한 증세에는 치유의 한계점이 있다는 것이다. 이것은 아무리 정확한 해독의 처방을 하여도 그 해독 성분이 혈관이 막혀 피가 돌지 못하게 되면 환부에 도달할 수 없는 약점 때문이다. 이 부분을 현대의학과 보완하면 큰 발전이 있을 것이라 생각한다.

3. 결론

20여년 동안 심천생리학을 보급하면서 가장 어려웠던 부분은, 기존 의학의 틀에서 질병을 바라보는 고정관념이 워낙 강하여 심천생리학이 전개하는 논리와 이치를 이해시키기가 어려웠다는 점이다.

심천생리학은 외우는 쪽으로 접근한다면 방대한 논리와 이치에 대한 이해에 한계가 빨리 올 수밖에 없다. 심천생리학은 외우는 공부가 아닌, 원리와 공식을 이해하고 깨닫는 학문으로 접근할 때 비로소 치유의 공식이 보일 것이다.

필자는 심천생리학이 심도 있게 전수되어 환자에게는 삶의 희망을, 의사에게는 확신과 자신감을 주고 국가에는 의료비 절감과 효과적인 의료정책을 수행하는데 큰 도움이 되었으면 하는 바람을 가지고 있다.

심천생리학 심천사혈요법
세계명인 심천 박 남 희

심천사혈요법

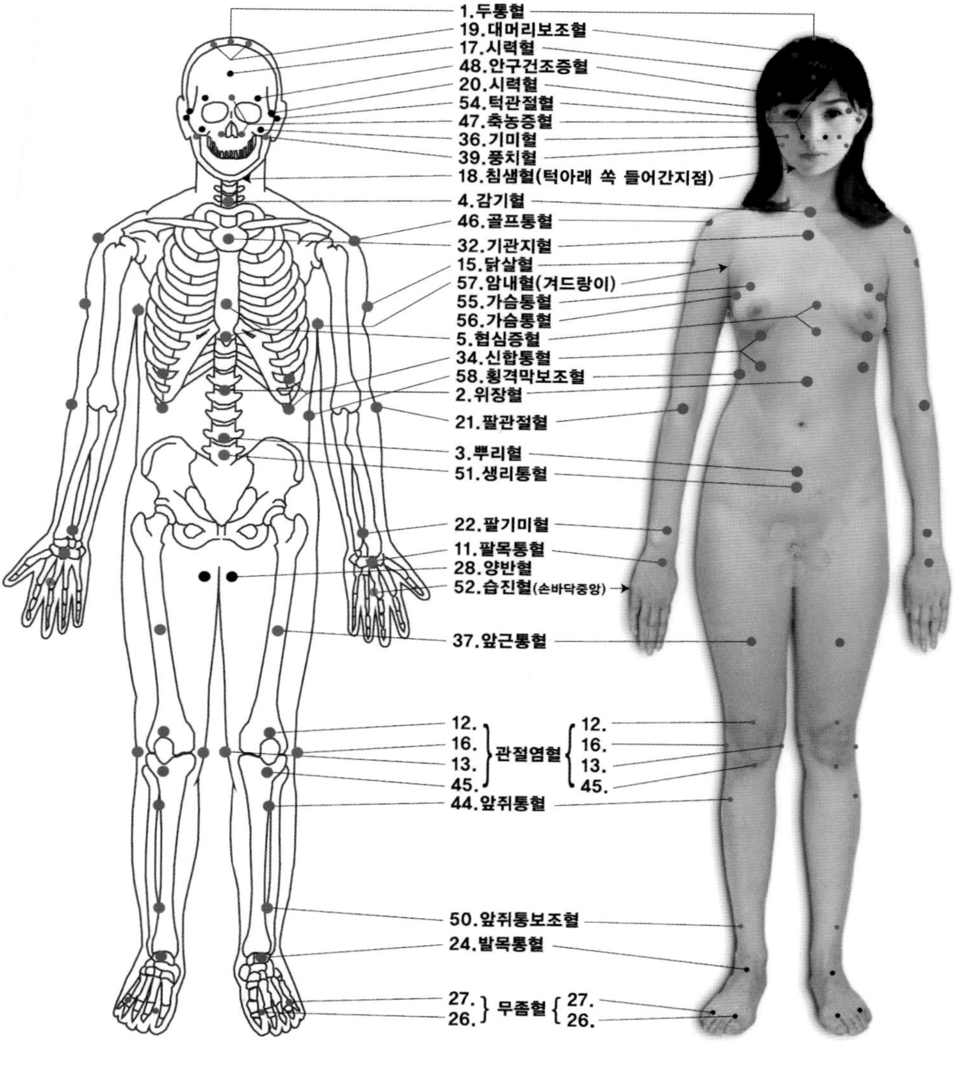

위의 사진은 합성사진 입니다.

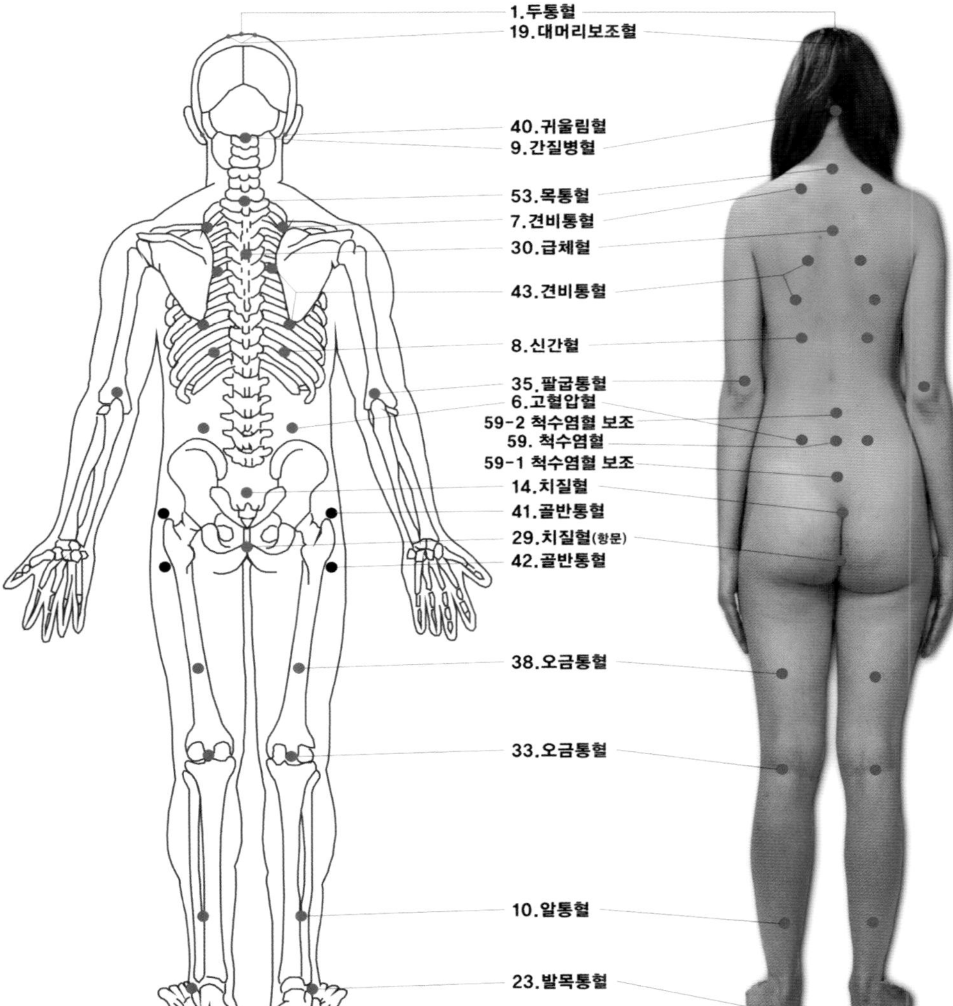

www.simcheon.com

위의 사진은 합성사진 입니다.

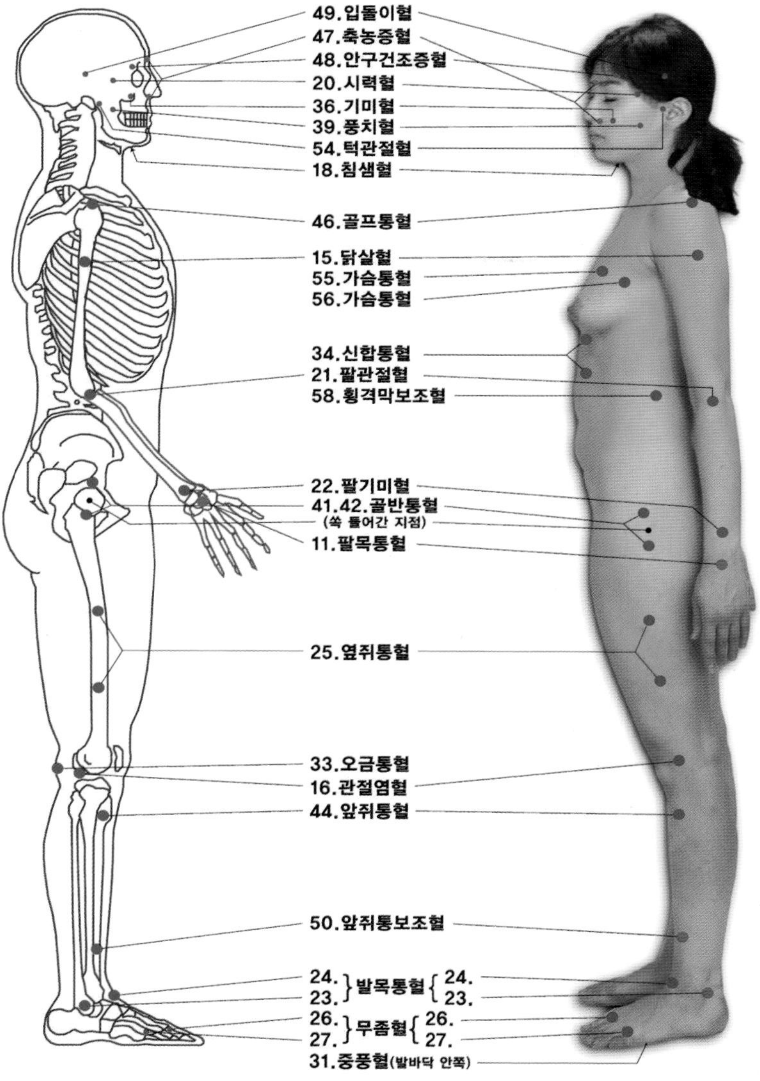

www.simcheon.com

위의 사진은 합성사진 입니다.

아래 사진은 사혈점 위치를 쉽게 찾을 수 있도록 한 것 입니다.

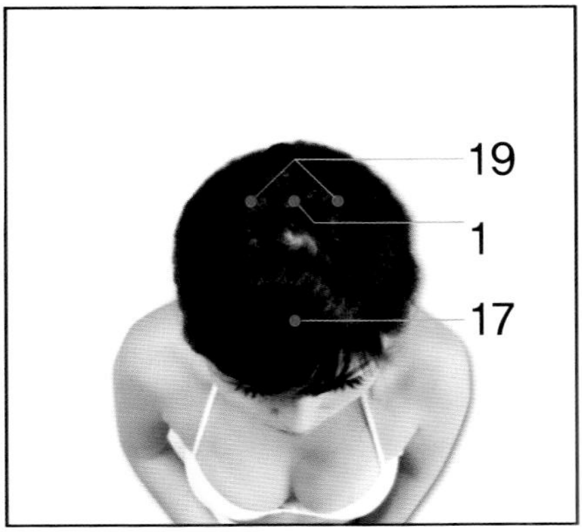

1. 두통혈 17. 시력혈 19. 대머리 보조혈

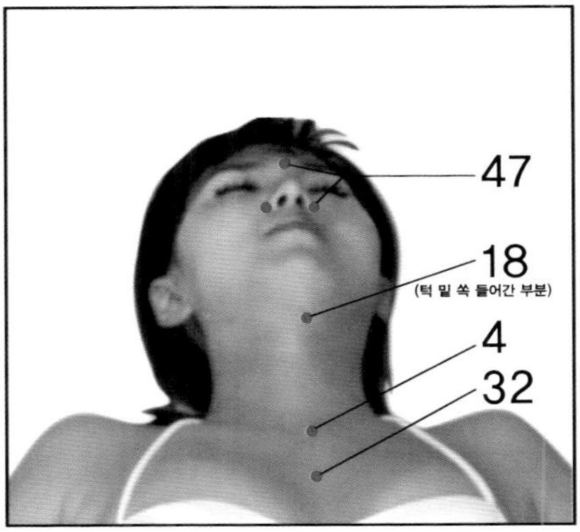

4. 감기혈 18. 침샘혈 32. 기관지혈 47. 축농증혈

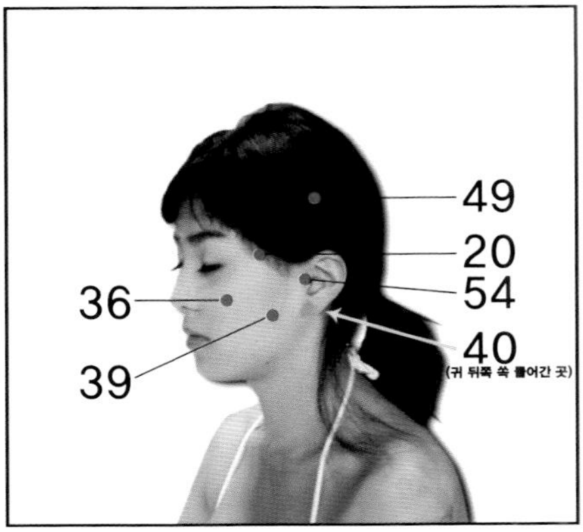

20. 시력혈 36. 기미혈 39. 풍치혈
40. 귀울림혈 49. 입돌이혈 54. 턱관절혈

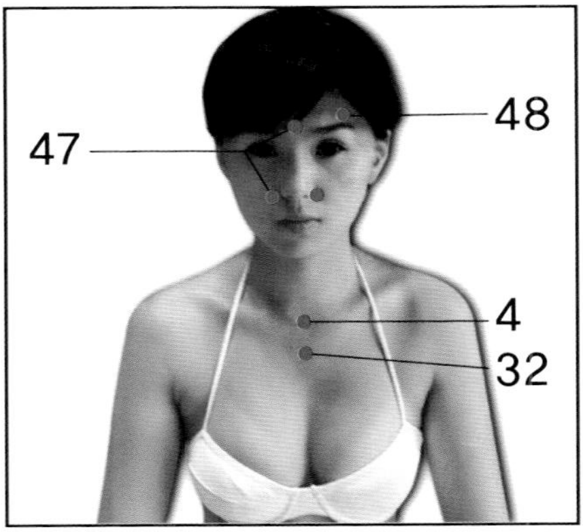

4. 감기혈 32. 기관지혈
47. 축농증혈 48. 안구건조증혈

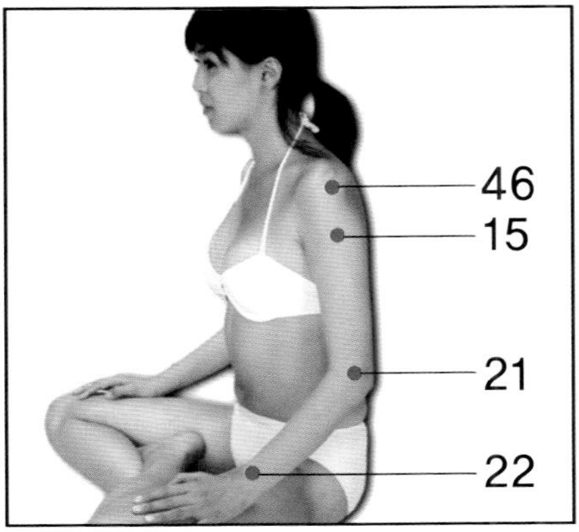

15. 닭살혈 21. 팔관절혈 22. 팔기미혈
46. 골프통혈

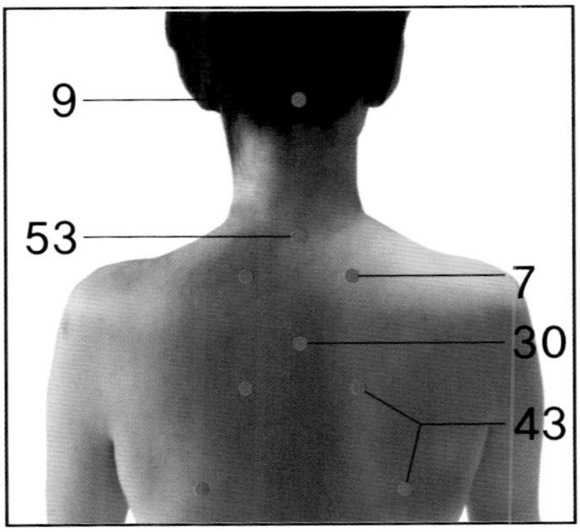

7. 견비통혈 9. 간질병혈 30. 급체혈
43. 견비통혈 53. 목통혈

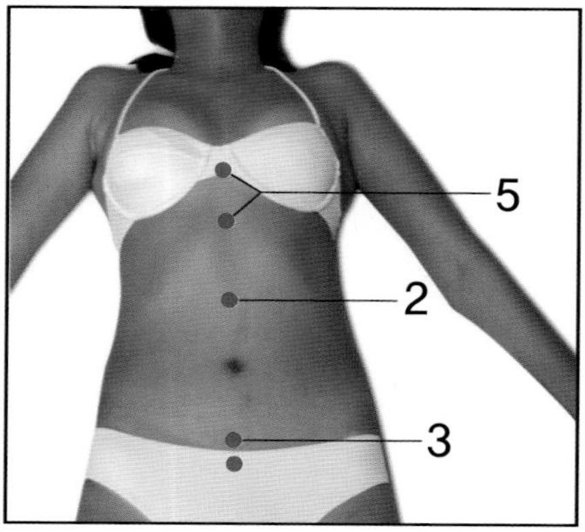

2. 위장혈 3. 뿌리혈 5. 협심증혈

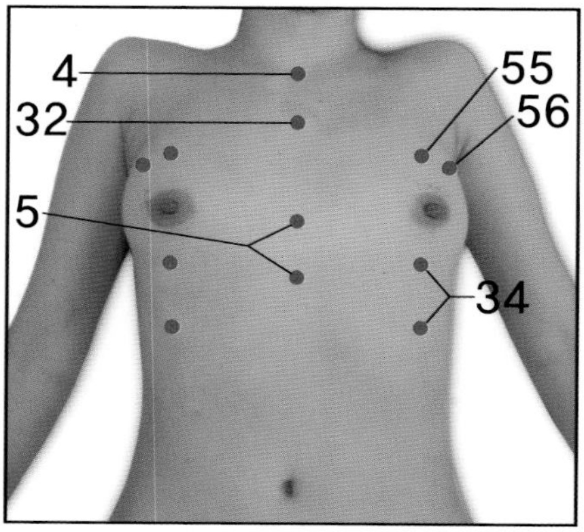

4. 감기혈 32. 기관지혈 5. 협심증혈
34. 신합통혈 55. 56. 가슴통혈

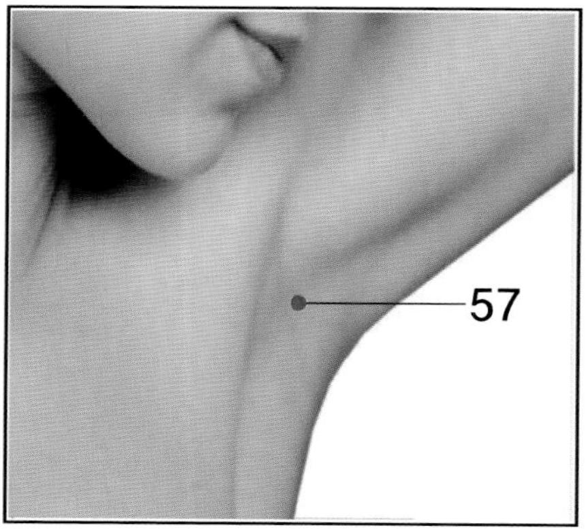

57. 암내혈

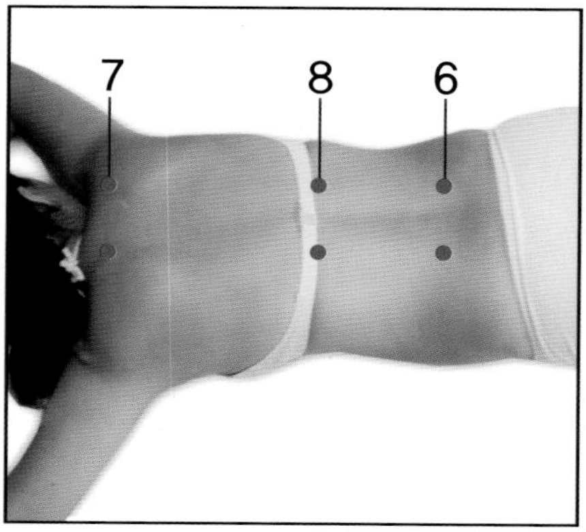

7. 견비통혈 8. 신간혈 6. 고혈압혈

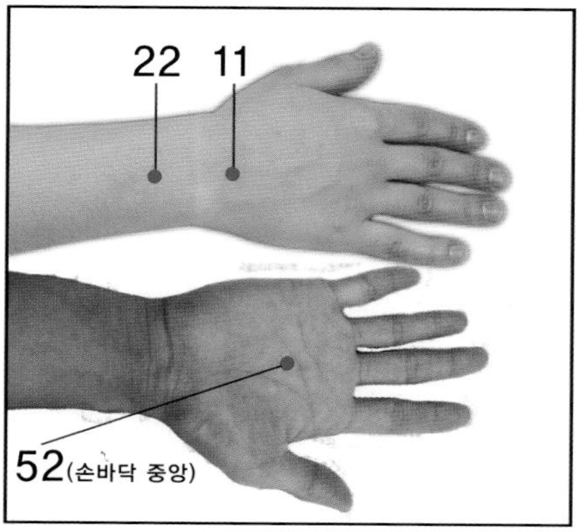

11. 팔목통혈 22. 팔기미혈 52. 습진혈(손바닥 중앙)

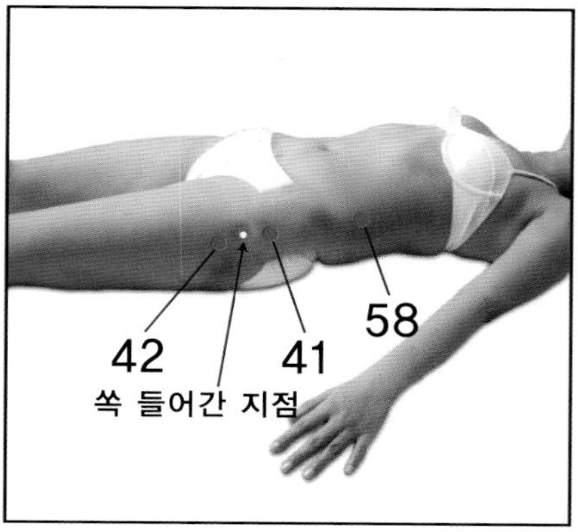

41. 42. 골반통혈 58. 횡격막보조혈

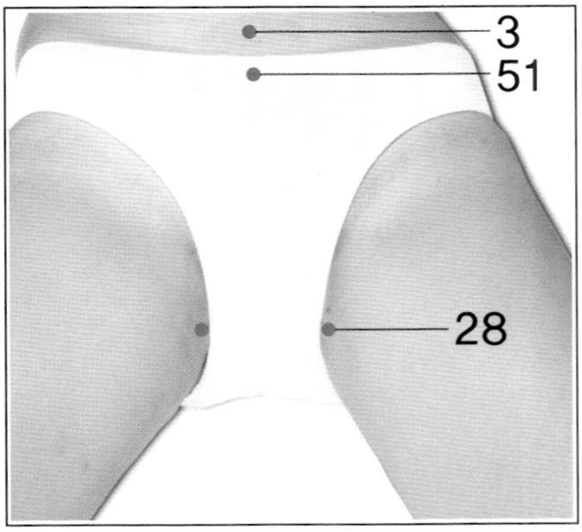

3. 뿌리혈 28. 양반혈 51. 생리통혈

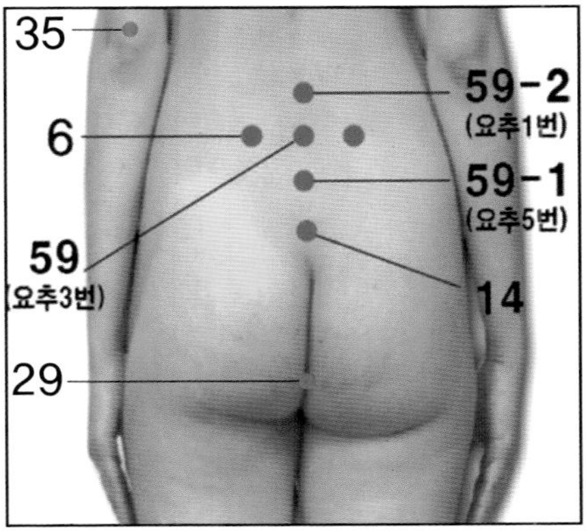

6. 고혈압혈 14. 치질혈 29. 치질혈(항문) 35. 팔굽통혈
59. 척수염혈 59-1. 척수염혈 59-2. 척수염혈

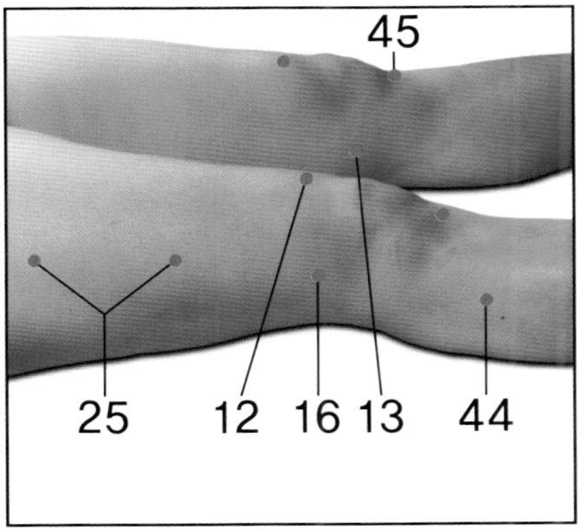

25. 옆쥐통혈 12. 13. 16. 45. 관절염혈
44. 앞쥐통혈

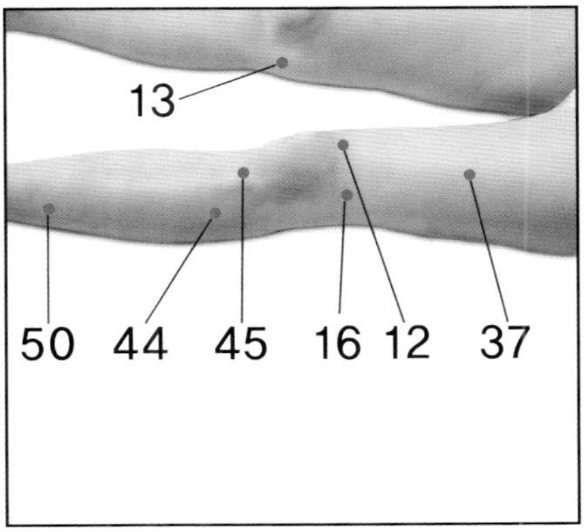

37. 앞근통혈 44. 앞쥐통혈 50. 앞쥐통보조혈
12. 13. 16. 45. 관절염혈

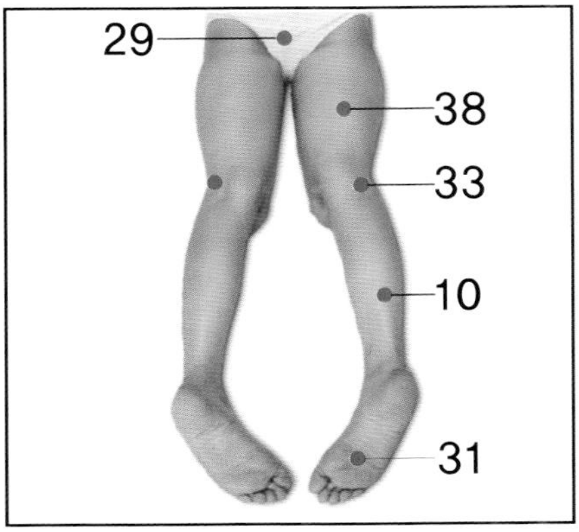

10. 알통혈 29. 치질혈(항문) 31. 중풍혈
33. 38. 오금통혈

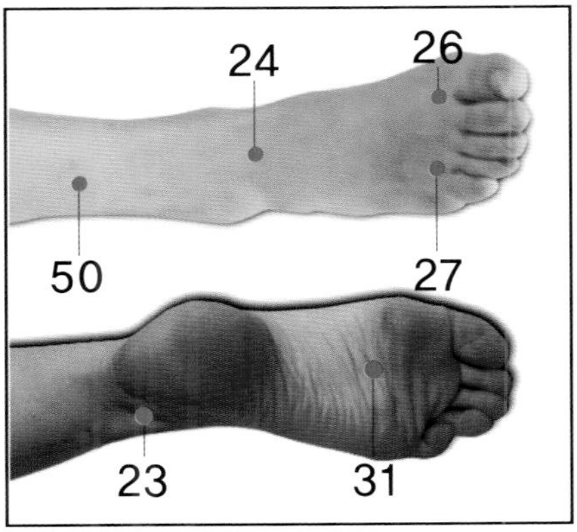

23. 발목통혈 24. 발목통혈 26. 27. 무좀혈
31. 중풍혈 50. 앞쥐통보조혈

사혈요법 주의사항

▶▶ 사혈을 시작할 때는 먼저 사혈 부위에 맞는 부항컵의 크기를 정한 다음, 사혈점에 압을 살짝 걸었다 떼어, 컵자국이 나면 원안의 위치에 골고루 15~20회 정도 사침한 후 부항컵을 대고 압축기로 압을 건다.

※ 만병의 주범은 어혈이다.

질병이 온 다음 치유를 하는 것은 소 잃고 외양간 고치는 격입니다. 만병의 발병 원인이 어혈이 혈관을 막아 피가 돌지 못하여 발병을 한다면 심천사혈요법은 모세혈관 속에 어혈을 뽑아주어 피를 잘 돌게 하여 인체 스스로 복원 치유를 할 수 있도록 여건을 갖추어 주는 의술입니다.
자신의 모세혈관 속 어혈 청소는 자신의 노력으로 뽑아내 청소를 해야 합니다. 만약 온 국민이 2-3-6-8-1번 혈만 책의 사혈 순서대로 주의점을 지키며 예방 사혈을 해 준다면 고혈압, 중풍, 암, 당뇨, 신부전증, 백혈병, 치매, 각종 피부병, 각종 위장병 등은 예방할 수 있을 것입니다.
자신의 몸 속 어혈은 자신이 없앤다는 마음으로 사혈을 하여 건강한 사회가 되는데 심천사혈요법이 많은 도움이 되었으면 하는 바람입니다.

※ 주의사항

▶ 눈에 보이는 혈관은 피해서 시술할 것.

▶ 동맥과 정맥에 흐르는 피는 생혈이고, 여기서 빼내야 한다는 어혈은 모세혈관에 쌓여 움직이지 않는 피를 말한다.

▶ 부항컵을 댄 후 압축기로 압을 걸어 당기는데, 통증을 참을 수 있을 만큼 압을 강하게 당긴다.

▶ 압을 걸어놓고 피의 수위가 계속 올라와 반 컵 정도 고이면 닦고, 같은 방법으로 5회 정도 반복한다.
압을 걸어 놓고 피가 나오지 않는 상태로 오래 두면 물집이 생겨 따갑다.

▶ 피가 나오는 상태를 봐서 피가 멈추면 곧바로 닦고 다시 시술하여 압을 건다.

▶ 피가 잘 나오지 않는 이유는 빽빽한 어혈이 시술 부위를 막아서 그러니 다시 시술하여 압을 걸어 반복 사혈한다.

연혁

- 1990. 11. 14 심천사혈요법 창시
- 1999. 09. 01 심천사혈요법 도서 출간
- 2002. 11. 10 미국 뉴욕, 뉴저지 University of Bridgeport 초청강연
- 2002. 12. 10 몽골리아 수도 울란바토르 초청강연
- 2003. 01. 01 심천사혈요법 연구학회 미국 워싱턴주 법인등록
- 2007. 03. 25 심천치유자연휴양림 설립
- 2007. 05. 10 중국 소림사 침구학회 고문위촉
- 2007. 04. 27 중국 침구학회 고문위촉
- 2007. 07. 25 중국 난닝 중국침술학술교류회 "심천생리학" 논문발표
- 2008. 06. 30 키르키즈 공화국 보건부 심천사혈요법사 면허부여
- 2008. 11. 16 중국 침구학회 자락 및 부항전문위원회 고급고문 위촉
- 2008. 11. 16 중국천진 제6회 국제중의약대학교 학술교류회 "안과질환" 논문발표
- 2009. 03. 25 심천의료소비자생활협동조합 설립
- 2009. 07. 25 사단법인 대한명인회 사혈요법분야 대한명인 추대
- 2009. 07. 24 제1회 국제 심천사혈요법 심포지엄 개최
제3회 국제 한 · 중 사혈요법 심포지엄
제5회 중국 침구학회 자락 및 부항전문위원회 심포지엄에서 "심장질환" 논문발표
- 2009. 10. 14 사단법인 한 · 중 · 일 친선교류협회 이사 위촉
- 2010. 03. 25 미국 일리노이주 한의사협회 초청강연
- 2010. 11. 14 부산동아대학교 스포츠과학연구소 심천생리학 발표
- 2011. 06. 25 중국 하남성 정주 제1회 심천사혈요법 연구토론회
- 2011. 10. 15 중국 섬서성 서안 한 · 중 심천사혈요법 학술교류회
- 2012. 03. 10 중국 산동성 허저 "제2회 한 · 중 심천사혈요법 학술교류회"
"심천생리학의 기본시각" 논문발표
- 2012. 05. 25 심천생리학 심천사혈요법 CI도입
- 2012. 08. 10 중국 천진중의학대학 중국자락과 부항 침구기자재 학술교류회
제6회 중 · 독 중의연구협회(DCFG-TCM) 학술교류회 논문발표
"심천사혈과 아건강"과 "심천생리학 관점으로 보는 질병예방과 치료" 논문발표
- 2012. 09. 10 중국 천진중의 의약대학 "심천생리학 연구자료" 논문발표
- 2013. 07. 01 대전대학교 보건스포츠 대학원 "심천생리학 생리이치" 초청강연
- 2014. 01. 22 서울 노원소방서 "생명을 살리는 응급사혈과 건강관리" 초청강연
- 2014. 03. 19 심천가 가족 특강에서 "발효의 명품 심천식품 섭취에 대하여" 논문발표
- 2014. 07. 26 제8회 중국침구학회 자락과 부항 전문위원회 학술교류회 및
제2회 국제자락과 부항 학술교류회 "몰아빼기 사혈요령" 논문발표
- 2014. 01. 27 서울 노원소방서 심천 선생님 초청 강의
- 2014. 10. 23 김해 소방서 "현대의학과 심천생리학의 다른점" 초청강연
- 2014. 10. 23 부산해양대학교 산업기술과학 대학원 "현대의학과 심천생리학의 다른점" 초청강연

· 2014. 11. 02 중국 산동성 허저 화평호텔에서 "제2회 한 · 중 심천생리학 학술교류회" 초청강연 및 "어혈생성 이론과 병의 진행이치" 논문발표
· 2014. 11. 16 월드마스터 위원회에서 "심천생리학 사혈요법분야 세계명인 추대"
· 2015. 05. 16 ~ 2015. 05. 23 한 · 중 심천생리학 세미나 (중국 심양 초청 강의)
· 2016. 06. 07 중국 산동성 허저 "제3회 한 · 중 심천생리학 학술교류회" 초청강연
· 2016. 10. 15 중국 하남성 정주 "제9회 국제 자작과 부항학술교류회" 초청강연 및 "뇌질환" 논문발표
· 2016. 10. 15 일본 가가와현 사누끼시장 오야마시케키로 부터 감사장 수여
· 2016. 10. 17 중국 하남성 정주 "제7회 한 · 중 심천생리학 SBT 세미나" 초청강연
· 2017. 03. 04 중국 산동성 청도 대관음사 심천생리학 초청강연
· 2017. 07. 10 중국 산동성 허저 제4회 한 · 중 심천생리학 SBT 세미나 초청강연
· 2018. 09. 13 중국민속의약보급분회 이사 선임
· 2018. 10. 21 중국 산동성 허저 제5회 한 · 중 심천생리학 SBT 세미나 초청강연
· 2018. 10. 25 중국 산동성 위해 각연정사 심천생리학 초청강연
· 2019. 04. 12 중국 하이난성 초청강연
· 2019. 05. 09 본사 한 · 중 심천생리학 제6회 SBT 세미나 강연
· 2019. 06. 19 중국 안휘성 초청강연

현직

· 심천출판사 대표
· 심천식품, 심천웰빙타운 대표
· 심천주식회사 대표
· 신동영농조합법인 이사장
· 심천치유자연휴양림 대표
· 심천힐링관광농원 대표
· 심천생리학 심천사혈요법 창시자
· 심천생리학 사혈요법분야 대한명인
· 심천생리학 사혈요법분야 대표 세계명인
· 사단법인 한·중·일 친선교류협회 이사
· 중국 침구학회 자락 및 부항 전문위원회 고급고문
· 중국민족의약보급분회 이사

사혈요법 도서 및 영상

· 심천사혈요법 1,2,3권
· 심천사혈요법 중국어, 일어, 영어 각1,2권
· 심천생리학, 안과질환, 심장질환, 심천생리학의 기본시각, 심천사혈과 아건강, 심천생리학 관점으로 보는 질병예방과 치료, 중국 천진중의약대학 심천생리학 연구자료, 사혈요법 몰아빼기, 현대의학과 심천생리학의 다른점, 심천생리학 처방전에 대하여, 어혈생성 이론과 병의 진행이치 (11개) 논문발표
· 사혈요법 및 중화침구자락요법 논문집
· "누구나 배워" 혈 자리 영상
· "사혈요법 누구나 배우다" 영상 200개

심천사혈요법 1

※ 심천사혈요법 도서는
1999년 연기사(ISBN 89-950768-7-9)에서 초판발행을 시작으로
2000년 정신세계사(ISBN 89-357-0176-9)에서 재발행하였으며,
2005년 심천출판사(ISBN 89-5842-124-X)에서 발행하고 있는
6년 연속 건강부분 '베스트셀러' 입니다.

심천 박남희 지은것을 심천출판사가 2005년 7월 20일에 처음 펴냄. (제19쇄)
심천 박남희 심천출판사 2003년 5월 15일 등록. (제505-08-37707)
인쇄 : 2022년 10월 30일
주소 : 충청남도 금산군 남일면 신동길 239
전화번호 : 1588-2368 / 팩스 : 041)750-7333/7555
E-mail : scsmk@naver.com / 홈페이지 : http://www.simcheon.com

ISBN 89-5842-124-X
ISBN 89-5842-123-1(SET)

※ 이 책을 읽고 나서 타인에게 시술하는 행위는 무면허 의료행위로써 절대 하지 맙시다.
자가 치유법에 의해 자신의 건강을 지키는 행위는 질병을 예방하는 차원에서 가능한 일입니다.

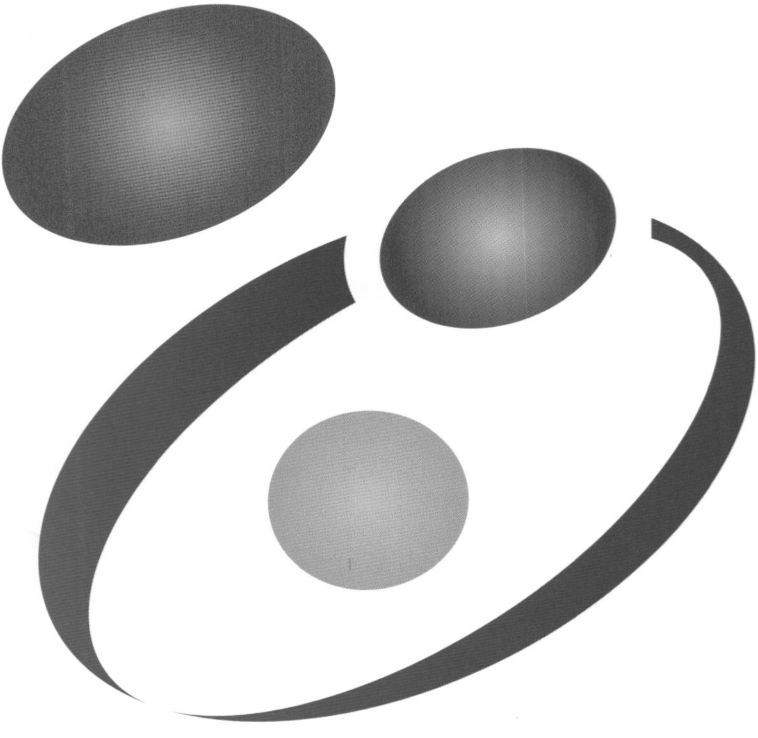